Albrecht Boeckh

Die dialogische Struktur des Selbst

Therapie & Beratung

Albrecht Boeckh

Die dialogische Struktur des Selbst

Perspektiven einer relationalen und emotionsorientierten Gestalttherapie

Mit einem Beitrag von Rosemarie Wulf

Psychosozial-Verlag

Bibliografische Information der Deutschen Nationalbibliothek
Die Deutsche Nationalbibliothek verzeichnet diese Publikation
in der Deutschen Nationalbibliografie; detaillierte bibliografische Daten
sind im Internet über http://dnb.d-nb.de abrufbar.

Originalausgabe

E-Mail: info@psychosozial-verlag.de
www.psychosozial-verlag.de

Umschlagabbildung: Gesichter im Dialog | pixabay.com
Umschlaggestaltung & Innenlayout nach Entwürfen von Hanspeter Ludwig, Wetzlar
Satz: metiTec-Software, me-ti GmbH, Berlin
www.me-ti.de
ISBN 978-3-8379-2928-7 (Print)
ISBN 978-3-8379-7617-5 (E-Book-PDF)

Inhalt

Vorwort

Die dialogische Struktur des Selbst – Konsequenzen für das Selbstkonzept der Gestalttherapie

Humanistische Psychotherapien, und nicht nur diese, sind stark geprägt von einem Selbstkonzept, das nach dem *eigentlichen*, dem *wahren Selbst* fragt. Das »werde, was du bist« zielt auf Individuation, auf die Entfaltung der unverwechselbaren authentischen Persönlichkeit. Die Befreiung von sozialen Zwängen, denen wir im angepassten Rollenverhalten und auch geprägt durch unsere Sozialisation in Familie, Schule und anderen gesellschaftlichen Kontexten folgen, ist daher das Ziel von Therapien, die helfen sollen, die Entfaltung des *wahren Selbst* zu fördern. Hier muss aber gefragt werden, was dieses *wahre Selbst* denn sein könnte. Gibt es überhaupt einen unverwechselbaren, unzerstörbaren Kern der Person?

Dieser *wahre Persönlichkeitskern*, der möglicherweise genetisch angelegt ist oder nach anderer Lesart in der *unzerstörbaren Seele* eines Menschen besteht, ist meines Erachtens eine Metapher für ein Gefühl von Stimmigkeit, im Einklang mit sich selbst zu sein, von Selbstwirksamkeit oder eben umgekehrt auch von Unstimmigkeit und fehlender Authentizität, also ein metaphorischer Ausdruck für eine Art von Selbstgefühl (vgl. Frank, 2002). Es geht um den gefühlten Abstand oder die Nähe zum authentischen Selbsterleben. Dieses authentische Selbst-Erleben kann nicht durch die Rollenbegriffe, wer, was und wie man denn eigentlich sei, beschrieben werden. Das wäre dann bereits wieder eine Festlegung im Sinne sozialer Rollenmuster, die immer nur ein Teil, nämlich der beschreibbare Teil des Selbst sind.

William James und George Herbert Mead haben diese Diskrepanz durch die Unterscheidung zwischen »I« und »me« ausgedrückt. Das beschreibbare

Selbst, das »me« ist Gegenstand des Bewusstseins und unterscheidet sich vom erlebenden und agierenden »I«, das eben nicht beschreibbar ist, sondern nur erlebt und gefühlt werden kann. In dieser Differenzierung zwischen »I« und »me«, in der selbstreflexiven Beziehung des sich seiner selbst Bewusstwerdens – des Selbstbewusstseins-Prozesses – wird die *dialogische Struktur des Selbst* deutlich. Diese dialogische Struktur hat aber nicht nur einen logischen Hintergrund in der selbstreflexiven Bewegung zwischen »I« und »me«, sondern auch eine entwicklungspsychologische Grundlage: Das Selbst entsteht – wie es Mead (1969) am deutlichsten beschreibt – durch die Verinnerlichung der dialogischen Beziehungen zwischen dem Kind und seinen Bezugspersonen. Es ist, wie Charles Horton Cooley (1902, S. 182) sagt, wie in einem Spiegel *(looking glass)*, in dem die Sichtweisen und Bewertungen des eigenen Handelns durch die anderen zur Grundlage des Selbsterlebens werden. Das Kind übernimmt dabei die Perspektive des anderen im Blick auf sich selbst. Ja, es entsteht als selbstbewusstes Wesen erst durch diese Übernahme der Perspektive des anderen. Das wird unter anderem in der sprachlichen Entwicklung deutlich. Kinder bezeichnen sich anfangs selbst stets mit ihrem Namen und sprechen von sich nicht in der Ich-Form.

So betrachtet umfasst das Selbst nicht nur das »I«, also das Ich als Zentrum von Erleben und Aktion und das »me«, als das Wissen von sich selbst, sondern von Beginn an auch immer den anderen bzw. die anderen als zunehmend verinnerlichte Teile des Selbst. Das Selbst ist geprägt durch die Geschichte der konkreten Beziehungen. Diese Erfahrungen sind die Grundlage des Erlebens aktueller Beziehungen. Sie sind ein Bestandteil des Selbst. Unverwechselbare Individualität und deren Entfaltung in der Bezogenheit auf andere sind daher Ergebnisse eines lebenslangen Interaktionsprozesses und nicht deren Ausgangspunkt. Die oft verzweifelte Suche nach dem *wahren Selbst* entspricht möglicherweise der Ideologie einer individualistischen Warengesellschaft, in der das *wahre Selbst* selbst zur Ware wird. Um sich selbst zu verwirklichen, muss man etwas Besonderes sein, haben, zeigen – statt einem Gefühl von Stimmigkeit zu folgen, einer Stimmigkeit im Kontakt mit sich selbst und den anderen, die ja von Beginn an prinzipiell Teil meiner selbst oder meines *Selbst* sind.

Welche Konsequenzen hat dies für das Selbstkonzept der Gestalttherapie? In der Gestalttherapie ist der Fokus stärker auf den Prozess der Interaktion mit der Umwelt gerichtet. Das Selbst wird als *Kontaktprozess in Aktion* verstanden. Hier geht es nicht um das *wahre Selbst*, sondern um den *Selbsterhalt* mittels der Interaktion mit der Umwelt. Dabei erfüllt das Selbst folgende Funktionen:

- *Es-Funktion:* Das Selbst steuert den Prozess der Bedürfnisbefriedigung in der Person-Umwelt-Interaktion.

- *Ich-Funktion:* Das Selbst als Fähigkeit der Differenzierung von Ich und Nicht-Ich.
- *Persönlichkeitsfunktion:* Das Selbst als Garant der Identität und Habitualisierung.

In der Beschreibung dieser Selbstfunktionen ist die Variable »Umwelt« (der/des anderen) nicht enthalten. Aber ohne deren innere Repräsentanz und ohne die Fähigkeit der Identifikation mit der Umwelt (dem/den anderen) ist ein Kontaktprozess nicht möglich.

Hierbei wird auch deutlich, dass die reine Fokussierung auf den *Selbsterhalt*, in der die Umwelt Objekt der Bedürfnisbefriedigung ist, einer anderen Logik folgt, nämlich der von Martin Buber (1979 [1922])beschriebenen »Ich-Es-Beziehung«, als die *Selbstwerdung in der Begegnung*, wie sie Buber in der »Ich-Du-Beziehung« aufzeigt.

In Konsequenz dieser Erkenntnis, müssen meines Erachtens die von der Gestalttherapie benannten Selbstfunktionen um eine *soziale und umweltbezogene Funktion des Selbst* ergänzt werden.

Gliederung der in diesem Buch gesammelten Beiträge

Das vorliegende Buch vereinigt eine Reihe von Beiträgen, die im Laufe der letzten Jahre zu verschiedenen Themen im Umfeld der relationalen und emotionsorientierten Gestalttherapie im Kontext humanistischer Therapien entstanden sind (vgl. dazu das abschließende Kapitel »Drucknachweise«). Der rote Faden, der diese Beiträge miteinander verbindet, ist die Fokussierung auf Kontakt, Begegnung und soziale Beziehung, auf das soziale Umfeld, das in manchen Lesarten der Gestalttherapie – entgegen ihres Credos »Ich und Du im Hier und Jetzt« – zu sehr in den Hintergrund tritt zugunsten einer eher egozentrischen und individualistischen Orientierung.

Das Buch ist in vier Teile gegliedert. Der erste Teil, der Theorieteil, widmet sich in seinem ersten Hauptkapitel dem grundlegenden Thema »Die dialogische Struktur des *Selbst*«[1], wobei versucht wird, philosophische und psychologische Ansätze zu einer Selbsttheorie in psychotherapeutischer Absicht zu verbinden. Die Erkenntnis der grundsätzlich dialogischen Struktur des Selbst, seiner Funktionen und Prozesse ist ausschlaggebend für die Abkehr von einer egozentrischen,

1 Erstveröffentlichung Boeckh (2011 [vgl. Drucknachweise]).

rein auf Selbsterhalt zielenden Haltung hin zu einer konsequenten Einbeziehung des/der anderen, der Umwelt und Mitwelt.[2]

Ebenso wie das erste kann das zweite Hauptkapitel »Anerkennung – Intersubjektivität – Selbstentwicklung«[3], dessen erstes Kapitel »Anerkennung« von Rosemarie Wulf stammt, als theoretische Fundierung einer relationalen Gestalttherapie verstanden werden. In diesem Beitrag geht es um die Anerkennung als Grundbedürfnis des Menschen, das für seine sozialen Beziehungen, seine Selbstbeziehung und eine gelungene Identität unverzichtbar ist, was sie zu einem Schlüsselbegriff des Sozialen überhaupt macht. Der Beitrag fasst Aspekte des Bedeutungswandels des Begriffs, den sozialphilosophischen Ansatz von Axel Honneth, das aus der Hegelschen Tradition stammende anerkennungstheoretische Modell von Jessica Benjamin, Konzepte der Sozialpsychologie George Herbert Meads und der Feldtheorie Kurt Lewins zusammen, um sie für die Theorie der Gestalttherapie fruchtbar zu machen.

Das dritte Hauptkapitel des Theorieteils »Gestalttherapie: Ethik und soziale Verantwortung«[4] greift ein Desiderat auf: Die Frage nach der Ethik und der sozialen Verantwortung in der Gestalttherapie. Philosophisch begründet durch Immanuel Kants kategorischen Imperativ und Bubers dialogisches Prinzip wird Bezug genommen auf die Konzepte der Moralentwicklung von Jean Piaget und Lawrence Kohlberg und die Stufe der »autonomen Moral« als die der Gestalttherapie angemessene ethische Haltung aufgezeigt. Hierbei werden die »Vermeidungsmechanismen«, die üblicherweise als Störenfriede der psychischen Integration gesehen werden, auch in ihrer Funktion als unbewusste Mechanismen der sozialen Integration verstanden. Ziel der Therapie ist daher nicht (nur) deren Auflösung, sondern die bewusste Übernahme von Verantwortung für sich selbst und andere.

Der zweite Teil des Buches wendet sich den Emotionen als dem Kern aller seelischen Prozesse und dem Zentrum einer emotionsorientierten Gestalttherapie zu. Im ersten Hauptkapitel »Die Rolle der Gefühle in der Gestalttherapie«[5] geht

---

2 Frank-M. Staemmler hat zwei sehr bemerkenswerte Bücher (2015, 2017) zum Konzept des »relationalen Selbst« geschrieben, auf die ich an dieser Stelle gerne hinweisen möchte. Im Gegensatz zu seinem rein relationalen und situationsbezogenen Konzept des Selbst verbinde ich in meinem Selbstkonzept allerdings die Relationalität und Situationsbezogenheit mit den Funktionen des Selbsterhalts, wie diese auch in der klassischen Gestalttherapiekonzeption des Selbst beschrieben sind.

3 Erstveröffentlichung Wulf & Boeckh (2013 [vgl. Drucknachweise]).

4 Erstveröffentlichung Boeckh (2012 [vgl. Drucknachweise]).

5 Auch abgedruckt in Thielen & Eberwein (2019; i.D. [vgl. Drucknachweise]).

es um die Phänomenologie und die Funktionen von Gefühlen im personalen und sozialen Kontext. Gefühle stellen den Kern der seelischen Prozesse dar. Sie bilden in gewisser Weise eine Verbindung zwischen der körperlichen und der geistigen Ebene, aber auch zwischen der Person und ihrer Umwelt. Gefühle sind Impulse für unser Verhalten oder unterbrechen dieses, wie zum Beispiel die Angst. Gefühle sind dabei oft nicht dauerhaft, sondern eher flüchtig und lösen sich in dem Maße wieder auf, in dem sie ihre Funktion als bewegte Beweger erfüllt haben. Die Wahrnehmung der Gefühle und das Gehen mit den Gefühlen sind für eine emotionsorientierte Gestalttherapie die »via regia« zur Lösung seelischer Störungen.

Gefühle können pathischer Natur sein, das heißt, sie sind Befindlichkeiten, die erlebt und erlitten werden, wie Trauer oder Angst oder sie sind aktivierender Natur, wie Ärger, Wut oder Freude. Die Gestalttherapie befasst sich unter anderem damit, negative pathische Gefühle in aktivierende Gefühle zu verwandeln. Gleichwohl unterstützt die Gestalttherapie auch das Zulassen und Erleben von pathischen Gefühlen wie Trauer, die sich bekanntlich erst dann löst, wenn sie wirklich angenommen und durchlebt wird.

Im Kontakt mit anderen Menschen erleben wir nicht nur die Gefühle, die zu unserer eigenen Interessenlage gehören, sondern, vermittelt über die Funktion der Spiegelneuronen, auch die Gefühle der anderen. Diese Gefühle (oder unsere Reaktion darauf) bestimmen dann nicht nur unser Erleben, sondern auch unser Handeln. Weil sie dann ein Teil unseres Erlebens, unseres Selbst sind, führen sie auch zu inneren Widersprüchen, die aufzulösen, nicht nur ein innerer Prozess ist, sondern vielfach auch eine äußere Klärung sozialer Situationen erfordert.

Im zweiten Hauptkapitel »Negative Gefühle. Soziale Funktion und Rolle in der Therapie«[6] wird deutlich gemacht, dass sogenannte »negative« Gefühle – seien sie pathischer oder aktivierender Natur – nicht nur ein möglicher Anlass für eine Therapie sind, sondern auch wesentliche soziale Funktionen haben. »Negative« Gefühle sorgen nicht nur für die Sanktionen abweichenden Sozialverhaltens, sondern verhindern dieses Verhalten durch die Abwehr von Strebungen, die solche negativen emotionalen Reaktionen auslösen könnten.

Danach geht es zunächst um die wichtige Bedeutung »negativer« Gefühle und ihre soziale Funktion. Allen voran ist hier die Angst zu nennen. Angst ist ein ganz besonderes Gefühl, bei dem sich die aktivierte Energie staut oder gegen die eigene Person richtet. Wie Gestalttherapie Angst deutet und mit ihr umgeht, wird im dritten Hauptkapitel »Gestalttherapie bei Angststörungen«[7] thematisiert.

6 Unveröffentlichter Vortrag von Boeckh (2015a [vgl. Drucknachweise]).
7 Unveröffentlichtes Manuskript Boeckh (2018a [vgl. Drucknachweise]).

Den Schlusspunkt bildet das vierte Hauptkapitel »Gestalttherapie, Aggression und Selbstverwirklichung«[8], das sich mit der Aggression befasst, die als Ausdruck von Wut, Zorn und Ärger therapeutisch eine wesentliche Bedeutung besitzt, da sie die Hemmung und Unterdrückung dieser Gefühle, die oftmals zu Depressionen führen, aufheben kann und den freien Selbstausdruck fördert. Wo die Grenzen des sinnvollen Ausdrucks von Aggression liegen und wo diese die Beziehung zu sich und anderen destruktiv beeinflusst wird, wird an dieser Stelle reflektiert.

Obgleich die Beiträge dieses Kapitels thematisch auf unterschiedliche Fragestellungen fokussieren, gibt es verständlicherweise gewisse inhaltliche Überschneidungen. Ich habe sie gleichwohl in ihrer ursprünglichen Form belassen, sodass sie auch unabhängig voneinander rezipiert werden können.

Im dritten Teil des Buches werden gesellschaftspolitische Fragestellungen und ihr Bezug zur Gestalttherapie sowohl theoretisch als auch praxisbezogen reflektiert. Das erste Hauptkapitel »Spaltungen in der Gesellschaft und in der Theorie der Gestalttherapie«[9] geht der Frage nach, ob die Spaltungen in der gegenwärtigen Gesellschaft und die Spaltungen bzw. die Polaritäten innerhalb der Theorie der Gestalttherapie bezogen auf die Konzepte der *Aggression*, des *Selbst*, der *Spiritualität* und der *Phänomenologie* im Zusammenhang miteinander stehen und ob sich gesellschaftliche Entwicklungen oder die Kritik daran in bestimmten Positionen innerhalb der Gestalttherapie widerspiegeln. Zentral ist dabei natürlich die Frage, ob es sich um Spaltungen oder integrierbare Polaritäten handelt.

Im zweiten Hauptkapitel »Gestalttherapeutische Supervision und Coaching«[10] wird ein Praxisfeld der Gestalttherapie beschrieben, in dem Grundsätze einer relationalen und emotionsbezogenen Gestalttherapie sehr gut zur Anwendung kommen können, auch wenn es sich bei beiden Beratungsformaten explizit nicht um Therapie handelt.

In einer Arbeits- und Lebenswelt, die unter dem Druck von Konkurrenz und Gewinnmaximierung steht und in Form von Burnout nicht nur Einzelne, sondern auch ganze Teams und Organisationen betreffen kann (vgl. Fengler & Sanz, 2011), achten gestalttherapeutische Supervisionen und Coachings besonders auf die Anerkennung der Fähigkeiten, auf die emotionale Lage und die Bedürfnisse jeder einzelnen Person sowie auf die Qualität der Beziehung innerhalb von Teams und Organisationen. So tragen sie zur Salutogenese (vgl. Antonovsky, 1997) bei

---

8 Erstveröffentlichung Boeckh (2015b [vgl. Drucknachweise]).
9 Erstveröffentlichung Boeckh (2018b [vgl. Drucknachweise]).
10 Erstveröffentlichung Boeckh (2016 [vgl. Drucknachweise]).

den MitarbeiterInnen und bei all denjenigen Menschen bei, für welche diese Verantwortung tragen. Die vielfältigen experimentellen Methoden der Gestalttherapie können dabei helfen, die Supervision und das Coaching lebendig und effektiv zu gestalten. Voraussetzung dafür ist allerdings ein sozial bezogenes, relationales und ökologisches Verständnis der Gestalttherapie.

Der vierte und letzte Teil des Buches stellt schließlich die Gestalttherapie im Zusammenhang mit anderen humanistischen Verfahren dar und versucht damit eine Verortung in der vielfältigen Landschaft dieser Therapieverfahren. Das erste Hauptkapitel »Gestalttherapie und ihre dialektische Entwicklung im Verhältnis zu anderen humanistischen Therapieverfahren«[11] zeigt, dass die Gestalttherapie sich gegenüber anderen Verfahren durch eine deutlich ausgearbeitete Motivationstheorie auszeichnet. Die Unterschiedlichkeit der Verfahren wird als eine dialektische Bewegung sich ergänzender Polaritäten verstanden, die nicht nur zwischen der Gestalttherapie und anderen humanistischen Verfahren, sondern in deren Entwicklung selbst deutlich wird.

Im zweiten Hauptkapitel, das sich speziell mit dem Verhältnis von »Gestalttherapie und Psychodrama«[12] befasst, werden Unterschiede sowohl in Bezug auf die Theorien als auch auf die methodischen Praxen untersucht und vor allem die Möglichkeiten gegenseitiger synergetischer Ergänzung herausgearbeitet. Die Hauptthese lautet hierbei, dass die Gestalttherapie stärker auf die Entwicklung des Individuums, das Psychodrama stärker auf die Entwicklung der sozialen Beziehungen fokussiert und dass genau dieser Unterschied die Grundlage ihrer sinnvollen gegenseitigen Ergänzung darstellt.

Albrecht Boeckh

11 Erstveröffentlichung Boeckh (2014b [vgl. Drucknachweise]).

12 Erstveröffentlichung Boeckh (2014a [vgl. Drucknachweise]).

I
Grundlagen einer relationalen Gestalttherapie

»Viel hat erfahren der Mensch,
Der Himmlischen viele genannt,
Seit ein Gespräch wir sind
Und hören können voneinander.«
Friedrich Hölderlin (Friedensfeier, 1959 [1802])

Die dialogische Struktur des *Selbst*[1]

Psychologische und philosophische Gedanken in psychotherapeutischer Absicht

Einleitung

Die Beschäftigung mit dem »Selbst« ist einerseits ein sehr altes philosophisches Unterfangen, wenn wir unter dem Begriff »Selbst« zum Beispiel etwas den Begriffen »Seele« oder »Geist« und darüber hinaus dem Subjekt, dem Ich und dem Selbstbewusstsein Verwandtes verstehen. Als psychologisches Thema aber ist die zunehmende Auseinandersetzung mit dem »Selbst« relativ jung und wohl im Kontext einer gesellschaftlichen Entwicklung zu verstehen, bei der sich die traditionellen Bindungen und Rollen auflösen und sich folglich die Fragen nach individueller Identitätsbildung und sozialer Anerkennung in verstärktem Maße stellen.

Persönlich bin ich auf die Frage nach der Struktur des »Selbst« im Rahmen der Reflexion meiner psychotherapeutischen und supervisorischen Tätigkeit gestoßen. Hier wurde mir bewusst, dass bei den meisten Problemen meiner KlientInnen nicht die Befriedigung basaler Triebwünsche gestört ist, sondern vor allem die Beziehungen zu anderen Menschen und zu sich selbst (vgl. Boeckh, 2006, S. 67ff.; 2008, S. 106ff.). Diese Beziehungen bilden in ihrer biografischen Entwicklung den Kern des »Selbst«, seiner *dialogischen Struktur*, seiner Funktionen und Prozesse. In Auseinandersetzung mit philosophischen, psychologischen neuropsychologischen und sozialpsychologischen Ansätzen versuche ich der Entwicklung des »Selbst« in seinen verschiedenen Dimensionen und Funktionen nachzugehen, um schließlich mit der Erläuterung der *dialogischen Struktur des Selbst* ein theoretisches Konzept vorzustellen, dass den Zusammenhang von

1 Erstveröffentlichung Boeckh (2011 [vgl. Drucknachweise]).

lebensgeschichtlichen Kommunikationserfahrungen mit der Entwicklung des »Selbst«, als Selbstbewusstsein und Selbstwertgefühl, Kontakt- und Abgrenzungsfähigkeit und seine möglichen Störungen erklären kann. Gleichzeitig bietet dieses Konzept die Begründung für eine dialogische therapeutische Haltung und sinnvolle dialogische Methoden zur Bearbeitung von Störungen der im »Selbst« geronnenen Erfahrungen des Kontaktes mit der Umwelt und Mitwelt.

Bevor ich mit diesen Erläuterungen beginne, möchte ich allerdings klären, ob und wie der Begriff »Selbst« verwendet werden sollte.

Der Begriff »Selbst« – Die problematische Substantivierung eines Pronomens

In der Umgangssprache taucht das Wort »selbst« nur als Pronomen oder Adverb auf. Als Nomen bzw. als Begriff erscheint es nur in zusammengesetzten Wörtern wie Selbstbewusstsein, Selbstständigkeit, Selbstlosigkeit etc.

Das Demonstrativpronomen *der-/die-/dasselbe* verweist auf die Identität eines Gegenstandes oder einer Person. Das Pronomen *selbst/selber* betont die Eigenmächtigkeit und Unabhängigkeit der handelnden Person oder des Agens: Er kam selbst. Das habe ich selbst/selber gemacht. Es geschah von selbst. Das Adverb *selbst* im Sinne von *sogar* unterstreicht die Bedeutung eines Nomens: Selbst Fritz ist gekommen. Das unabhängige Nomen »Selbst« erscheint als Begriff ausschließlich in wissenschaftlichen Kontexten, wie in der Philosophie, der Psychologie oder der Sozialwissenschaft. Prominent taucht der Begriff »Selbst« zum Beispiel bei John Locke (1632–1704) in seinem *An Essay Concerning Human Understanding* (1997 [1690]) auf:

> »Self is that conscious thinking thing (whatever substance made up of whether spiritual or material, simple or compounded, it matters not), which is sensible, or conscious of pleasure and pain, capable of happiness or misery, and so is concernd for it's self, as far as that consciousness extends« (ebd., S. 307).

Diese *Substantivierung* ist meines Erachtens das Ergebnis der philosophischen Reflexion, der wissenschaftlichen Betrachtung. Hierdurch wird der lebendige Prozess des Selbsterlebens zum Gegenstand, zum »conscious thinking thing« objektiviert, quasi aufgespießt und dingfest gemacht.

Diese *begriffliche Objektivierung des Selbst* birgt eine Reihe von Gefahren, auf die uns die sprachanalytische Philosophie und die *philosophy of mind* zurecht hinweisen. Daniel Dennett (Hofstadter & Dennett, 2001) und Thomas Metzinger (2009), um nur zwei Hauptvertreter der modernen *philosophy of mind* zu nennen, halten das Konzept eines substanziellen Selbst für ein unhaltbares Artefakt. »Ganz im Gegensatz zu dem, was die Menschen glauben, *war* oder *hatte* niemand je ein Selbst« (Metzinger, 2009, S. 13 [Herv. i. O.]). Die begriffliche Vergegenständlichung macht aus dem Selbst quasi einen substanziellen Gegenstand, eine Art *homunculus*, der als zentrale Instanz im Kopf von Personen zu sitzen scheint. Diese Substantivierung führt zu ähnlichen Problemen wie bei den verwandten Begriffen *Ich* oder *Seele* oder noch schlimmer beim Begriff des *Seins*, mit dem sich die Philosophen schon seit dem Vorsokratiker Parmenides auseinandersetzen.

Sinnvoll benutzen kann man den Begriff des »Selbst« daher nur, wenn man ihn als Benennung für die mit ihm bezeichneten geistigen, psychischen und sozialen Strukturen, Prozesse und Funktionen versteht. Um dies zu verdeutlichen benutze ich im Folgenden den Begriff in kursiver Schreibweise.

Der *Selbst*-Begriff in der Psychologie

Von der Triebtheorie zur Selbstpsychologie

Die klassische Psychoanalyse, und in ihrer Tradition auch andere Therapieformen, zum Beispiel die Gestalttherapie, haben ursprünglich seelische Störungen vor allem als problematische Formen der Triebregulation, der verinnerlichten Unterdrückung oder Fehlanpassung der Bedürfnisregulation aufgefasst. Das Überich – die verinnerlichte Elterninstanz – und im Zusammenhang damit Abwehrmechanismen wie die Verdrängung sorgen dafür, dass die Triebe nicht ausgelebt werden können. Die Triebe wiederum suchen sich im neurotischen Symptom einen Umweg, auf dem sie energetisch zur Abfuhr kommen können, ohne jedoch ihr Triebziel zu erreichen, zum Beispiel in Zwangshandlungen, Panikstörungen oder psychosomatischen Symptomen.

Dieses triebtheoretische Modell psychischer Störungen reduziert zwischenmenschliche Beziehungen auf Rahmenbedingungen oder Felder libidinöser oder aggressiver Impulse mit dem Ziel der Triebabfuhr oder der Selbsterhaltung. In der therapeutischen Arbeit mit Menschen erweisen sich aber nicht unbedingt und ausschließlich die Triebabfuhr bzw. die Bedürfnisregulation als gestört, sondern die *Beziehung der Menschen zu sich selbst und zu ihrer zur Mitwelt und Umwelt*.

Ein Mangel an Selbstwertgefühl aber auch Selbstüberschätzung, Ängste, Befürchtungen und Unsicherheiten aufgrund einer vermuteten Bedrohlichkeit der

Umwelt oder Mitwelt stellen neben einer Vielzahl anderer Probleme *Störungen in der Beziehung zu sich selbst und der Umwelt und Mitwelt* dar.

Die Grundlage eines positiven Selbstbezugs, der wiederum Voraussetzung für gelingende Beziehungen mit anderen Menschen ist, stellen positive Beziehungserfahrungen in der frühen Kindheit dar. Diese erlauben die Entwicklung einer gesunden Selbstakzeptanz, eines gesunden Narzissmus, eines stabilen Selbstwertgefühls.

Natürlich stehen diese Beziehungserfahrungen im engen Zusammenhang mit der Befriedigung basaler Bedürfnisse nach Nahrung, Wärme, Berührung etc. Aber die Beziehung als solche, also der lebendig bestätigende Kontakt und die Anerkennung durch andere, ist selbst ein zentrales Bedürfnis, das nicht auf orale, anale oder phallisch-genitale Triebbefriedigung reduziert werden kann. Diese akzeptierende, also annehmende, anerkennende Beziehung stellt die Grundlage zur Entwicklung des *Selbst* im Sinne eines positiven Selbstgefühls dar.

In der Psychoanalyse kam die Wende von der reinen Triebtheorie zur intersubjektiven Betrachtung, zur Betonung der Beziehung vor allem durch die Arbeiten des Psychoanalytikers Heinz Kohut (vgl. 1979). Er versteht unter Narzissmus ein gesundes Selbstwertgefühl, das der Mensch in der Beziehung zu anderen Personen erst entwickeln muss.

Das *Selbst* entsteht im Säuglingsalter nach Kohuts Vorstellung in der Spiegelung an einem Selbstobjekt, in der Regel der Mutter – aber oft auch anderer wichtiger früher Bezugspersonen. Mit Spiegelung meint Kohut die einfühlsamen Reaktionen der Mutter auf die kindlichen Äußerungen, also das Aufnehmen und die Imitation von Gestik und Mimik des Kindes, gegebenenfalls ihre Versprachlichung und eine positiv emotionale Reaktion, die deutlich macht, dass das Kind in seinem Dasein und seinem Tun gewollt ist. Für diese Selbstbestätigung des Kindes durch Zuwendung verwendete Kohut (1976) das Bild vom »Glanz im Auge der Mutter«.

Die moderne Säuglingsforschung hat diese Thesen inzwischen bestätigt. In der Beobachtung der Interaktion von depressiven Müttern mit ihren Säuglingen konnte oft ein Mangel an affektiver Spiegelung der Säuglinge durch ihre Mütter beobachtet werden. So kann das Kind keinen gesunden Narzissmus entwickeln, der ja auf diese positive affektive Resonanz angewiesen ist.

Selbstpsychologie und Narzissmus

Der gesunde Narzissmus als eine Internalisierung positiver Spiegelung und affektiver Resonanz durch die relevanten Bezugspersonen der frühen Kindheit ist die

Basis eines guten Selbstgefühls. Er charakterisiert einen Menschen, der aktiv seine Interessen verfolgen kann. Das schwache Selbstgefühl dagegen baut zu seiner Stabilisierung ein Grandiositätsgefühl auf, das auch in seine Kehrseite, die Depression, umschlagen kann. Das führt entweder zur Idealisierung oder Abwertung von sich selbst und von anderen. Hier haben wir es also mit einer narzisstischen Störung zu tun, die nicht, wie Sigmund Freud (1914b) ursprünglich meinte, aus der Abwendung von der enttäuschten Objektliebe hin zur Selbstliebe, sondern aus einem mangelhaft entwickelten Selbstwertgefühl, einem zu geringen gesunden Narzissmus entspringt.

Alice Miller hat sich intensiv mit der Mutter-Kind-Beziehung auseinandergesetzt und Kohuts Gedanken weiterentwickelt. Auch für Miller ist Narzissmus etwas Normales. Erst wenn eigene Interessen nicht artikuliert werden können, entsteht die narzisstische Persönlichkeitsstörung. In Anlehnung an den englischen Kinderarzt und Psychoanalytiker Donald W. Winnicott spricht Miller (1979) vom »wahren« und vom »falschen Selbst«. Das »falsche Selbst« entspringt dem Wunsch des Kindes, die Erwartungen der Eltern zu erfüllen und dabei die Lebensziele stellvertretend zu erreichen, welche die Eltern selbst nicht erreichen konnten. Miller zufolge basiert der »gesunde Narzißmus« auf der Sicherheit, dass die »empfundenen Gefühle und Wünsche zum eigenen Selbst gehören« (ebd., 1979, S. 60). Dieses »wahre Selbst« kann dann sein Wollen oder Nichtwollen frei ausdrücken, »unabhängig davon, ob es dafür geliebt oder gehaßt wird« (ebd.).

Definitionen des *Selbst* in verschiedenen Therapie-Ansätzen

Psychoanalyse

In der Psychologie wird das *Selbst* auf verschiedene Weise definiert: zum einen als psychische Struktur und zum anderen als psychische Funktion (vgl. Ludwig-Körner, 1992).

In der klassischen Psychoanalyse ist das *Selbst* bzw. sind die *Selbstrepräsentanzen* ein wichtiger Bezugspunkt des *Ich*, das in seiner Funktion als Vermittler zwischen Überich- und Es-Ansprüchen eine kritisch korrigierende, realitätsgerechte Haltung zu diesen Selbstrepräsentanzen einnimmt. Das Ich benötigt also für seine Vermittlungsfunktion realitätsgerechte Vorstellungen über sich selbst, die als *Selbst* bzw. *Selbstrepräsentanzen* bezeichnet werden. Aus den Selbstrepräsentanzen bezieht ein Mensch seine Selbstdefinition, seine psycho-soziale

Identität. Er bezieht von hier sein Selbstbewusstsein, seine Selbstachtung, sein Verständnis von Selbstverwirklichung. Das *Selbst* ist also in diesem Zusammenhang eine Teilstruktur der Psyche. Die Funktion des Selbsterhalts wird von Freud (1923b) als den Trieben vergleichbares Motivationspotenzial gesehen.

Analytische Psychologie

Für Carl Gustav Jung ist das *Selbst* einerseits die *Gesamtheit des Psychischen* und andererseits gleichzeitig der unverwechselbare *Kern der Person*. Es hat also mit dem, was eine Person ausmacht, mit der Identität der Person zu tun. Sein Begriff des *Selbst* reicht noch weiter. Er umfasst nicht nur das Ich als zentralen »Komplex« der bewussten Funktionen, sondern darüber hinaus das individuelle Unbewusste und das kollektive Unbewusste. In seinem Kern reicht das *Selbst* in das Göttliche hinein. Hier ist es also Struktur und Funktion.

Gestalttherapie

In der Gestalttherapie, wie sie 1951 von Frederick S. (»Fritz«) Perls, Ralph Hefferline und Paul Goodman formuliert wurde, wird das *Selbst* als Funktion des Selbsterhalts und der Selbstentfaltung mittels Selbstaktualisierung im Kontakt mit der Umwelt verstanden: »Das Selbst ist die Kontaktgrenze in Aktion« (Perls et al., 1985 [1979], S. 17). Und weiter schreiben sie: »Wir wollen das ›Selbst‹ als das System der ständig neuen Kontakte definieren« (ebd.). Diese Vorstellung des *Selbst* macht es zu einer Art Haut zwischen Organismus und Umwelt, die sowohl den Organismus umschließt als auch im Kontakt zur Umwelt steht und diese in der Berührung wahrnimmt, also mit beiden Seiten verbunden ist und gleichzeitig beide Seiten voneinander abgrenzt. Allerdings sei diese Kontaktgrenze in Aktion, das heißt aktiv, verbindend, aktiv abgrenzend, aktiv vermittelnd; durchlässig einerseits, abgrenzend andererseits. So stiftet diese Grenze Verbindung und Identität. Dieses *Selbst* ist ein Prozess der lebendigen Begegnung von Organismus und Umwelt im Organismus-Umwelt-Feld, keine starre Struktur.

Im Weiteren nehmen die Autoren Bezug auf die Funktion des *Selbst*: »Das Selbst *ist* das System der kreativen Anpassung« (ebd., S. 31 [Herv. i. O.]). »Das Selbst als die Funktion der Kontaktnahme zu der vergänglich-wirklichen Gegenwart« (ebd., S. 159). Drei Funktionen unterscheiden dabei die Gründer der Gestalttherapie: Die Es-Funktion, die Ich-Funktion und die Persönlichkeitsfunktion des *Selbst* als »die drei wichtigsten Teilsysteme des Ich, des Es, der Persönlichkeit, die unter je besonderen Umständen das Selbst zu sein scheinen«

(ebd.). Die Persönlichkeitsfunktion wird dabei kritisch als Störung einer kreativen Anpassung gesehen. Die erstarrten Muster, welche die Persönlichkeitsfunktion ausmachen, verhindern den lebendigen Kontakt. Dazu ist kritisch anzumerken, dass – auch wenn manche Persönlichkeitsmerkmale die lebendige Interaktion mit der Umwelt verhindern – eine wesentliche Selbstfunktion nicht nur in der kreativen Anpassung, sondern auch in der Bildung und Aufrechterhaltung einer unverwechselbaren Identität der Person besteht.

Das *Selbst* ist also einerseits eine Grenze, die den Organismus und die Umwelt voneinander trennt und miteinander verbindet. Andererseits ist das *Selbst* eine lebendige Interaktion in dem Feld, welches das Individuum und die Umwelt bzw. die Mitwelt umfasst. Dies scheint ein eklatanter Widerspruch zu sein.

Peter Philippson (2009) bleibt bei dieser widersprüchlichen Definition des *Selbst*. Einerseits als Grenze in Analogie zur Haut, andererseits in den drei genannten Funktionen. Er versucht den Widerspruch zwischen *Selbst* als Grenze und Selbstfunktionen zu lösen, indem er die drei Selbstfunktionen als drei Grenzen der Selbst-Entfaltung beschreibt (vgl. ebd., S. 19–22):

1. Organismus/Umwelt: Es/nicht-Es (Es-Grenze)
2. Selbst/anderer: Ich/nicht-Ich (Ich-Grenze)
3. Selbst/nicht-Selbst[2]: (Persönlichkeits-Grenze)

Diese *Grenzen* erscheinen Philippson dann als Prozess, der Innen und Außen voneinander abgrenzt und miteinander verschränkt, Äußeres zu Innerem macht und umgekehrt.

> »In my image the boundary is a process that separates the two areas (using spatial language for what is not just a spatial process) so that the activity on one side is qualitatively different to that on the other side. The boundary both maintains the separation, and allows interchange between the two processes (which are therefore really only one process)« (ebd., S. 19).

Das ist für mich keine Grenze mehr, sondern – wenn man es überhaupt räumlich fassen will – von Anfang an ein Interaktionsraum, das *Feld*, das beides umfasst: das Individuum und die seiner Interessenlage entsprechende Umwelt (Ich-Es) und Mitwelt (Ich-Du). Eine Grenze kann aber kein Prozess sein. Der Wider-

2 Im Original: *me/not-me*. Das englische »me« ist das »Ich«, auf das ich mich reflexiv beziehe; es ist im Deutschen am besten mit »Selbst« zu übersetzen (vgl. *I* und *me* bei Mead [1969]).

spruch löst sich auf, wenn wir die Abgrenzung als eine Selbstfunktion und nicht die Grenze als substanzielles Merkmal bzw. Inhalt des *Selbst* verstehen.

Dieses inhaltliche *Selbst* als Interaktionsraum von Person und Umwelt umfasst also das Ich und den anderen – seine Mitwelt – genauso wie das Ich und seine Umwelt; dies natürlich in seiner jeweils subjektiv beschränkten und durch seine subjektive Geschichte determinierten Weise. Die Teile der Umwelt und der Mitwelt, die Teile des *Selbst* sind, sind nicht identisch mit dieser, sondern korrespondieren mit ihr, vermittelt über die gelingende bzw. misslingende Praxis und Kommunikation.

Selbstpsychologie

Mit der Selbstpsychologie Kohuts zieht die Beziehungsdimension zentral in die psychologische, psychoanalytische Theorie des *Selbst* ein. Ähnliches gilt für die dialogische Gestalttherapie in der an Buber orientierten Tradition von Laura Perls. Für den Philosophen und Gründervater der Psychologie William James und auch für George Herbert Mead ist das *Selbst* eine Relation von *I* und *me*. Ähnlich unterscheidet der französische strukturalistische Analytiker Jacques Lacan *je* und *moi* als die zwei Pole des *Selbst*. Hier geht es also um die Beziehung zu sich selbst.

Dimensionen des *Selbst*

Wir können also im Bereich der Psychologie fünf verschiedene Dimensionen des *Selbst* unterscheiden:

1. Das *Selbst* als der Teil des Seelischen, mit dem ich mich identifiziere – die *Selbstrepräsentanzen* – der »Ordner auf der Festplatte« mit dem Titel: *Ich-selbst*. Dieses *Selbst* stellt die Grundlage der Identität einer Person dar. Es umfasst auch die Dimension der *narrativen/biografischen Identität*.
2. Das *Selbst* als *Ganzes des Seelischen* mit allen bewussten und unbewussten Anteilen. Dieses Ganze umfasst nicht nur meine Sicht von mir (Selbstrepräsentanz) sondern auch meine Sicht der Mitwelt und Umwelt, also meine Welt – die »gesamte Festplatte«, gestalttherapeutisch gesprochen das ganze Feld.
3. Das *Selbst* als *Funktion des Selbsterhalts/der Selbstentfaltung* in der Interaktion mit der Umwelt und Mitwelt
4. Das *Selbst* als *Kontaktfunktion und Grenzfunktion zur Mitwelt und Umwelt:* Ich selbst im Bezug/Unterschied zum anderen

5. Das *Selbst* als *Beziehung zu sich selbst*, als *Selbstbewusstsein* bzw. *Selbstgefühl.* Mit dieser Dimension des *Selbst* kommen wir direkt in zentrale philosophische Fragestellungen.

Das *Selbst* in der Philosophie

Die Auseinandersetzung mit dem Begriff des *Selbst*/-bewusstseins hat in der europäischen Philosophie eine lange Tradition, die ich hier nur stichwortartig benennen möchte: Die ältere Tradition reicht vom »Erkenne Dich Selbst« des Thales von Milet, über das »Cogito« René Descartes', über Lockes *self* bis hin zu Kants (1964 [1821]) apriorischem Grundsatz der Transzendentalphilosophie: »Ich bin mir selbst ein Gegenstand der Anschauung und des Denkens«.

Das *Selbst* ist hier entweder das *auf sich selbst gerichtete Bewusstsein* (Thales), die *res cogitans* ([denkende Substanz], Descartes – Rationalismus), das *conscious thinking thing* (Locke – Empirismus) oder das transzendentale Prinzip der Integration der Erfahrungen, die *synthetische Einheit der Apperzeption* (Kant). Gemeinsam erscheint das *Selbst*/-bewusstsein als Kern des atomisierten Individuums, das als Subjekt der objektiven Welt gegenübersteht und das sich selbst zum Gegenstand hat.

Die Kritik substanzieller Selbstkonzepte durch die *philosophy of mind* habe ich oben bereits angedeutet. Sie sieht das *Selbst* in guter empiristischer Tradition als eine Konstruktion des Gehirns ohne empirisch verifizierbare Basis. »Nach allem, was wir gegenwärtig wissen, gibt es kein Ding, keine einzelne unteilbare Entität, die wir *selbst* sind [...]« (Metzinger, 2009, S. 13 [Herv. i. O.]). Diese Kritik macht deutlich, dass der Begriff *Selbst* eben kein Ding ist, sondern Phänomene, Relationen und Prozesse beschreibt.

Georg Wilhelm Friedrich Hegel beschreibt in seiner *Phänomenologie des Geistes* (1986 [1807]) speziell im Kapitel »Herrschaft und Knechtschaft« den *Kampf um Anerkennung* als Grundlage des Selbstbewusstseins. Hier wird das *Selbst*/-bewusstsein also explizit aus seiner sozialen Beziehungsgrundlage intersubjektiv erklärt.

Die Hegel'sche Tradition einer sozialen, intersubjektiven Bestimmung des *Selbst*/-bewusstseins, wie sie heute in der intersubjektiven Psychoanalyse zum Beispiel bei Benjamin (1990) und im sozialphilosophischen Werk Honneths (2003 [1992]) wieder aufscheint, setzte sich in der Mitte des letzten Jahrhunderts in gewisser Weise auch im hermeneutischen Ansatz Hans-Georg Gadamers fort.

Johann Christian Friedrich Hölderlin, mit Friedrich Wilhelm Joseph Schelling der berühmteste Kommilitone Hegels im Tübinger Stift, war mit seinen philosophischen Gedanken sicherlich auch Ideengeber für Gadamer, der sich explizit auf dessen Vers »Seit ein Gespräch wir sind [...]« aus dem Gedicht *Friedensfeier* (Hölderlin, 1959 [1802]) bezieht. Für Gadamer

> »[...] sind [wir] schon immer im Gespräch und sprechen in seinem Fluss, bzw. von seinem endlosen Fluss her. Mehr noch: *wir sind Gespräch.* Jeder von uns ist nicht nur in einem Gespräch, sondern seiner intimsten Natur nach ist er selber Gespräch. Denn das Gespräch ist unser *ubi consistam*, ist das hermeneutische Universum, in dem wir atmen, in dem wir leben« (Gadamer, 1993; zit. n. Di Cesare, 2009, S. 202 [Herv. i. O.]).

Die zentrale Bedeutung des Subjekts für das Verständnis des *Selbst*/-bewusstseins hingegen betonen Gadamers Schüler Dieter Henrich und insbesondere Manfred Frank in ihren Forschungen zum Selbstbewusstsein. Frank bezieht sich dabei vor allem auf das von den Frühromantikern beschriebene *Selbstgefühl*, das er in Anlehnung an Jean-Paul Sartre als »präreflexives cogito« bezeichnet (vgl. Frank, 1991). Gadamers von der hermeneutischen Auseinandersetzung mit der Sprache herkommende intersubjektive Definition des *Selbst* steht den explizit dialogischen Ansätzen sehr nahe.

Ansätze einer dialogischen Philosophie

Dialogische Ansätze der Analyse des *Selbst* gibt es in der gegenwärtigen französischen Philosophie bei Paul Ricœur (2006) und Emmanuel Levinas (2005). Für beide ist das Dialogische, der Bezug auf den anderen, in ähnlicher Weise zentral, wie für den jüdischen Religionsphilosophen Martin Buber, dessen Begegnungsphilosophie meines Erachtens einen zentralen Beitrag zur Philosophie des *Selbst* leistet, auch wenn der Begriff des *Selbst* nicht im Vordergrund seiner Untersuchung des Dialogischen steht.

Das Wichtigste für Buber (1979 [1922]) in seiner dialogischen Philosophie ist die Unterscheidung der zwei *Urworte* Ich-Du und Ich-Es. Das Ich gibt es seiner Meinung nach nur als eine Beziehung von Ich und Du oder Ich und Es. Mit der Ich-Es-Beziehung meint er die instrumentelle Beziehung des Subjekts auf ein Objekt, das als Gegenstand im Interesse des Subjekts manipuliert wird. Die Ich-Du-Beziehung ist die Beziehung zweier Subjekte, in der sich das

Ich als Du des anderen und den anderen als Ich versteht, für den es ein Du ist. In dieser Verschränkung der Subjekt-Subjekt-Beziehung entsteht ein *Zwischen*, die Erfahrung eines lebendigen, tragenden Kontaktes, der für Buber die quasi religiöse Dimension, den göttlichen Funken der wirklichen menschlichen Begegnung ausmacht. Das Ich als Kernbestandteil des *Selbst* kann sich also nur in der Beziehung zum Du oder zum Es entwickeln und Bestand haben.

Sozialpsychologische Ansätze der Philosophie des amerikanischen Pragmatismus

Zentral für das Verstehen des *Selbst* als sozialpsychologisches Phänomen halte ich Ansätze aus der Philosophie des amerikanischen Pragmatismus von William James (1842–1910), Charles Horton Cooley (1864–1929) und George Herbert Mead (1863–1931), die ihre Wurzeln in der Tradition der europäischen Philosophie, vor allem Hegels, nicht verleugnen können:

> »In keiner anderen Theorie ist der Gedanke, daß die menschlichen Subjekte ihre Identität der Erfahrung einer intersubjektiven Anerkennung verdanken, so konsequent unter naturalistischen Denkvoraussetzungen entwickelt worden wie in der Sozialpsychologie G. H. Meads; seine Schriften enthalten bis heute die geeignetsten Mittel, um die intersubjektivitätstheoretischen Intuitionen des jungen Hegel in einem nachmetaphysischen Theorierahmen zu rekonstruieren« (Honneth, 2003 [1992], S. 114).

James (1909) unterscheidet das *Selbst*, das zum Bewusstsein kommt, das *me* (mich) vom *Selbst* als Bewusstsein Habendes, dem *I*, als dem aller Beobachtung entzogene Subjekt aller Bewusstseinsvorgänge. Für Cooley (1902) ist die soziale Dimension des *Selbst* zentral. Das *Ich* existiert für ihn nur in Bezug auf die *anderen*. Von ihm stammt der Begriff des *looking glass self* (Spiegel-Selbst). Das Selbstgefühl hängt demnach davon ab, wie wir glauben, dass uns die anderen sehen.

Mead (1969) erweitert diese soziale Dimension des *Selbst*. Durch die Übernahme der Rolle des anderen, dadurch, dass sich ein Mensch mit den Augen des anderen sehen lernt, dessen Haltung sich selbst gegenüber einnimmt, entsteht Selbst-Identität, Selbstbewusstsein. Die anderen und die Identifikation mit ihnen sind also notwendige Voraussetzung für die Entwicklung des Selbstbewusstseins.

Die anderen, das sind zuerst die relevanten konkreten Bezugspersonen. Zunehmend verwandeln sich diese aber in einen *generalisierten anderen*, der die allgemeinen Erwartungen der Gesellschaft repräsentiert. So ist für Mead die Entwicklung des *Selbst* gleichzeitig ein Prozess der Sozialisation, das heißt der Integration der Person in das Rollengefüge der Gesellschaft.

Zusammenfassend kann man also feststellen, dass in der philosophischen Auseinandersetzung mit dem *Selbst*/-bewusstseinsbegriff sowohl die »einsame« Selbstreflexion, seine Begründung im Subjekt als auch der dialogische Beziehungscharakter des *Selbst* in der Sprache und in der sozialen Praxis fokussiert werden. Diesen scheinbaren Widerspruch von subjektiver und intersubjektiver Gründung des *Selbst* versuche ich mit der Erläuterung der *dialogischen Struktur des Selbst* aufzuheben.

Gehirnentwicklung und die Entwicklung des *Selbst*

Das *Selbst* ist organisch betrachtet am nächsten mit dem Gehirn verbunden, obwohl natürlich auch der gesamte Körper zu unserem *Selbst* gehört. Das Gehirn ist kein Organ wie die Leber oder das Herz, deren funktionale Strukturentwicklung bei der Geburt relativ abgeschlossen ist (auch wenn die Leber bekanntlich mit ihren Aufgaben wächst). Das Gehirn entwickelt sich in seiner synaptischen Struktur, und zum Teil auch in seiner funktionellen Differenzierung unterschiedlicher Regionen, erst im Laufe des extrauterinen Lebens. Diese neuronale Strukturentwicklung verläuft am Lebensbeginn sehr rasant, ist aber zu keinem Zeitpunkt abgeschlossen.

Eine Frau, die im Alter von 80 Jahren erblindete, lernte die Blindenschrift. Die für diese Fähigkeit zuständige Gehirnregion war zu Beginn des Lernprozesses etwa so groß wie ein Kirschkern. Nach einem Jahr hatte diese Region die Größe einer Walnuss. Die strukturelle Entwicklung des Gehirns ist also sehr eng mit der Umwelt und mit der Interaktion zwischen dem Individuum und seiner Umwelt verbunden.

So betrachtet ist das Gehirn ein Beziehungsorgan, wie der Heidelberger Psychiater und Philosoph Thomas Fuchs (2008) in seiner Kritik an der Reduzierung des Psychischen auf die Neurobiologie betont. Wir können die psychischen Strukturen und Prozesse nicht auf die Neurobiologie des Gehirns reduzieren – das wäre so, als würde man die Software eines Computers und die mit ihr erzeugten Dokumente einzig aus der Hardware des Rechners erklären wollen –, sondern wir müssen die neuronalen Strukturen als Folge der Interaktion von

Individuum und Umwelt begreifen lernen bzw. die Dialektik zwischen beiden Strukturen sehen. Fuchs plädiert daher für einen phänomenologisch-ökologischen Ansatz, in dem die Beziehung zwischen Organismus und Umwelt im Vordergrund steht.

Entwicklung des *Selbst*

Ich habe im Abschnitt »Dimensionen des *Selbst*« in Anlehnung an einige Grundkonzepte der Psychologie bzw. Therapie fünf Dimensionen des *Selbst* genannt:

1. Selbstrepräsentanz/Identität
2. *Selbst* als Gesamtheit des Seelischen
3. Funktionen des Selbsterhalts und der Selbstentfaltung
4. Kontakt- und Grenzfunktion des *Selbst*
5. Selbstbewusstsein

Die dargestellten Dimensionen des *Selbst* sind nicht statisch zu begreifen, sondern eher als funktionale Prozesse, die sich gegenseitig bedingen – als Entwicklungsprozess des *Selbst* in seinen verschiedenen Aspekten. Dieser Entwicklungsprozess des *Selbst* umfasst, wenn man die bereits genannten Dimensionen noch etwas differenzierter darstellt, folgende Aspekte:

- das grundsätzliche Vorhandensein einer auf Selbsterhalt im Umweltkontakt zielenden Intentionalität (wenn man so will ein Proto-Selbst)
- die Entwicklung eines differenzierten Körpergefühls/Körperschemas
- die Entwicklung eines Selbstgefühls, das sich wesentlich auch auf den eigenen Körper, aber ebenso auf Gefühle, Gedanken, Impulse und Aktivitäten bezieht
- die Entwicklung der Einheit dieses Selbstgefühls ohne Abspaltung und mögliche Projektion von Teilen des Selbstempfindens auf andere/anderes
- die Entwicklung eines Gefühls der Eigenmächtigkeit
- die Entwicklung von Ich-Funktionen des Wahrnehmens, Denkens, Fühlens, der Intuition
- die Entwicklung eines differenzierten Eigenwillens mit dem Ziel des Selbsterhalts und der Selbstentfaltung, Selbstverwirklichung auf allen Ebenen
- die Entwicklung der Fähigkeit, andere Perspektiven bzw. die Perspektive anderer einzunehmen

- die Entwicklung der Fähigkeit zur Selbstreflexion[3]
- die Entwicklung und die Differenzierung von Ich und Nicht-Ich, Ich und anderem/anderen
- die Entwicklung einer Grenze von *Selbst* und Nicht-*Selbst*, die Empathie zulässt und Abgrenzung ermöglicht
- die Entwicklung eines angemessenen Selbstbildes, von Selbstwertgefühl und Selbstkritikfähigkeit
- die Entwicklung einer Identität in den verschiedenen Lebenskontexten/Rollen, also einer sozialen Identität (soziale Dimension)
- die Entwicklung einer Identität über diese verschiedenen Rollen und die Lebensabschnitte hinweg – einer personalen Identität (biografische Dimension) –, wie der Soziologe Lothar Krappmann (1988 [1971]) betont

Apriorische Subjektivität oder Intersubjektivität des *Selbst*

Unabhängig von der Frage, ob und wieweit die Grundlagen dieser Entwicklungen gehirnphysiologisch angelegt sind und sich in bestimmten Reifungsprozessen ausdifferenzieren, benötigen alle diese Entwicklungen des *Selbst* eine ständige Interaktion mit der Mitwelt (soziale Interaktion) und der Umwelt (instrumentelle Interaktion). Ob es also ein Proto-Selbst, ein präreflexives Cogito gibt – wie es Frank (1991, S. 558f.) in Anlehnung an Sartre betont – oder ein vorreflexives, im wesentlichen leibgebundenes Bewusstsein – (»Der Leib hatte schon ›Bewußtsein‹, ein vorreflexives Bewußtsein, eine implizite Intentionalität [...]«), wie James (1909, S. 236) behauptet –, das die Subjektivität des *Selbst* ursprünglich begründet oder ob es vor allem die soziale Interaktion ist, die grundlegend für die Selbstentwicklung und damit auch für die Subjektivität ist, scheint mir in diesem Kontext wie der Streit um die Henne und das Ei zu sein. Die von Frank (1993) gegen den von ihm so bezeichneten »apriorischen Intersubjektivismus« behaup-

---

3 Diese Fähigkeit zur Selbstreflexion ist der Kern des Selbstbewusstseins und nach Meinung des philosophischen Anthropologen Helmuth Plessner (2003) zentrales Unterscheidungsmerkmal zwischen Menschen und Tieren, was er mit »exzentrischer Positionalität« bezeichnet, also der Fähigkeit, quasi neben sich zu stehen ohne sich zu verlassen und sich dabei gleichzeitig selbst zum Gegenstand der Betrachtung zu machen (was nicht rein geistig zu verstehen ist, sondern auch ganz physisch: »Ein Leib zu sein und einen Körper zu haben«). Dies setzt voraus, dass man in der Lage ist, die Perspektive eines anderen sich selbst gegenüber einzunehmen, wie das Mead mit der Fähigkeit, die Rolle des anderen einzunehmen, bezeichnet hat.

tete »Unhintergehbarkeit des Subjekts« verkennt, dass sich die Subjektivität und die dialogische – intersubjektive – Struktur des *Selbst* nicht ausschließen, sondern sich gegenseitig voraussetzen.

Sogar die Leiblichkeit, das Körperschema und das körperliche Selbstgefühl scheinen nach neueren psychologischen Forschungen über Personen mit gestörtem Körperempfinden nicht einfach gegeben zu sein, sondern entwickeln sich erst im aktiven positiven körperlichen Kontakt zwischen dem Säugling und seiner Pflegeperson. Nicht nur traumatische Verletzungen, sondern auch eine dauerhafte haptische Unterversorgung des Kindes kann zu einer mangelhaften Entwicklung oder Störung des eigenen Körpergefühls führen.

Psychische Störungen als Ergebnis gestörter Selbstentwicklung

Die Entwicklung des *Selbst* kann in mehrfacher Weise gestört sein. Zum einen kann die Struktur, das »Gerüst« des *Selbst* gestört sein, was zur Folge hat, dass keine klaren Grenzen von Ich und Nicht-Ich, keine Integration der Selbstanteile, kein klares Körperschema, kein deutliches Selbstgefühl bzw. keine deutliche Identität, keine klaren Ich-Funktionen mehr vorhanden sind. Bei diesen strukturellen Störungen kann es zu schweren Persönlichkeitsstörungen und im Extremfall zu psychotischen Dekompensationen kommen.

Zum anderen können bei intakter Selbststruktur durch problematische Erfahrungen, Selbstabwertung oder kompensatorische Grandiosität, Identitätsdiffusion oder -starre, übermäßige Empathie oder starre Abgrenzung im Kontakt neben Ich-Funktionsschwächen und infolge davon Angst- oder Zwangsstörungen auch Depressionen auftreten. Bei den Störungen durch problematische Erfahrungen können sich reaktive Störungen oder Persönlichkeitsstörungen entwickeln.

Alle diese Beeinträchtigungen machen deutlich, wie wesentlich die Beziehungsqualität für die Entwicklung des gesunden *Selbst* ist. Darüber hinaus zeigen vor allem die strukturellen Störungen, dass das *Selbst* keine angeborene Instanz ist, sondern sich in der Interaktion zwischen der Person und ihrer Umwelt erst entwickeln muss.

Phänomenologische Betrachtung des *Selbst*

Am Beginn der Auseinandersetzung mit dem *Selbst* steht seine bzw. meine unmittelbare Erfahrung, nämlich die Erfahrung meiner selbst. Wenn ich mich auf mich selbst konzentriere, dann spüre ich meine körperliche Präsenz, erlebe die Aktivität meines Atems, die mich mit der umgebenden Luft verbindet, nehme den Raum um mich herum war, empfinde vermittelt durch alle Sinne, erlebe die Menschen um mich herum, werde meiner Gedanken und Vorstellungen gewahr, erlebe meine Gefühle, spüre meine Impulse, verliere mich in Erinnerungen oder Tagträumen. Dies alles passiert im »Hier und Jetzt«, auch wenn sich nicht alle Inhalte meines Gewahrseins auf das »Hier und Jetzt« beziehen. Bin ich selbst bzw. ist mein *Selbst* nun das Subjekt, von dem alle diese Erlebnisse ausgehen, welche die unergründliche Quelle meines Gewahrseins ist, oder bin ich selbst bzw. besteht mein *Selbst* auch aus den Inhalten, den Objekten meines Selbstgewahrseins?

James (1909) – und in seiner Nachfolge Mead (1969) – haben diese beiden Aspekte des *Selbst* mit den Begriffen des *I*, dem Subjekt, das die Erfahrung macht, von dem die Aktivität der Wahrnehmung, Reflexion oder Handlung ausgeht und dem des *me*, dem beobachteten *Selbst*, dem Objekt der Selbstreflexion beschrieben.

Bin ich selbst nur der Teil, der Gegenstände meiner Erfahrung, die ich mir selbst zuschreibe – Empfindungen, Gefühle, Gedanken, Impulse – oder ist auch das, was ich von meiner Umwelt wahrnehme, Teil meiner selbst?

Der moderne Konstruktivismus (Watzlawick, 1976; Maturana & Varela, 1987) geht davon aus, dass die Wirklichkeit, die wir meinen als unabhängige, äußere Wirklichkeit wahrzunehmen, ein mehr oder weniger angemessenes Konstrukt darstellt, das sich in praktischer Erfahrung, sozialen Handlungskontexten und intersubjektiver symbolischer Vermittlung entwickelt und das Grundlage unseres Denkens und Handelns ist. Was wir für wirklich halten, bestimmt wirksam unser Verhalten: »If men define situations as real, they are real in their consequences«, besagt das sogenannte »Thomas-Theorem«[4] zutreffend.

So betrachtet ist das *Selbst* nicht reduzierbar auf mein Subjektsein, meinen Körper und die Empfindungen, Gefühle und Impulse, sondern impliziert auch meine Sicht, mein Erleben meiner Mitwelt und Umwelt. So sagt ein altes Sprichwort: Wenn ein Mensch stirbt, stirbt eine ganze Welt. Die Welt ist in der Weise, *wie* sie ein Mensch erlebt, Teil seiner selbst.

Das *Selbst* umfasst also in gewisser Weise nicht nur mich selbst als Ich, auf das ich reflektiere – die Selbstrepräsentanzen –, sondern auch die Welt, wie ich sie sehe und habe, den anderen, der mir bedeutsam ist, wie ich ihn erlebe.

---

4 Der amerikanische Soziologe und Sozialpsychologe William Isaac Thomas entwickelte dieses Axiom zusammen mit Dorothy Swaine Thomas 1928 (W.I. Thomas & D.S. Thomas, 1928, S. 572). Der Begriff »Thomas-Theorem« wurde im Anschluss daran von Robert K. Merton (1938) geprägt.

Exkurs: Ich und *Selbst* im Traum

Um diese Dimension des *Selbst*, damit es auch meine Sicht und Kenntnis der Außenwelt mit umfasst, näher zu erläutern, möchte ich einen Abstecher in das Reich der Träume machen. Im Traum ist alles, was ich erlebe, Teil meiner selbst. Der Traum spielt sich komplett in meiner Innenwelt ab. Träume sind so betrachtet vergleichbar mit Halluzinationen. Sie werden durch die momentane Befindlichkeit sowie innere und äußere Reize ausgelöst und aus dem Material der inneren Bilder und gespeicherten Erfahrungen gestaltet. Der Traum ist sozusagen eine Inszenierung des *Selbst* im Sinne der Gesamtheit des Seelischen.

Das Ich-Erleben im Traum, die Perspektive, aus der die Bilder und Handlungen erlebt werden, kann dabei manchmal in erstaunlicher Weise wechseln. So kommt es vor, dass man eine Person im Traum zuerst als Gegenüber erlebt und plötzlich diese Person selbst ist. Durch solche Traumerfahrungen wird deutlich, dass die Ich-Perspektive im Traum wechseln kann. Man könnte auch sagen: Es gibt Ich-nahe und Ich-ferne Anteile im Traum bzw. Ich-nahe und Ich-ferne Anteile des *Selbst*. Daher ist der Traum eben ein wunderbarer Spiegel der umfassenden Dimension des *Selbst* und damit psychotherapeutisch als *via regia* zu sonst unbewussten Anteilen des *Selbst* als Ganzem zu sehen. Das Ich liefert im Traum den Punkt, von dem aus erlebt und gehandelt wird, es ist also der Fokus im Feld des *Selbst*.

Selbst und Nicht-*Selbst*

Wenn das Ich und der andere, das Ich und das andere beides Bestandteile meiner selbst sind, wo ist dann die Grenze zwischen beiden? Das *Selbst* konstituiert sich ja schließlich auch über diese Grenze zwischen *Selbst* und Nicht-*Selbst*, Ich und Nicht-Ich. Jene für das *Selbst* konstitutive Trennung ist nur möglich über eine Verschränkung zwischen der Innenwelt und der Außenwelt, wie sie durch die psychischen Mechanismen der Internalisierung und der Projektion vonstattengeht. Die Erfahrung mit der äußeren Welt wird verinnerlicht und damit zur Projektions-Grundlage für die Erfahrungen mit der Außenwelt. So kann es zu einer Verschränkung von Innen und Außen bei gleichzeitiger Trennung zwischen Innen und Außen kommen. Das *Selbst* ist also vom Nicht-*Selbst* getrennt und gleichzeitig mit ihm verschränkt. Dies zeigt sich vor allem in der zwischenmenschlichen Beziehung.

Die zwischenmenschliche Beziehung

In der Betrachtung der Kommunikation gingen wir bislang davon aus, dass sich im zwischenmenschlichen Kontakt zwei Individuen begegnen, die, voneinander abgegrenzt, Botschaften austauschen. Diese werden mehr oder weniger richtig verstanden und führen beim jeweils anderen zu Reaktionen, die dann, wiederum als Botschaften für den anderen, bei diesem – mehr oder weniger richtig verstanden – zu weiteren Reaktionen führen, was sich im Wechselspiel bis zum Abschluss der Kommunikation fortsetzt. Hierbei gibt es Platz für Verständigung, aber häufig auch für Missverständnisse.

Die Botschaft des anderen ruft in uns kognitive und affektive Reaktionen hervor, die sowohl symmetrisch als auch komplementär sein können. So erzeugt der Ärger des anderen bei mir möglicherweise den komplementären Wunsch zu beschwichtigen oder auch symmetrisch bei mir selbst Ärger. Je höher die affektive Ladung ist, desto geringer ist die Bereitschaft den anderen genau zu verstehen und desto größer ist die Gefahr von Projektionen.

Diese Abfolge von Botschaften bzw. Reaktionen kann zur gegenseitigen positiven oder negativen Veränderung führen, aber auch zu Teufelskreisen nach der beiderseitigen Logik: Weil du dich so verhältst, muss ich so reagieren. Die Folge davon ist: Beide haben recht und keinem ist geholfen. Metakommunikation kann hier manchmal helfen, solche Teufelskreise aufzulösen.

Spiegelneuronen, Empathie und die Folgen für die Kommunikation

Komplizierter wird die Betrachtung der Kommunikation dann, wenn wir den Erkenntnissen der modernen Neuropsychologie über die Funktion der Spiegelneuronen[5] folgen. Diese bewirken, dass Menschen das bei dem anderen beobachtete Verhalten, seine Gestik und Mimik ansatzweise imitieren und auf diese Weise zumindest im Ansatz spüren und fühlen können, was der andere erlebt.

5 Spiegelneuronen sind Nervenzellen, die im Gehirn während der Betrachtung eines Vorgangs die gleichen Potenziale auslösen, die entstünden, wenn dieser Vorgang nicht bloß (passiv) betrachtet, sondern (aktiv) gestaltet würde. Sie wurden von dem Italiener Giacomo Rizzolatti und seinen Mitarbeitern bei Affen 1995 entdeckt. In diesen Untersuchungen fiel auf, dass Neuronen im Feld F5c des Großhirns dann reagierten, wenn zielmotorische Hand-Objekt-Interaktionen durchgeführt oder bei anderen – zumindest anatomisch ähnlichen – lebenden Individuen beobachtet wurden (vgl. Rizzolatti & Sinigaglia, 2008).

Das bedeutet, dass wir im Kontakt mit anderen sowohl die eigene Befindlichkeit als auch die Befindlichkeit unseres Gegenübers erleben. Dies ist die Grundlage jeder Empathie und führt dazu, dass zwei Personen, die sich aufeinander einstimmen, oft die gleiche Haltung, Gestik und Mimik, den gleichen Tonfall und Rhythmus des Sprechens zeigen und schließlich auch eine ähnliche emotionale Befindlichkeit erleben und sich auf diese Weise verstehen. Dieser Vorgang läuft meistens unbewusst ab.

Wir können also nicht mehr davon ausgehen, dass zwei abgegrenzte Individuen Botschaften austauschen, die sie mehr oder weniger richtig verstehen und auf die sie komplementär oder symmetrisch reagieren, sondern müssen feststellen, dass es mit der Vorstellung abgegrenzter Individuen offensichtlich nicht so einfach ist, wie es zu sein scheint. Individualität als Dimension des *Selbst* ist eher das Ergebnis einer komplexen Leistung von Identifikationen und Abgrenzungen, als dass es deren Grundlage wäre.

Eine automatische oft unbewusste Empathie sorgt für eine Verbindung der Befindlichkeiten beider Kommunikationspartner und erzeugt einen Bereich des »Zwischen«, wie Buber (1979 [1922]) es formulierte, der eine deutliche Präsenz in der Kommunikation entfalten kann. Dieses »Zwischen«, »das Gespräch, das wir sind« – um mit Gadamer (1993) zu sprechen – liegt nicht räumlich zwischen den beiden, sondern ist eine von beiden erlebbare Qualität, die durch die empathische Verschränkung der Befindlichkeiten beider in jedem von beiden entstehen kann.

Im Selbstgefühl beider Kommunikationspartner ist vor diesem Hintergrund betrachtet der jeweils andere mit präsent. Das *Selbst* ist also in diesem Sinne a priori intersubjektiv und umfasst das Ich und den anderen: den anderen in meiner empathischen Repräsentanz und im Bild, das ich mir von ihm mache. Hier haben also die Erkenntnisse Cooleys (Spiegel-Selbst [1902]), Meads (die Rolle des anderen übernehmen [1969]) und Bubers Konzept der »Ich-Du-Beziehung« (1979 [1922]) ein empirisches Fundament erhalten, die das *Selbst* als ein »Beziehungsorgan« (vgl. Fuchs, 2008) begreifbar machen.

Gleichzeitig gibt es aber auch eine Ich-Instanz, die den anderen als Nicht-Ich, als abgegrenztes Gegenüber erlebt und auf diesen komplementär bzw. symmetrisch reagiert. Dieser vermeintlich objektiv erlebte andere ist – um es vollends kompliziert zu machen – eine Projektion vor dem Hintergrund des eigenen empathischen Erlebens, der eigenen Vorurteile über den anderen und der entsprechenden Interpretation seiner Botschaften. So betrachtet findet die Kommunikation vor allem mit dem projizierten *Selbst*-Anteil statt, der für den objektiven anderen gehalten wird. Die richtige Interpretation der Botschaften des anderen hängt nämlich an der Angemessenheit meiner Selbstrepräsentanz des anderen, das heißt des Bildes, das ich mir vom anderen gemacht habe.

Die Empathie aufgrund der Funktion der Spiegelneuronen garantiert dabei, dass zumindest ansatzweise etwas vom anderen, wie er mir hier und jetzt gegenübersteht, begriffen wird, was auch erklärt, warum es manchmal schwierig ist, mein Bild vom anderen im direkten Kontakt aufrechtzuerhalten. Trete ich in direkten Kontakt, so bewirkt die Aktivität meiner Spiegelneuronen, dass ich den anderen in seinem aktuellen Sosein direkt erlebe (zumindest in der Form, die meine Spiegelneuronen vermitteln) und meine Vorurteile aufgeben muss.

So betrachtet mutet das alte Kommunikationsmodell »Sender – *Codierung* – Botschaft – *Interpretation* – Empfänger« steinzeitlich an und muss ersetzt werden durch ein Modell, in dem die Kommunikationspartner durch ihre spontanen empathischen Reaktionen als miteinander verbunden bzw. verschränkt verstanden werden müssen, die in ihrem Selbstgefühl sowohl sich als auch den anderen und im Bild des anderen die Projektion ihres eigenen *Selbst* wahrnehmen – ohne sich dessen bewusst sein zu müssen; sogar oft in der irrigen Annahme, ihre Projektionen seien die objektive Realität. Kommunikation ist dann eher mit dem Eintauchen in ein gemeinsames Feld vergleichbar, mit einem Sich-aufeinander-Einstimmen.

Gleichwohl bleibt die Differenz der Kommunikationspartner bestehen. Der andere, den ich empathisch erlebe – »ich fühle, was du fühlst« (vgl. Bauer, 2006) –, auf den ich mein Bild von ihm projiziere, dessen Botschaft ich vermittelt durch dieses Bild und meine mehr oder weniger wache Wahrnehmung empfange, existiert *für mich* als Teil meiner selbst, genauso wie ich *für ihn* existiere als Teil seiner selbst. Erst das Gelingen von Verständigung in der Kommunikation erweist die Realitätsangemessenheit der projizierten Selbstanteile.

Die dialogische Struktur des *Selbst*

Nachdem ich mich mit der komplexen Struktur von Kontakt- und Kommunikationsprozessen beschäftigt habe, möchte ich nun versuchen, das *Selbst* in seiner Struktur weiter zu ergründen, die einerseits das Ergebnis von Kommunikationsprozessen (durch deren Internalisierung) und andererseits die Grundlage von Kommunikationsprozessen durch Projektionen von Vorerfahrungen in neue Kommunikationssituationen darstellt.

Das *Selbst* entwickelt sich in Erfahrungssequenzen, die immer einen kommunikativen Kontext und/oder Inhalt haben, also immer einen zentralen dialogischen Aspekt besitzen. Die dabei wesentlichen »signifikanten anderen«

verdichten sich auf Dauer zum »generalisierten anderen« (vgl. Mead, 1969), mit dem identifiziert, sich das Individuum auf sich selbst beziehen kann. Selbstbewusstsein ist so betrachtet die Fähigkeit, sich mit den Augen des anderen zu sehen, also die Beziehung zu sich selbst aus der Perspektive des anderen wahrzunehmen.

Aufgrund der partiellen Identifikation mit dem anderen (Funktion der Spiegelneuronen) identifiziert sich die Person sowohl mit ihrer eigenen Seite des *Selbst*, mit ihren Selbstwahrnehmungen, Wünschen, Gedanken und Impulsen als auch mit dem Empfinden des wahrgenommenen anderen, dessen Haltungen und Impulsen. Der äußere Dialog wird gleichzeitig als innerer Dialog erlebt, bei dem es der Person möglich ist, sich mit beiden Seiten zu identifizieren. Das Ich als Zentrum der Selbstidentifikation ist also potenziell bilokal, das heißt, es ist bei sich selbst und bei dem anderen verortet. Mit welcher Seite des verinnerlichten Dialogs das Ich identifiziert ist und welche auf den anderen oder die Welt projiziert wird, ist nicht von vorneherein ausgemacht, sondern entscheidet sich nach den vorherrschenden Bedürfnissen und den Gegebenheiten des Feldes.

Das *Selbst* ist so gesehen a priori intersubjektiv, das heißt dialogisch strukturiert. Der Selbstbezug ist verinnerlichter Dialog[6], der in der Begegnung wieder nach außen projiziert wird. Das erklärt in einfacher Weise sowohl Prozesse der *Übertragung*, bei welcher der verinnerlichte Part einer früheren Bezugsperson auf den anderen übertragen wird als auch die *Projektion*, bei der eigene Anteile aus früheren verinnerlichten Dialogen auf den anderen übertragen werden und man selbst die Rolle des anderen einnimmt. Man kann sich das gut am kindlichen Rollenspiel klarmachen, in dem zum Beispiel das von der Mutter gescholtene Kind mit der imitierten Stimme der Mutter mit der Puppe oder dem jüngeren Geschwister schimpft. Bei Übertragung und Projektion denkt man naturgemäß an pathologische Verzerrungen von Kommunikation. Pathologisch sind Übertragung und Projektion aber nur dann, wenn sie nicht mit der aktuellen Wahrnehmung abgeglichen und entsprechend modifiziert werden. Dies setzt selbstverständlich voraus, dass das Speichern von Erfahrungen, ihre Verarbeitung und ihr Erinnern eine zentrale Funktion des *Selbst* und Voraussetzung seiner Aktualisierung im Kommunikationsprozess sind. Wahrnehmung ohne Übertragung oder Projektion von Vorerfahrungen kann gar nicht funktionieren, sie ist ungefähr so sinnstiftend wie das Lesen eines Textes in einer unbekannten Sprache. Die Projektion vorheriger Dialogerfahrungen ist daher nicht nur die Basis der Wahrnehmung des anderen, sondern auch die von sich selbst im Bezug zum anderen, also die des ganzen Dialogs.

---

6 Der Begriff »Dialog« bezieht sich hierbei prinzipiell auch auf Interaktion von mehr als zwei Individuen.

So entsteht ein dialektisches Verhältnis von Selbst- und Weltbild im inneren mit den Beziehungen im äußeren, von innerer und äußerer Wirklichkeit, von innerem und äußerem Dialog. Äußerer Dialog wird verinnerlicht, das heißt introjiziert; innerer Dialog wird veräußerlicht, das heißt projiziert. Um mit Jean Piagets Begriffen zu sprechen: Das *Selbst* akkommodiert sich den äußeren Kommunikationserfahrungen, die äußere Erfahrung wird aufgrund des entstandenen *Selbst* assimiliert, und zwar so lange, bis eine Akkommodation unumgänglich ist. Dies wird im folgenden Schema verdeutlicht:

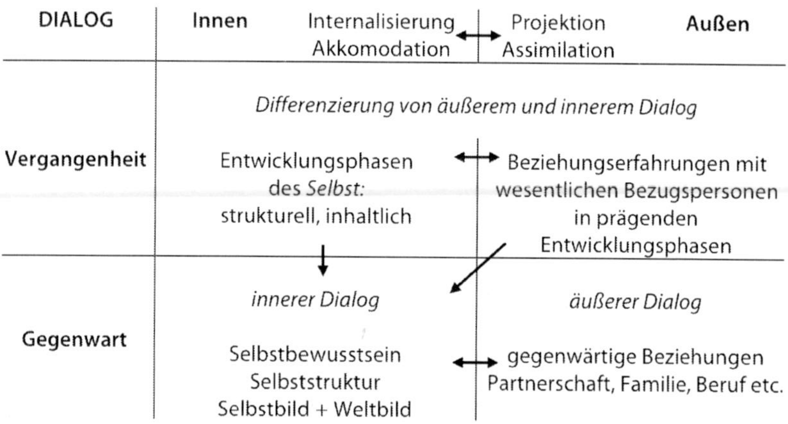

Abb. 1: Die dialogische Struktur des Selbst

Neben dieser a priori intersubjektiven, dialogischen Struktur des *Selbst* gibt es natürlich auch ein Ich als auf Objekte gerichtetes Subjekt des Wahrnehmens und Handelns, das keineswegs im Widerspruch zu dieser dialogischen Struktur des *Selbst*, sondern in enger Verbindung dazu steht (vgl. hierzu die Definition von *I* und *me* bei James [1909] und Mead [1969]). Das Ich existiert am Anfang noch nicht als Gegenstand des Selbstbewusstseins, als vom Nicht-Ich getrennter Kern des *Selbst* bzw. als *me*, sondern als eine Art Selbstgefühl, das eher dem *I* verwandt ist. Ich und *Selbst* sind noch nicht geschieden, Innen und Außen noch undifferenziert. Erst in der Interaktionserfahrung bildet sich eine Differenzierung von Erfahrung, die mit dem Gefühl von Eigenmächtigkeit verbunden ist (Ich) und solcher Erfahrung, die nicht direkt beherrschbar ist, die einem anderen selbst eigenmächtigen Ich (Alter Ego) oder einem Gegenstand (Objekt) zugeordnet wird, die nur äußerlich manipuliert werden können.

Das Ich ist a priori subjektiv auf Objekte gerichtet, das *Selbst* a priori intersubjektiv, dialogisch in der »Ich-Du-Verschränkung« (Buber, 1979 [1922]). Das Ich richtet sich an den anderen/das andere, das *Selbst* umfasst das Ich und den anderen/das andere. Im *Selbst* ist die Gesamtheit der Erfahrung aufgehoben. Ich und anderer, Ich und Welt, so wie sie jeweils erlebt werden, sind Teile des *Selbst*.

Diese doppelte Identifikationsmöglichkeit ist auch die Grundlage der Empathie und gleichzeitig die Grundlage des Selbstbewusstseins, das heißt der Fähigkeit, sich selbst aus der Perspektive des anderen wahrzunehmen und mit sich selbst in Dialog zu treten. Dieser innere Dialog kann selbstverständlich entsprechend der konkreten Erfahrung der Person mit ihren wesentlichen, vor allem den primären Bezugspersonen einen sehr unterschiedlichen Charakter haben. Er kann akzeptierend und wohlwollend, aber auch kritisch, widersprüchlich oder auf andere Art gestört sein.

Die dialogische Struktur des *Selbst* und die dialogische Psychotherapie

Die prägenden Beziehungserfahrungen sind die Brille, durch die ich die gegenwärtigen Beziehungserfahrungen erlebe und aufgrund derer ich sie mitgestalte. Mein innerer Dialog ist die Fortsetzung dieser prägenden äußeren Dialoge.

Gehen wir von einer solchen Art der dialogischen Struktur des *Selbst* aus, so eröffnet das den Weg nicht nur zu der Einsicht, dass eine akzeptierende, empathische Beziehung in der Psychotherapie hilfreich ist, sondern stellt auch die Frage nach prägenden Beziehungsmustern und Strukturen der Herkunftsfamilie, wo sich dann auch die Frage nach der Aktualisierung dieser Muster in der Therapie ergibt. Der Dialog ist also nicht nur der Dialog in der therapeutischen Beziehung, sondern bezieht sich auf alle wichtigen prägenden Beziehungen, die ein Mensch im Laufe seines Lebens erlebt und gestaltet hat.

Insofern ist der Dialog nicht nur Mittel der Therapie, sondern auch ihr Gegenstand. Sowohl vorherige Dialoge als auch der verinnerlichte Dialog, also der Selbstbezug, können im therapeutischen Experiment aktualisiert und bearbeitet werden. Auch die therapeutische Beziehung ist eine Projektionsfläche, die in der Matrix von Übertragung und Gegenübertragung zu sehen ist, wobei sich die dialogischen Erfahrungen in der therapeutischen Beziehung aktualisieren.

So kann zum einen durch die empathische, akzeptierende Gestaltung der therapeutischen Beziehung, zum anderen durch die Bearbeitung von Übertragungen und Gegenübertragungen und schließlich durch die Aktualisierung und Bearbeitung von inneren und prägenden äußeren Dialogen eine psychotherapeutische Arbeit geleistet werden, die der dialogischen Struktur des *Selbst* gerecht wird. Methodisch sind hierbei folgende Therapieansätze hilfreich:

- Für die empathisch-akzeptierende Gestaltung der therapeutischen Beziehung eignen sich die klientzentrierte Therapie von Carl Rogers, die dialogische Gestalttherapie, wie sie vor allem von Laura Perls, Erving und Miriam Polster, Gary Yontef und Richard Hycner in den USA und von Frank-M. Staemmler und Erhard Doubrawa (2003 [1999]) sowie Achim Votsmeier-Röhr in Deutschland vertreten wird. Besonders erwähnen möchte ich hier auch den Ansatz von Leslie Greenberg, Laura Rice und Robert Elliott (2003), der Methoden der klientzentrierten Therapie mit denen der Gestalttherapie verbindet.
- Für die Bearbeitung von Übertragung und Gegenübertragung kommt die neuere an der Beziehung und Intersubjektivität orientierte Psychoanalyse infrage, wie sie in den USA von Robert Stolorow, Bernard Brandchaft und George Atwood (1996 [1987]) und Jessica Benjamin (1993) und in Deutschland unter anderen von Siegfried Bettighofer (2000) vertreten wird.
- Für die Bearbeitung von inneren und prägenden äußeren Dialogen bieten sich die klassische Gestalttherapie nach Fritz und Laura Perls und die dialogische Gestalttherapie an, insofern sie sich nicht nur auf die Gestaltung der therapeutischen Beziehung fokussiert, sondern auch die Methoden einbezieht, die zur Rekonstruktion und Bearbeitung von problematischen Beziehungserfahrungen effektiv genutzt werden können, zum Beispiel die dialogische »Arbeit mit dem *leeren Stuhl*«. Hierbei können wesentliche frühere oder gegenwärtige Bezugspersonen und korrespondierende innere Anteile repräsentiert werden, mit denen sich die KlientInnen im Rollenspiel identifizieren und in einer dialogischen Bearbeitung zu neuen Lösungen kommen können.
- Da das *Selbst* also nicht nur die Kontakt-, Austausch- und Grenzfunktion zwischen einem Individuum und seiner Umwelt und Mitwelt darstellt – »Das Selbst ist die Kontaktgrenze in Aktion« (Perls et al., 1985 [1979], S. 17) –, sondern notwendigerweise auch das *Feld* als soziale Dimension und die Summe der vorherigen dialogischen Erfahrungen als biografische Dimension mit umfasst, ist es im therapeutischen Arbeiten geboten, Methoden der Sozialanalyse und der Biografie-Arbeit einzusetzen. Das widerspricht in keiner Weise einem lebendigen Kontakt im Hier und Jetzt, sondern gibt ihm Hintergrund und Tiefe.

Anerkennung – Intersubjektivität – Selbstentwicklung[1]

Konsequenzen für die Theorie der Gestalttherapie

Einleitung

In den philosophischen und sozialphilosophischen Diskursen gibt es gegenwärtig einige Konzepte, die für die Weiterentwicklung der Theorie der Gestalttherapie von Bedeutung sind. Wir[2] denken dabei besonders an *Anerkennung, Intersubjektivität* und *Selbst/-entwicklung:* Diese miteinander in engem Zusammenhang stehenden Konzepte haben eine tragende Bedeutung für das psychotherapeutische Handeln.

Die Theorie der Gestalttherapie ist daher nach unserer Auffassung in mindestens zweierlei Hinsicht ergänzungsbedürftig: Erstens in Bezug auf eine Entwicklungstheorie, in der die Genese des *Selbst* unter Einbeziehung der neueren Forschungsergebnisse eine Erklärung findet und zweitens im Hinblick auf ein theoretisches Verständnis der Subjekt-Subjekt-Beziehung, die mit unserem dialektischen, feldtheoretischen Verständnis in Einklang gebracht werden kann.

Uns scheinen hierbei die anerkennungstheoretischen Ansätze des Sozialphilosophen Honneth und der Psychoanalytikerin Benjamin eine geeignete Grundlage für diese theoretische Weiterentwicklung zu bilden. Beide haben ein ähnliches, auf Hegel zurückgehendes Verständnis der Theorie der Subjekt-Subjekt-Beziehung und der allgemeinen Theorie des Sozialen. Bei Benjamin finden wir zudem

1 Erstveröffentlichung Wulf & Boeckh (2013 [vgl. Drucknachweise]).

2 Die Gedanken dieses Beitrags wurden im Rahmen der »AG Klinische Theorie der Gestalttherapie« (Rosemarie Wulf, Deirdre Winter, Achim Votsmeier-Röhr, Otto Glanzer, Regine Fresser-Kuby und Albrecht Boeckh) der Deutschen Vereinigung für Gestalttherapie (DVG) in den letzten Jahren immer wieder diskutiert. Insbesondere der Austausch mit Deirdre Winter hat den Teil über Jessica Benjamin geprägt.

den psychotherapeutischen Praxisbezug, der unsere Auseinandersetzung in Fragen der therapeutischen Beziehung bereichern kann. Darüber hinaus bietet die Sozialpsychologie Meads (1968), auf den sich im Übrigen auch Goodman bezieht, und eine Rückbesinnung auf Lewins »Feldtheorie« (1963; vgl. auch Lück, 1996) wesentliche Theorieansätze zur notwendigen Ausdifferenzierung der Beziehungsdimension der Gestalttherapie.

Der begriffsgeschichtliche Teil, die Darstellung des Honneth'schen Ansatzes und die Darstellung der Arbeiten Benjamins stammen von Rosemarie Wulf. Der zweite Teil, der sich mit den Konsequenzen des anerkennungstheoretischen Diskurses, den Erkenntnissen Meads und der Feldtheorie für die Theorie der Gestalttherapie beschäftigt, wurde von mir verfasst.

Anerkennung

Rosemarie Wulf

Anerkennung – Sehen und Gesehenwerden

Im Zusammenhang mit dem Prozess von »Sehen und Gesehenwerden«, dem Untertitel der DVG-Tagung vom 9. bis 13. Mai 2013 in Bonn, soll zunächst der Begriff der Anerkennung, wie er vor allem von Honneth verstanden wird, entwickelt werden.

Sehen und Gesehenwerden scheinen auf den ersten Blick ein alltäglicher und verständlicher Vorgang der sozialen Welt zu sein. Wir verbinden damit den so selbstverständlichen Wunsch eines jeden Menschen nach Wahrgenommenwerden, Würdigung und Akzeptanz. Auch Anerkennung erscheint bei erster Betrachtung als ein grundlegend menschliches Bedürfnis. Jeder möchte in seiner Einzigartigkeit und auch in seinen Rechten wie alle anderen anerkannt werden. Im Akt der Anerkennung scheint zunächst kein größeres Geheimnis zu stecken (Honneth, 2003 [1992], S. 7).

Sehen und Gesehenwerden kann auch in seiner metaphorischen Bedeutung betrachtet werden und soll dann im Zusammenhang mit dem Prozess der Anerkennung dargestellt werden. Der andere Pol, die Abwesenheit von Gesehenwerden oder Anerkanntwerden verdeutlicht schmerzlich die Intensität und die Bedeutung dieser Prozesse für unser Leben.

Honneth macht den Zusammenhang an einem literarischen Beispiel deutlich: In dem berühmten Roman des US-amerikanischen Autors Ralph Ellison *Der unsichtbare Mann* (1987 [1952]) erzählt das namenlos bleibende Ich, wie es – obwohl ein Mensch »aus Fleisch und Knochen« – die Erfahrung macht, dass man ihn einfach nicht sehen wolle. Man schaue durch ihn hindurch. Er sei eben unsichtbar für alle anderen. Er stellt sich selbst die Frage, wie es denn dazu hat kommen können und findet folgende Antwort: Es müsse wohl der »Bau« des »inneren Auges« jener verantwortlich sein, die unablässig durch ihn hindurchschauen. Nicht deren »körperliches Auge« sei es, nicht also eine Art faktischer Sehuntüchtigkeit, sondern eine innere Disposition, die verhindert, dass sie ihn wahrnehmen – zwar sehen sie ihn und sehen ihn dennoch nicht.

Später erfährt man, dass der Erzähler ein »Schwarzer« ist und die anderen »Weiße« sind (Honneth, 2003 [1992], S. 10). Physisch nehmen die Menschen ihn wahr, aber sie billigen dieser Wahrnehmung keine soziale Existenz zu. Honneth hat diese Überlagerung von Sichtbarkeit und Unsichtbarkeit zum Anlass genommen, diesen in einer metaphorischen Redewendung ausgedrückten Akt der Unsichtbarkeit in seiner epistemologischen Bedeutung zu verstehen.

Der Unterschied zwischen der Sichtbarkeit und Unsichtbarkeit hilft zu klären, was zum Sehen, zur Wahrnehmung noch hinzutreten muss, um daraus einen Akt der Anerkennung zu machen. Diese Bedeutung von Anerkennung soll im Weiteren thematisiert werden, besonders die Bedeutung der Anerkennung im psychotherapeutischen Kontext und was wir gegebenenfalls von diesem Modell lernen können.

Der Begriff der Anerkennung

Anerkennung ist ein Begriff, der uns aus der alltagsweltlichen Verwendung vertraut ist, wobei er jedoch auch unterschiedlich verstanden wird. Wir verwenden Anerkennung in Bezug auf Personen, aber auch auf Tatbestände (Anerkennung der Gestalttherapie). Wir erkennen etwas oder jemanden an und meinen damit eine wertneutrale und eine wertpositive Anerkennung im Sinne eines Wertschätzens, Würdigens, Achtens oder Respektierens. Darüber hinaus meinen wir mit Anerkennung, dass wir etwas oder jemanden *als etwas* oder *als jemanden* anerkennen: Die Klientin/der Klient erkennt mich *als Therapeutin* an, ich erkenne die Klientin/den Klienten *als meine KlientInnen an.*

Im Alltag meinen wir für gewöhnlich die wertschätzende Bedeutung, wenn wir von Anerkennung sprechen im Sinne von Ermutigung, Lob, Wertschätzung und Würdigung. Wir bestätigen damit in einem positiven Werturteil die Leistungen, Taten, Eigenschaften und Fähigkeiten von Personen oder einer Personengruppe.

Anerkennung gilt als unverzichtbar für Menschen in jedem Alter und wird allgemein als wertvoll angesehen. Diese alltagsweltliche Bedeutung von Anerkennung als Bestätigung und Stiftung einerseits und der moralisch-ethische Appell der Wertschätzung und des Respekts andererseits finden sich auch im wissenschaftlichen Anerkennungsdiskurs wieder (Balzer & Ricken, 2010, S. 42): Mit Anerkennung ist auch wissenschaftlich nicht nur die Einsicht verbunden, dass Nichtanerkennung menschliches Leiden verursachen kann (vgl. Taylor, 1993, S. 14), sondern auch die – zunächst aus der humanistischen Psychologie (Wildt, 2009) entstammende – Überzeugung, dass Anerkennung für die Identitätsbildung und Identitätsfindung unverzichtbar ist und insofern ein grundsätzliches – und nicht bloß entwicklungsphasenspezifisches – Phänomen menschlicher Subjektwerdung darstellt (Todorov, 1996).

Dabei sollen vier Aspekte herausgearbeitet werden:

1. die Bedeutungsgeschichte des Anerkennung-Begriffs
2. seine Bedeutung in der wissenschaftlichen Auseinandersetzung in Form der Intersubjektivität als Kritik am Individualismus
3. das Begriffsverständnis von Honneth
4. der anerkennungstheoretische Ansatz Benjamins

Als grundsätzliche Voraussetzung allen psychotherapeutischen Handelns gilt, dass die Untersuchung menschlichen Leidens, das in sozialen Zusammenhängen entsteht, auch die soziologischen Einsichten in deren sozialhistorischen Ursachen berücksichtigen muss. Wie gesellschaftliche Bedingungen und Konflikte auf das Individuum wirken und seine schöpferischen Kräfte einschränken, hat besonders Goodman in dem Grundlagenwerk *Gestalt Therapy. Exitement and Growth in Human Personality* (Perls et al., 1951) beschrieben und darin Gesellschaftskritik als Herrschaftskritik verstanden (Blankertz, 2003).

Zudem scheint mir der Begriff der Anerkennung geeignet, frühkindliche Beziehungen als Grundlage der Selbstentwicklung zu beschreiben und zu erklären. Im sozialen und gesellschaftlichen Kontext geht es im Hinblick auf das Beziehungsverhalten um die Reziprozität und Wechselseitigkeit bzw. darum, sich reziprok und wechselseitig anzuerkennen. Anerkennung ist nur im Kontext sozialer und gesellschaftlicher Beziehungen zu verstehen, ein Beziehungsverhalten, das nur als wechselseitiges bzw. sich gegenseitig beeinflussendes zu verstehen, zu beschreiben und zu erklären ist.

Bedeutungsgeschichte des Anerkennungsbegriffs

Begriffs- und bedeutungsgeschichtlich hat der Gebrauch des Terminus »Anerkennung« einen Bedeutungswandel erfahren. Da wir das Verlangen nach Anerkennung als ein menschliches Grundbedürfnis ansehen, erscheint es uns heute in demokratischen Gesellschaften so selbstverständlich. Dieser Anspruch auf soziale Anerkennung kam allerdings erst mit der Moderne auf. In früheren, hierarchisch strukturierten Gesellschaften, zum Beispiel im absolutistischen Frankreich, war Anerkennung eng mit Ehre verbunden, auf die nicht jeder Anspruch hatte. Als Grundlage der Ehre galt die Stellung innerhalb der gesellschaftlichen Hierarchie. Sie beruhte auf Ungleichheit, Bevorzugung und Besserstellung (Taylor, 1993). In modernen Gesellschaften ist das Konzept der Ehre hinter das der Würde zurückgetreten. Wir sprechen von der »Würde des Menschen«, die als Menschenrecht unantastbar ist, hinter die als eine historische Errungenschaft nicht zurückgegangen werden darf. Im Vergleich zur Ehre, die einen engen Geltungsbereich hat und zu Ein- und Ausgrenzung führt, ist Würde ein universalistischer Begriff, der auf der Gleichheit der Menschen beruht. Würde gilt für jeden Menschen, unabhängig von gesellschaftlicher und nationaler Zugehörigkeit. Würde, besonders die Menschenwürde, die jedem zuerkannt wird, ist auch mit der Anerkennung der Unverwechselbarkeit einer Individualität verbunden. Anerkennung ist *der* soziale Akt, welcher Würde erst im Umgang miteinander wirksam werden lasst. Nur dieses Konzept von Würde ist mit einer demokratischen Gesellschaft vereinbar. Nur durch die gegenseitige Anerkennung der Gleichwertigkeit lässt sich in Gemeinschaften eine gelingende Identität und Selbstbeziehung formen.

Mit der Menschenwürde ist allen der Anspruch auf Anerkennung gleichermaßen gegeben. Anerkennung im Sinne sozialer Wertschätzung ist in der bürgerlichen Gesellschaft von dem gesellschaftlichen Status abgekoppelt und wird durch persönliche Leistung erworben. In modernen Gesellschaften ist das Zuerkennen von Rechten von der sozialen Wertschätzung getrennt. Dies ist eine historisch neue Errungenschaft.

Neu an einer unverwechselbar persönlichen Identität, die sich nicht aus der Zuweisung der sozialen Position begründet, sondern sich aus den sozialen (Anerkennungs-)Prozessen bildet, ist nicht das Bedürfnis nach Anerkennung, »neu ist vielmehr, daß wir in Verhältnissen leben, in denen das Streben nach Anerkennung scheitern kann« (ebd., S. 24). Da alle Menschen nach Anerkennung streben, wird Anerkennung zu einer knappen Ressource.

Jeder Einzelne ist für die Entwicklung seiner Identität auf Anerkennung durch andere und gleichzeitig auf Unabhängigkeit von anderen angewiesen. Diese paradoxe Dialektik von Abhängigkeit und Unabhängigkeit hat schon Hegel erkannt. Alle sozialen Beziehungen werden von dieser Ambivalenz der Anerkennung gestaltet. Das gilt nicht nur für Arbeits- und Berufsrollen, sondern auch für freundschaftliche Beziehungen bis hin zu intimen Liebesbeziehungen. Anerkennung ist ein Medium der Darstellung von Individualität, das gleichzeitig Menschen aneinanderbindet. Dadurch erzeugen Gesellschaften zwischen ihren Mitgliedern einen sittlichen Zusammenhang. Fragen der Anerkennung kann man als Fragen des Zusammenlebens begreifen. Dies gilt nicht nur im positiven Sinne, sondern auch im negativen bei Exklusion, Fremdenfeindlichkeit und allen Formen ausschließender Gewalt.

Zusammenfassend können wir vor dem Hintergrund dieses Bedeutungswandels und an der Aktualität des Begriffs heute sehen, dass mit Anerkennung etwas »auf den Begriff gebracht« wird, das für die spätmoderne gesellschaftliche Situation kennzeichnend ist und das die Grundfragen unseres menschlichen Selbstverständnisses berührt (vgl. Balzer & Ricken, 2010).

Der intersubjektive Ansatz als Kritik am Individualismus

Der Begriff der Anerkennung als Wechselbeziehung zwischen Subjekten hat in den letzten Jahren in mehreren Disziplinen zunehmend Bedeutung erlangt, zum Beispiel in den Sozialwissenschaften und in der Erziehungswissenschaft, er ist jedoch noch wenig in den Theorien der Psychotherapie berücksichtigt worden. Es gibt allerdings einige psychoanalytische Ansätze, vor allem in den USA, die einen intersubjektiven Grundgedanken vertreten. In Deutschland scheint mir besonders Honneths Ausgangspunkt geeignet zu sein, um eine differenzierte Interpretation der Intersubjektivität als Grundphänomen des Sozialen zu liefern. Trotz des feldtheoretischen Bezugs in der Theorie der Gestalttherapie ist im Grundlagenwerk *Gestalt Therapy. Exitement and Growth in Human Personality* (1951) von Fritz Perls, Hefferline und Goodman ein vorwiegend subjektzentriertes Denken zu finden, aber parallel dazu gibt es auch ein Verständnis des *Selbst* in seinem Bezogensein; letzteres ist vermutlich dem Einfluss von Laura Perls und Goodman geschuldet. Die sozialen Beziehungen werden in der Gestalttherapie in der Regel vor dem Hintergrund einer individuellen Selbstverantwortung gesehen: In einem solchen Verständnis ist jeder für seine Leistung, für die Organisation seiner Biografie sowie für Entscheidungen in beruflichen und privaten Angelegenheiten verantwortlich. Es gibt kaum ein soziales Phänomen, das nicht letztlich auf das Subjekt und seine »Autonomie« bezogen wird.

Im 20. Jahrhundert hat sich in den psychologischen Diskursen zunehmend Kritik am subjektzentrierten Denken entwickelt (vgl. Meyer-Drawe, 1990). Menschen kommen auf die Welt und sind von Anfang an mit ihren sozialen Beziehungen in diese Welt eingebunden. Nur so ist ihre Entwicklung in emotionaler Hinsicht und im Hinblick auf die Übernahme von (historisch veränderlichen) Denkweisen zu verstehen (vgl. Schäfer & Thompson, 2010, S. 9). Dieses Verständnis eines eigenen autonomen Urteils und des Subjekts als Zentrum von Sinngebung und Handlungsursprung gerät zunehmend ins Wanken. Wahrscheinlich fordern und verlangen wir als soziale Wesen Autonomie gerade *wegen* der frühen Bindung und Abhängigkeit. Für uns PsychotherapeutInnen, die wir mit dem Leiden der Menschen konfrontiert sind, ist das Verständnis der Entstehung des (kindlichen) Selbstverhältnisses in Abhängigkeit von seinen sozialen Beziehungen von zentraler Bedeutung. Wie haben sich Wünsche, Erwartungen und Versagungen in diesen Sozialbeziehungen bilden können? Unser Verhältnis zu uns selbst ist das Resultat unserer frühen Beziehungen.

Alle Ansätze der Psychotherapie, die intersubjektiv orientiert sind, führen diese sozialtheoretischen Einsichten weiter: die Objektbeziehungstheorie, die Intersubjektivitätsansätze (Jessica Benjamin, Robert Stolorow, George Atwood und Donna Orange) sowie die relational orientierte Gestalttherapie (Gary Yontef, Lynne Jacobs u. a.).

Diese beiden Auffassungen der unterschiedlichen Bedeutung der Autonomie und der Beziehung lassen sich zum Beispiel Jean-Marie Robine (1999) zufolge in Frankreich an der Entwicklung von Gestaltausbildungsinstituten erkennen: In den einen wird nach Fritz Perls das Individuelle, die Autonomie und in den anderen eher das Bezogensein nach Goodman betont (vgl. Fuhr et al., 1999).

Die Kritik am subjektzentrierten Denken hat die Psychoanalyse und die kritische Gesellschaftstheorie in großem Maße beeinflusst. Für die Theorie der Gestalttherapie hat sich Gordon Wheeler in *Jenseits des Individualismus. Für ein neues Verständnis von Selbst, Beziehung und Erfahrung* mit seinem Geleitwort »Ein Lehrgang in Intersubjektivität« zur deutschen Ausgabe seines Buches (2006) mit der vernachlässigten sozialen Dimension auseinandergesetzt und den Versuch einer Weiterentwicklung der Theorie der Gestalttherapie unternommen.

In der psychoanalytischen Theorie und Praxis hat Anerkennung eine zentrale Bedeutung durch neuere Versuche erlangt, »ein prinzipiell intersubjektives Verständnis der Seele und des Unbewussten zu entwickeln« (Wildt, 2009, S. 182). Da angenommen wird, dass die Genese narzisstischer Störungen aufgrund mangelnder Anerkennung durch die primären Bezugspersonen entsteht, hat die wachsende Bedeutung des Themas »Narzissmus« auch zu einer Aufwertung des Begriffs »Anerkennung« geführt.

Der Begriff der Anerkennung bei Honneth

In Axel Honneths (2003 [1992]) Modell geht es um die Bedingungen der Selbstverwirklichung im Ganzen. Die Selbstbeziehung wird in intersubjektiven Prozessen erworben. Die verschiedenen Arten der individuellen Selbstbeziehung entwickeln sich in drei unterschiedlichen Sphären des gesellschaftlichen Lebens. In diesen Sphären der Interaktion wirken unterschiedliche Muster und Formen wechselseitiger Anerkennung, welche die Entwicklung der verschiedenen Arten der Selbstbeziehung ermöglichen. Diese drei Sphären sind:

Erstens die Sphäre der Liebe im persönlichen Nahbereich. Darunter fallen Honneth zufolge alle Primärbeziehungen mit starken Gefühlsbindungen zwischen den Personen (Eltern-Kind-Beziehungen, Freundschaften, Liebesverhältnisse, Beziehungen mit starken Gefühlsbindungen u. a.). In dieser Sphäre liegt das Potenzial, eine Selbstbeziehung zu entwickeln mit Selbstvertrauen und emotionaler Sicherheit, die eigenen Bedürfnisse und Gefühle ungezwungen äußern zu können.

Die zweite Sphäre bezieht sich auf das Rechtsverhältnis. Sich und die anderen Gesellschaftsmitglieder als TrägerInnen von Rechten wechselseitig anzuerkennen heißt, bestimmte normative Verpflichtungen anderen gegenüber einzuhalten und sich auch der sozialen Erfüllung eigener Ansprüche sicher sein zu können. Sich gegenseitig als freie, gleiche und autonom handeln könnende Wesen anzuerkennen, unabhängig von jemandes Leistung und Charakter, ist die Bedingung für die Erfahrung von Selbstachtung. Diese Anerkennung bezieht sich auf die allgemeine Eigenschaft als Person. Hier wird die Möglichkeit beschrieben, wie Anerkennung ein Bewusstsein erzeugt, das dazu führt, sich selbst achten zu können, weil man die Achtung aller anderen verdient.

In der dritten Sphäre geht es um die wechselseitige Anerkennung von konkreten Eigenschaften und Fähigkeiten, in denen sich Personen von anderen unterscheiden. Mit der Erfahrung der sozialen Wertschätzung entwickeln Menschen ein Vertrauen darin, dass ihre eigenen Leistungen und Fähigkeiten von den anderen Gesellschaftsmitgliedern als wertvoll anerkannt werden.

> »Der Zusammenhang, der zwischen der Erfahrung von Anerkennung und dem SichzusichVerhalten besteht, ergibt sich aus der intersubjektiven Struktur der persönlichen Identität: die Individuen werden als Personen allein dadurch konstituiert, dass sie sich aus der Perspektive zustimmender oder ermutigender Anderer auf sich selbst als Wesen zu beziehen lernen, denen bestimmte Eigenschaften und Fähigkeiten positiv zukommen. Der Umfang solcher Eigenschaften und damit der Grad der positiven Selbstbeziehung wächst mit jeder neuen Form von Anerkennung, die der einzelne auf sich selbst als Subjekt beziehen kann: so ist in der Erfahrung von Liebe die Chance des *Selbstvertrauens*, in der Erfahrung von rechtlicher Anerkennung die der *Selbstachtung* und in der Erfahrung von Solidarität schließlich die der *Selbstschätzung* angelegt« (Honneth, 2003 [1992], S. 277f. [Herv. d. A.]).

Identität ist angewiesen auf die Anerkennung durch unsere signifikanten anderen und sie ist verletzlich, sofern uns diese Anerkennung vorenthalten bleibt. Anerkennung verleiht diesen Beziehungen ein Gewicht und eine Bedeutung bei dem Prozess der Selbstentdeckung, Selbstbestätigung und Identitätsentwicklung.

Anerkennung gewinnt eine Stellung in der Sphäre der persönlichen Beziehungen, in denen wir die Ausbildung von Identität als einen Prozess begreifen, der sich in einem fortdauernden Dialog und Kampf mit signifikanten anderen vollzieht. Aber auch in der öffentlichen Sphäre spielt die Politik der gleichheitlichen Anerkennung eine wichtige Rolle. Eine Verbindung zwischen beiden Sphären herzustellen, versucht der später behandelte Ansatz Benjamins, die feministische Theorien und Selbstentwicklung im Lichte der Theorie der Anerkennung erschließt.

Für die erste Sphäre der Anerkennung, die Liebe, gilt, dass zu einer gelungenen Eltern-Kind-Beziehung die spannungsreiche Balance zwischen Verschmelzung und Ich-Abgrenzung gehört, sodass sich

> »die Subjekte [...]wechselseitig in ihrer Individualität soweit als geliebt erfahren, dass sie angstfrei mit sich allein zu sein vermögen. [...] Ein solcher Modus des Selbstvertrauens bildet die elementare Voraussetzung jeder Art von Selbstverwirklichung insofern, als er den einzelnen überhaupt erst zu derjenigen inneren Freiheit gelangen lässt, die ihm die Artikulation seiner eigenen Bedürfnisse erlaubt [...]« (ebd., S. 282).

Uns TherapeutInnen interessiert besonders die Liebe als erste Form der Anerkennungsbeziehung, welche die Grundlage der beiden folgenden Stufen bildet. In dieser Sphäre der Nahbeziehungen wird die individuelle Selbstbeziehung erworben, welche die Basis für eine gelungene Beziehungsgestaltung bildet. Im therapeutischen Alltag begegnen wir Menschen, die in ihrem positiven Verständnis ihrer selbst verletzt wurden, indem sie statt Anerkennung Missachtung durch andere erlebt haben. Ihnen ist dadurch der Weg zu einer positiven Selbstbeziehung und elementarem Selbstvertrauen verstellt worden.

Die Liebe als erste Sphäre und entsprechende Anerkennungsform ist an »die leibhaftige Existenz konkreter Anderer gebunden, die einander Gefühle besonderer Wertschätzung entgegenbringen« (ebd., S. 153). In dem ersten Anerkennungsverhältnis der Eltern-Kind-Beziehung wird das Kind schon als aktiv handelndes Subjekt verstanden, das in seiner Leiblichkeit als Körper-Subjekt anerkannt wird. Das Kind erlebt Honneth zufolge, (der sich hier auf Winnicott bezieht), in dem Gewebe von sozialen Beziehungen die Dialektik von Ich und Nicht-Ich, von Einheit und Getrenntheit und konstituiert darin seine Identität (ebd., S. 183).

Mit dieser Anerkennungsweise ist ein körperlich liebevolles Verhältnis gemeint, in dem ein grundsätzliches Vertrauen entstehen kann, das bei Abwesenheit der oder des anderen nicht verschwindet (ebd., S. 170). Eine solche Anerkennung ist an ein konkretes Gegenüber gerichtet. Die liebevolle Zuwendung zweier Subjekte zueinander bezieht sich auch auf die gegenseitige Anerkennung als bedürftige Wesen. In dieser wechselseitigen Anerkennung bestätigen sich die Subjekte in ihrer konkreten leiblichen Bedürfnisnatur. Selbstvertrauen ist die erste und basale Form der Selbstbeziehung eines Subjektes und somit die Grundvoraussetzung für eine autonome Teilnahme am öffentlichen Leben (ebd., S. 66).

Natürlich sind die drei Sphären auch in ihrer wechselseitigen Verschränktheit miteinander zu sehen. Die Möglichkeit der Selbstverwirklichung und Anerkennung ist auch an rechtliche Voraussetzungen gebunden, die zum Beispiel das Binnenverhältnis der ersten Eltern-Kind-Beziehungen betreffen, denn der Einzelne muss auch vor der Gefahr physischer Gewalt geschützt werden.

Die physische Gewalt ist in der prekären Balance jeder emotionalen Bindung angelegt: Deshalb gehören zu den intersubjektiven Bedingungen, die personale Integrität ermöglichen, nicht nur die Erfahrung von Liebe, sondern auch der rechtliche Schutz vor möglichen Verletzungen.

Alle drei Arten der Anerkennung, durch die sich die Mitglieder einer Gesellschaft in unterschiedlicher Form aufeinander beziehen, führen zur positiven Selbstbeziehung. In den unterschiedlichen Anerkennungsverhältnissen sind es zusammengefasst die folgenden Anerkennungsweisen:

- In der Primärbeziehung führt die emotionale Zuwendung zu *Selbstvertrauen*.
- In den Rechtsverhältnissen führt die kognitive Achtung zu *Selbstachtung*.
- Die Erfahrung von Solidarität führt zu *Selbstschätzung* (ebd., S. 277).

Diesen Formen der Anerkennung entsprechen die Formen der Missachtung:

- in Bezug auf die emotionale Zuwendung: Misshandlung und Vergewaltigung (Verlust der physischen Integrität)
- in Bezug auf die kognitive Achtung: Entrechtung und Ausschließung (Verlust der sozialen Integrität)
- in Bezug auf die soziale Wertschätzung: Entwürdigung und Beleidigung (Verlust der »Ehre« und Würde)

Anerkennung und der intersubjektive Ansatz von Benjamin

Wir wollen nun die intersubjektive Theorie Jessica Benjamins vorstellen und wie sie diese in die Praxis der relationalen Psychoanalyse umgesetzt hat. Es ist der einzige uns bekannte intersubjektive Ansatz im psychotherapeutischen Kontext, der konsequent Anerkennung als zentrale Kategorie verwendet und der die Forschungsergebnisse aus anderen Disziplinen (Säuglingsforschung, Bindungsforschung, Feministische Theorie, Theory of Mind) innerhalb der Psychoanalyse in das Modell integriert. In ihrer Studie *Die Fesseln der Liebe. Psychoanalyse, Feminismus und das Problem der Macht* (1990) macht Benjamin das Problem der Herrschaft in Liebesbeziehungen zum Ausgangspunkt ihrer anerkennungstheoretischen Überlegungen. Sie widmet sich vor allem der Grundfrage: Was führt zur Bereitschaft der Unterwerfung und zur Akzeptanz von Ungleichheit im Geschlechterverhältnis? Und sie untersucht, wie diese Strukturen entstehen und wie sich die Zählebigkeit dieses Machtverhältnisses verstehen lässt.

In ihrem Ansatz versucht Benjamin, die (normative) Gestalt einer *Beziehungsform* freizulegen, die ein Glück ohne Macht kennzeichnet und in der eine auf gegenseitige Achtung und Anerkennung beruhende Beziehung entsteht. Sie untersucht unter anderem die Frage, wie es möglich sein könnte, eine Beziehung zwischen zwei Subjekten zu entwickeln und aufrechtzuerhalten, die frei von einer Polarisierung in Herrschaft und Unterwerfung wäre. Als zur Freiheit und zur Wahl verurteilte Menschen stehen wir immer in einer Spannung zwischen Selbstbehauptung und wechselseitiger Anerkennung. Warum bricht jedoch diese Spannung so häufig zusammen und lässt den einen zum Herrscher und den anderen zum Beherrschten werden? Welche psychologischen Kräfte wirken, damit sich Menschen freiwillig der Macht unterwerfen? Benjamins These ist, auch unabhängig von der geschlechtsspezifischen Betrachtung, dass sich im intersubjektiven Verständnis in jeder Begegnung zwischen Subjekt und Subjekt Phasen der Spannung und des Spannungszusammenbruchs im Feld von Selbstbehauptung und Anerkennung des anderen ereignen, die unausweichlich, ja notwendig sind. Das Gleichgewicht zwischen diesen beiden Polen, sich zu behaupten und gleichzeitig von der Anerkennung des anderen abhängig zu sein, ist schwer aufrechtzuerhalten. Es setzt voraus, dass sich beide Individuen ihrer Unterschiedlichkeit bewusst sind. Dieses Bewusstsein basiert auf der Fähigkeit, zwei Formen der subjektiven Erfahrung unterscheiden zu können: die intrapsychische Dimension und die intersubjektive Dimension, nämlich den anderen wirklich als ein »Außerhalb« wahrzunehmen, als von der eigenen Vorstellungswelt Geschiedenes.

In Beziehungen zwischen zwei Subjekten muss diese permanente Spannung ausgehalten werden; denn bricht sie dauerhaft zusammen und wird die Abhängigkeit verleugnet (bzw. der Wunsch nach Anerkennung), entsteht eine komplementäre Beziehung, es entwickelt sich »Herrschaft und Unterwerfung«, in welcher der eine nur beherrscht und der andere sich beherrschen lässt. Um das zu verhindern, muss jedes Subjekt einer Beziehung lernen, diese Spannung *in sich* selbst auszuhalten. Siegt die Selbstbehauptung des einen, dann besetzt er allein den Herrschaftspol; unterwirft sich der andere und verzichtet auf die eigene Selbstbehauptung und damit auch auf die Anerkennung des anderen, dann entsteht eine Herrschafts- bzw. Unterwerfungsbeziehung, ähnlich der zwischen Herr und Knecht bei Hegel (1986 [1807]), auf den sich Benjamin bezieht.

Für Benjamin zeigt sich, dass eine gelungene Identitätsfindung in der verwirklichten Balance (statt einer Polarisierung) zwischen der eigenen Abgrenzung vom anderen (Selbstbehauptung) und dessen Anerkennung liegt, die auch eine Anerkennung der eigenen Abhängigkeit von der Bestätigung durch den anderen einschließt. Wenn demnach die widersprüchlichen Tendenzen von Abgrenzung und Anerkennung jeweils in den einzelnen Subjekten vereinigt sind, wenn also die Spannung *intrapsychisch* von beiden Subjekten ausgehalten wird, dann gelingt auch deren Interaktion als eine Beziehung von gleichwertigen Partnern.

Wenn nun nach Benjamin die »wahre Unabhängigkeit« darin besteht, intrapsychisch und intersubjektiv die Spannung der widersprüchlichen Impulse von Abgrenzung und Anerkennung auszuhalten, wie kann dann diese Fähigkeit dazu entwickelt werden oder welche Bedingungen führen dazu, dass die Entwicklung behindert wird? Wie entfalten sich im Verlauf der Sozialisation und Erziehung die psychischen Strukturen, die das Problem der Herrschaft und Unterwerfung und vor allem auch die verzerrte Geschlechterbeziehung zur Folge haben?

Benjamin entwickelt eine Theorie des *Selbst*, die auf der psychoanalytischen Theorie aufbaut, sie aber in wesentlichen Punkten erweitert. Die Entwicklung der Fähigkeit zur wechselseitigen Anerkennung beginnt schon in den frühen Primärbeziehungen und lässt sich bis ins Erwachsenenalter verfolgen. Es sind die psychischen Strukturen, welche die Voraussetzung sind, die widersprüchlichen Tendenzen von Verbundensein und gleichzeitigem Getrenntsein zu erleben und zu tolerieren. Die Entwicklung kann aber auch in eine Richtung laufen, in der sich nur komplementäre Strukturen, die zur Herrschaft und Unterordnung führen, entwickeln. Diese Strukturen lassen sich bis in die späteren Intimbeziehungen im erwachsenen Liebesleben verfolgen. Entscheidend ist hierbei die Entwicklung der Fähigkeit gegenseitiger Anerkennung, die in der frühen Phase der Mutter-Kind-Beziehung geformt wird. Das Besondere an dieser Sichtweise ist, dass die (früh)kindliche Entwicklung als eine Entwicklung »in und durch die Beziehung zu anderen Subjekten« (Benjamin, 1990, S. 23) gesehen wird. Die Grundthese lautet: Das Subjekt gelangt erst zu einem Begriff seiner selbst über Differenzierungsprozesse, die nur in Beziehungen zu einem eigenständigen Subjekt, nur auf der Grundlage einer Gegenseitigkeit der Bezugnahme zweier Subjekte zueinander zu denken sind.

Das *Selbst* entsteht (im intersubjektiven Verständnis) erst im Bewusstsein seiner Verschiedenheit von anderen und durch die Wechselseitigkeit der Beziehungsgestaltung, die auf ein Gleichgewicht, eine Balance zwischen Selbstbehauptung und Anerkennung zielt (vgl. ebd., S. 29). Anerkennung ist hier der Schlüsselbegriff, der den paradoxen Sachverhalt auflösen soll: dass nämlich ein Individuum seine Unabhängigkeit und Einzigartigkeit erwirbt, während es zugleich in seiner Abhängigkeit von anderen bleibt, die diese Unabhängigkeit bestätigen müssen (Altmeyer, 2000). In der Entwicklung des *Selbst* stellt Anerkennung den Bezugspunkt dar, von dem aus die Entwicklung des *Selbst* nachvollzogen wird (vgl. Benjamin, 1990, S. 24).

Konzeptionelle Grundlage ist das *Bedürfnis nach Anerkennung*. Erst wenn ein anderer die Urheberschaft des eigenen Tuns, die Intentionen und Gefühle, ja die Existenz, die Unabhängigkeit anerkennt, kann das Gefühl entstehen: »Ich bin es, die etwas tut. Ich bin die Urheberin meines Tuns.« Das »Ich bin, ich tue«, ist auf die bestätigende Reaktion des anderen angewiesen: »Du bist, du hast getan« und ebenso auf die Art, wie diese Reaktion aufgenommen wird (vgl. ebd.).

Erst die Anerkennung des anderen, seine Reaktion, macht die eigenen Gefühle, Intentionen und Aktionen des *Selbst* sinnvoll, sie ist die Voraussetzung für die Entwicklung der Selbsttätigkeit und Urheberschaft. Im konkreten affektiven Austausch zwischen Mutter und Kind liegt schon der Beginn wechselseitiger Anerkennung (vgl. ebd., S. 44). »Wenn es im Streben nach Anerkennung darum geht, ein eigentätiges und eigeninitiatives Selbst zu werden und sein zu können«, dann geht es darum – und das ist Benjamins wiederholte Betonung –, »von jemandem anerkannt zu werden, der sich als *unabhängig* erweist, als *für sich* selbst und nicht nur *für mich* seiend« (ebd., S. 38 [Herv. d. A.]). »Die Anerkennung, die ein Kind braucht, kann die Mutter nur auf Grund ihrer *eigenen selbständigen Identität* geben« (vgl. ebd., S. 27 [Herv. d. A.]). Der entscheidende Aspekt dieser Sichtweise ist – und das steht in starkem Gegensatz zu Freuds Sichtweise –, dass die selbstständige Existenz der Mutter als unabhängige *äußere andere* und nicht nur als Spiegel des Kindes verstanden wird. Die Mutter als selbstständige Person anzuerkennen ist ein ebenso wichtiges Entwicklungsziel, wie die Ablösung von ihr. Denn nur dann, wenn Anerkennung auf Gegenseitigkeit beruht, kann jedem *Selbst* die Möglichkeit der Selbstbehauptung gegeben werden. Und daraus folgt die Notwendigkeit einer Theorie, die erklären kann, wie sich die Fähigkeit zu Gegenseitigkeit entwickelt.

Beides – Anerkennung und Ablösung – sind die Kompetenzen, die sich vor dem Hintergrund der Fähigkeit zur Differenzierung zwischen innerer Realität, Fantasie und äußerer Realität entwickeln. Benjamin vertritt »eine Theorie, die von der Prämisse ausgeht, daß es von Anfang an immer (zumindest) *zwei* Subjekte gibt« (ebd. [Herv. d. A.]), im Gegensatz zur Subjekt-Objekt-Beziehung der Triebtheorien.[3] Diese Tatsache ist, so einleuchtend sie auch klingt, in den bisherigen Theorien der Entwicklung selten zu finden; die Bedeutung der selbstständigen Existenz der Mutter wurde bislang in den Theorien nicht adäquat dargestellt (vgl. ebd., S. 26). Die Entwicklung der Differenzierungsfähigkeit zwischen innerer und äußerer Realität, die Anerkennung der äußeren Realität, wird mit Bezug auf Winnicotts Theorie der Objektverwendung und Identifizierung verstanden (vgl. ebd., S. 39).

> »Zuerst, sagt Winnicott, steht ein Objekt in der Wahrnehmung des Subjekts ›in Beziehung‹ zum Subjekt, als Bestandteil des subjektiven Bewußtseins, und nicht als real, äußerlich oder unabhängig vom Subjekt. Dann aber kommt der Punkt in der Entwicklung des Subjekts, wo diese Art von Bezogenheit durch die Wahrnehmung des Objekts als eine äußere Realität abgelöst wird und nicht mehr bloß Bestandteil des subjektiven Bewußtseins ist« (ebd.).

Der Prozess läuft von der Wahrnehmung der *Außenwelt* zur Wahrnehmung der Welt als unabhängig von mir. Die Unabhängigkeit eines Objektes zu erkennen, das ist eine über die Kognition hinausgehende Fähigkeit, und zwar die Fähigkeit, die Welt als unabhängig von mir zu erkennen. Denn wenn die Unabhängigkeit der Außenwelt erkannt wird, ist sie zugleich auch anerkannt (Altmeyer, 2000); Voraussetzung ist allerdings, dass auch das Kind anerkannt wird.

Der »Entwicklungsprozess führt […] über die kontinuierliche Bezugnahme und wechselseitige Beeinflussung von Mutter und Kind schließlich zu einem paradoxen Gleichgewicht *zwischen* den beiden Zuständen des Einsseins und der Ablösung, zwischen Abhängigkeit und Unabhängigkeit« (Sitzer & Wiezorek, 2005, S. 112f.; Herv. i. O.). Der kindliche

> »Reifungsprozess führt an einen Punkt, an dem die Mutter auch als ein äußerlich anderes Subjekt, nicht als Bestandteil des eigenen Bewusstseins, sondern als Bestandteil der äußeren Realität wahrgenommen werden muss: Damit das passiert, muss dieses andere Subjekt aus dem Bewusstsein des Kindes heraus gestellt werden. Den Prozess, in dem diese Differenzierungsleistung erbracht wird, bezeichnet Winnicott als *Zerstörung* (Winnicott, 1990, S. 133): Das bis dahin nur in Bezug auf sich, also

3 Auch die Selbstpsychologie mit ihrer Theorie des Selbstobjekts bezieht diesen Schritt nicht vollständig ein.

> als Bestandteil des kindlichen Bewusstseins existierende andere Subjekt wird ›in der Phantasie‹ (Benjamin, 1993, S. 40) zerstört, damit das kindliche Subjekt erkennen kann, dass das mütterliche Subjekt in der Realität überlebt hat. Damit kann das Kind (an)erkennen, dass das andere Subjekt der Kontrolle seines eigenen Bewusstseins nicht unterworfen, also von ihm *unabhängig* ist. Die Mutter hat überlebt, sie hat sich dem Kind gegenüber behauptet. ›Um herauszufinden, dass der andere wirklich unabhängig von mir existiert, muss ich mich absolut und allein setzen. Dann kann ich getrost die Augen öffnen und entdecken: der Andere ist immer noch da‹ (ebd.).
>
> Die Negation des anderen Subjektes in der eigenen Phantasie ist die Voraussetzung für dessen Anerkennung als ein unabhängiges Subjekt. Hierin identifiziert Benjamin einen Ausweg aus dem Paradoxon des Verhältnisses von Herr und Knecht [nach Hegel (1986 [1807])]: ›Winnicotts Vorstellung von Zerstörung ist unschuldig; am besten wird sie als eine Verweigerung, als Negation, als ein psychisch Erlebtes »Du existierst für mich nicht« verstanden, dessen positives Ergebnis die Freude am Überleben des anderen ist. Wenn ich auf den anderen einwirke, ist es wichtig, dass er dadurch verändert wird, damit ich weiß, dass ich existiere. Aber der andere soll nicht völlig zerstört sein, so dass ich weiß, dass auch er existiert‹ (Benjamin, 1993, S. 40f.)« (Sitzer & Wiezorek, 2005, S. 113; Herv. i. O.).

Denn wenn wir, so Benjamin, völlige Kontrolle über den anderen hätten, weil er um uns kreist und unseren Projektionen von ihm entspricht, wenn also das Kind alles bekommt, was es will, dann gibt es niemanden mehr, der uns anerkennen könnte, denn der andere wäre dann die alleinige Verlängerung bzw. Extension meiner selbst, eine Situation, die das Kind als ein Verlassenwerden erlebt (Benjamin, 1993, S. 40f.).

Hier wird die eigentümliche Logik der Anerkennung deutlich, gleichzeitig ein Selbst-bezogenes und ein Auf-den-anderen-bezogenes Streben zu sein, das Anerkennung zu einem unhintergehbar paradoxen Geschehen macht und dadurch die »Arena des Konfliktes zwischen dem Selbst und dem Anderen« eröffnet (Benjamin, 1990, S. 25). Denn es geht darum, das eigene *Selbst* zu behaupten *und* den und die anderen als selbstständige Personen anzuerkennen (und anerkennen zu *müssen*, um das eigene *Selbst* behaupten zu können). Den Zusammenhang, den Winnicott in der Zerstörung des anderen sowie in der Wiederannäherung und Überschreitung des anderen sieht, sind durchgängige Strukturmomente menschlicher Existenz: ähnliche innere Erfahrungen zu haben bei gleichzeitiger Differenz. Selbstsein und Selbstwerden erfordern Benjamin zufolge einerseits sich selbst als vom anderen unterschieden zu erkennen, das heißt, sich selbst nicht nur als Extension des anderen wahrzunehmen und dazu die eigene Selbsttätigkeit erleben zu können. Andererseits bedeutet es aber auch, den anderen als unabhängig, »als für sich selbst, nicht *nur* für mich seiend« (Benjamin, 1993, S. 38 [Herv. d. A.]) zu erfahren und wahrnehmen zu können.

Die Lösung des Anerkennungsparadoxons sieht Benjamin in der Einsicht, dass die eigene Freiheit von der Freiheit des anderen abhängig ist, dass beide Partner gegenseitig ihre Unabhängigkeit anerkennen müssen und dass das Paradoxon als konstante Spannung erhalten bleibt.

Schlussbemerkung

Eine anerkennungstheoretische Sichtweise überwindet eine einseitige Überbetonung des Trennenden vor dem Verbindenden sowie des Individuellen und der Autonomie, wie es in einigen Grundkonzepten der Gestalttherapie, zum Beispiel der Selbstregulation und dem Kontaktprozess, aber auch im Dialog zu finden ist. Außerdem verstellt der Gedanke der organismischen Selbstregulation den Blick auf psychodynamische Konfliktprozesse *zwischen* Personen. Von Benjamin wird beispielhaft die Regulierung in einer gegenseitigen Beziehung allgemein und auch im therapeutischen Kontext beschrieben, vor allem im Hinblick darauf, wie sich die psychodynamischen Prozesse in Komplementarität festfahren können und wie diese mit misslungenen (emotionalen und kognitiven) Entwicklungsprozessen zusammenhängen, zum Beispiel in Bezug auf die Fähigkeit der Perspektivenübernahme bzw. die Fähigkeit der Mentalisierung. Das Modell von Benjamin liefert eine alternative Theorie zur Handhabung therapeutischer Dialogführung. Des Weiteren könnte das dialogische Verständnis der Theorie der Gestalttherapie eine Erweiterung erfahren, da wir bei allem Wert des Einflusses des Buber'schen Denkens bei ihm keine psychologische und auch keine psychodynamische Theorie des Dialogs wie bei Benjamin finden. Wir haben uns durch die Auseinandersetzung mit dem Thema »Anerkennung« soweit anregen lassen, dass wir uns die weitere Ausarbeitung dieser Aspekte vorgenommen haben.

Zusammenfassend kann also festgestellt werden: Anerkennung ist in der modernen Gesellschaft konstitutiv für die Bestimmung sozialer Positionen und die Entwicklung des *Selbst* bzw. individueller Identität. Diese zentrale Erkenntnis löst in den Humanwissenschaften zunehmend die traditionelle Subjektzentrierung ab. In der Theorie der Psychotherapie ist diese Erkenntnis bisher wenig ausgeprägt. Sie bezieht sich stets noch auf das autonome Individuum.

Ausnahmen dazu stellen in der Sozialphilosophie die Anerkennungstheorie von Honneth, der auch aus der Hegel'schen Tradition stammende Beziehungsaspekt und der entwicklungspsychologische Ansatz von Benjamin dar, für die Anerkennung und die Dialektik von Autonomie und Anerkennung konstitutiv für die Gesellschaft als Ganzes und die Selbst- und Beziehungsentwicklung der Einzelnen sind.

Das Bedürfnis nach Anerkennung – Konsequenzen für die Theorie der Gestalttherapie

Albrecht Boeckh

> »Wir sehen jetzt durch einen Spiegel ein dunkles Bild […].«
>
> *1 Kor 13,12*

Nicht nur in der Psychoanalyse, sondern auch in der Gestalttherapie hat sich in den letzten Jahrzehnten eine Wende von der Triebdynamik zur Beziehungsdynamik vollzogen. Die Vertreter der dialogischen oder relationalen Gestalttherapie (Hycner, Jacobs, Wheeler, Yontef u. a. in den USA; Votsmeier-Röhr, Doubrawa, Staemmler u. a. in Deutschland) befassen sich mit der Bedeutung der Qualität der therapeutischen Beziehung als zentralem Agens der Therapie. Hierbei berufen sie sich vor allem auf die Buber'schen Wurzeln der Gestalttherapie und auf Laura Perls, die einen beziehungs- und begegnungsorientierten Ansatz der Gestalttherapie vertreten hat.

Leider gibt es aber in der Theorie der Gestalttherapie kaum Konzepte, welche diese Beziehungsdimension und das ihr zugrunde liegende Bedürfnis nach Anerkennung über die Beschreibung der für die Therapie heilsamen *dialogischen Haltung* hinaus ausloten. Oft wird hier nur ein bedeutungsschwangerer Hinweis auf Bubers »Ich-Du« (1979 [1922]) gegeben.

Selbstentwicklung – Selbstbewusstsein und frühe Beziehungserfahrungen

Bei aller Liebe zum »Ich und Du im Hier und Jetzt« kann es bei der Beachtung der Beziehungsdimension aber nicht nur um die Qualität der therapeutischen Beziehung gehen. Es muss auch die *entwicklungspsychologische Dimension*, also die Bedeutung der frühen bzw. früheren Beziehungen, für die Selbstentwicklung und die Selbstbeziehung untersucht werden.

Selbstwertgefühl, Lebensmut oder Lebensangst haben ihre Wurzeln in frühen, früheren und natürlich auch in aktuellen Beziehungserfahrungen. Die positive oder negative Selbstbeziehung, welche die Wurzel dieser Gefühle ist, kann als eine Verinnerlichung des konkreten früheren Beziehungserlebens aufgefasst werden. Sich in den entscheidenden ersten Lebensphasen von den wichtigen Bezugspersonen gehalten oder verlassen, angenommen oder abgelehnt, gesehen oder nicht gesehen zu erleben, ist eine zentrale Wurzel des Selbstgefühls. Das Selbstgefühl entsteht dabei nicht nur durch die Befriedigung oder Frustration dieses basalen Bedürfnisses nach Anerkennung, sondern auch in der Identifikation mit den entscheidenden Bezugspersonen. Die Übernahme der Rolle dieser anderen sich selbst gegenüber, deren Sichtweise, deren Akzeptanz oder Ablehnung ist nach Meads Ansicht, dessen Ideen unter anderem auch Goodman inspiriert haben, die Grundlage des Selbstbewusstseins. In der Übernahme der Perspektive und Haltung der anderen sich selbst gegenüber entwickelt sich das Selbstgefühl und das Bewusstsein seiner selbst. So werden die relevanten äußeren Beziehungen durch die Übernahme der Rolle der anderen zur Selbstbeziehung (vgl. Mead, 1968).

Bedeutung der Anerkennung für die Selbstentwicklung

Für die Selbstentwicklung spielt Anerkennung oder der Mangel an Anerkennung also eine zentrale Rolle. Wie wir in Wulfs Darstellung von Benjamins Ansatz lesen können, spielt aber auch die authentische Eigenständigkeit der frühen Bezugspersonen als Grundlage der Entwicklung von Autonomie und Individualität eine zentrale Rolle. Die Dialektik von Anerkennung und Autonomie erfordert also beides: Die Anerkennung des Kindes in empathischer Akzeptanz und die authentische Eigenständigkeit der Bezugspersonen. Wolfgang Prinz (2013) stellt in gleicher Weise fest, dass das Kind im Erleben der Eigenständigkeit der Bezugsperson erst das Konzept von aktiver Individualität lernt und es dann auf sich selbst bezieht.

Hat das daraus erwachsende Selbstgefühl ein tragendes Fundament in positiven frühen Beziehungserfahrungen, so ist es weniger abhängig von aktueller Bestätigung durch andere. Nach Kohut (1979) würde man sagen: Der Mensch hat einen *gesunden Narzissmus* entwickelt. Ist diese Basis aber brüchig, dann ist die Angewiesenheit auf aktuelle Anerkennung höher und entsprechend höher sind auch die Gekränktheit und Gefühle von Wut, Neid und Eifersucht bezogen auf die Personen, die Welt, die diese Anerkennung nicht geben. Hier können wir also von einem Mangel an gesundem Narzissmus sprechen, dessen Wurzeln in mangelnder Akzeptanz und Wertschätzung, also im Mangel an Anerkennung und Autonomieerfahrungen (sowohl Autonomie der Bezugspersonen als auch eigener Autonomie) in frühen oder früheren Entwicklungsphasen liegen.

Bezogene Selbstentwicklung und Konsequenzen für die Therapie

Die Selbstwerdung des Menschen vollzieht sich also vor allem in der Beziehung von Eltern (und anderen wesentlichen Bezugspersonen) und Kind. Am Du zum Ich werden bedeutet, dass Ich und Du auf der psychischen Ebene schon immer miteinander verschränkt sind. Es begegnen sich nicht zwei voneinander unabhängige Personen, sondern zuerst in der frühen Beziehung und später in jeder Begegnung werden wir zu Personen, die immer wesentlich, das heißt im Ursprung aufeinander bezogen sind. Das *Selbst* (als Gesamtheit des Seelischen und Grundlage der Kontaktfunktion) ist daher von seinem Grund her dialogisch strukturiert, es umfasst das Ich und den anderen (vgl. Boeckh, 2011; auch in diesem Buch).

Diese für das *Selbst* grundlegenden Beziehungserfahrungen aktualisieren sich in jeder neuen Begegnung, also auch in der therapeutischen Beziehung. Von daher ist nicht nur eine positive Gestaltung der therapeutischen Beziehung – als Grundlage von alternativen positiven Beziehungs- und damit Selbsterfahrungen –, sondern auch die Berücksichtigung und Bearbeitung von *Übertragungsphänomenen* von zentraler Bedeutung für den Erfolg der therapeutischen Begegnung. Übertragungsphänomene, das heißt, die Aktualisierung früher(er) wesentlicher Beziehungserfahrungen in der therapeutischen Beziehung, sind nicht nur Störung des Kontaktes, wie Fritz Perls und Kollegen (1985 [1979], S. 258f.) das in Abgrenzung zum psychoanalytischen Umgang mit Übertragung formulierten, sondern der unvermeidbare Ausdruck vorheriger Beziehungserfahrungen in jeder aktuellen Beziehung. Diesen zu erkennen und zu bearbeiten geht über die positive Gestaltung der therapeutischen Beziehung als methodischem Fokus der relationalen Gestalttherapie hinaus.

Die Arbeit mit dem leeren Stuhl

Die Gestalttherapie hat für diese Arbeit an den Projektionen früherer prägender Beziehungserfahrungen schon immer erfolgreich die Methode der »Arbeit mit dem leeren Stuhl«[4] oder den »leeren Stühlen« genutzt. Mit diesen Methoden können frühere wichtige Bezugspersonen wieder in den lebendigen Dialog geholt werden. Selbstanteile, die durch die unbewusste Identifikation mit Anteilen dieser Personen entstanden sind, können wieder in den inneren Dialog gebracht werden. Unbewusstes kann wieder bewusst werden, Erstarrtes wieder in Fluss kommen, Gefühle können hier wieder erlebt und ausgedrückt werden, Wünsche geäußert und – wenn nicht mehr erfüllbar – auch verabschiedet werden. Und es kann vor allem auch Anerkennung erlebt und gegeben werden, wenn die Eltern nicht mehr nur als die Hindernisse der eigenen Entwicklung, sondern auch als bemüht und zugewandt verstanden werden können.

Anerkennung und Gestalttherapie

Den Begriff »Anerkennung« sucht man im *Lexikon der Gestalttherapie* (Blankertz & Doubrawa, 2005) zwischen den Stichworten »Anarchie« und »Angst« vergeblich. Er scheint also nicht zum Kerninventar der Gestalttherapie zu gehören. Er passt auch nicht recht in eine therapeutische Kultur, für welche die Selbstverantwortung des autonomen Individuums ein zentraler Wert ist. Aus diesem Grund finde ich die von Benjamin (vgl. oben die Darstellung deren Ansatzes von Wulf) explizierte Dialektik von Autonomie und Anerkennung so wesentlich, der zufolge die Autonomie des Individuums letztlich von der Anerkennung durch die anderen abhängig ist.

Ist jetzt alles Beziehung? Wie sieht es mit der Durchsetzung der eigenen Bedürfnisse aus? Haben wir mit der Erkenntnis der Bedeutung der Beziehungsdimension für die Selbstentwicklung die »Theorie der organismischen Selbstregulation« über Bord geworfen? Soll es jetzt kein *aggredi*, das heißt keine positive Aggression – einst das Markenzeichen der Gestalttherapie – mehr geben? Das ursprüngliche Organismus-Umwelt-Feld-Konzept der Gestalttherapie, wie Fritz Perls es in *Das Ich, der Hunger und die Aggression. Die Anfänge der Gestalttherapie* (1982 [1969]) formuliert hat, als oral-aggressiver (würde die Psychoanalyse sagen) Zugriff des Organismus auf die Umwelt zur Wiederherstellung seiner Homöostase und mit dem Ziel seines Wachstums, also mit dem Ziel des Selbsterhalts und der Selbstent-

4 Der »leere Stuhl« dient dabei als Projektionsfläche und Platzhalter für Bezugspersonen, die für die KlientInnen im Zusammenhang mit einem bestimmten Thema bedeutsam, aber abwesend sind oder für einen Persönlichkeitsanteil oder ein Gefühl der KlientInnen.

faltung, scheint mit dem beziehungsorientierten Konzept der Anerkennung kaum kompatibel zu sein, das ja Gegenseitigkeit, Subjekt-Subjekt-Beziehung voraussetzt.

Im sogenannten »Gestaltgebet« von Fritz Perls (1974 [1969]) können diese widersprüchlichen Seiten der Organismus-Umwelt-Beziehung scheinbar zusammen gedacht werden:

> I do my thing, I am I,
> you do your thing, you are you.
> I am not in this world to live up to your expectations,
> neither are you to live up to mine.
> I am I and you are you
> and if by chance we find each other, it's beautiful,
> if not, it can't be helped.

Wir begegnen einander nur dann, wenn es für beide Seiten von Vorteil ist. Wunderbar! Das setzt aber voraus, dass keine gegenseitigen Abhängigkeiten oder Verantwortlichkeiten bestehen, dass wir uns wirklich ohne Schaden trennen können, wenn unsere Bedürfnisse nicht mehr kompatibel sind. Das ist das Verhalten von Käufern und Verkäufern auf einem Markt. Wenn Preis und Ware stimmen, wird man handelseinig. Aber spätestens dann, wenn aus *dinks (double income no kids)* Eltern werden, kann so nicht mehr gedacht und gehandelt werden. Spätestens dann können gegenseitige Anerkennung und Eigeninteresse nicht mehr bruchlos kompatibel sein. Aber auch wenn keine Kinder da sind, deren Abhängigkeit Rücksichtnahme erfordert, entstehen in Beziehungen Bindungen, deren Abbruch auf jeden Fall schmerzlich ist.

Ich kann dieses Gestaltgebet eigentlich immer nur als die eine Seite der Wahrheit betrachten: Achte auf deine Grenzen, lebe dein eigenes Leben und lebe nicht durch andere, übernimm Verantwortung für dich selbst und mache nicht andere für dein Leben verantwortlich! Natürlich sind das hehre Ziele gerade in der Therapie von abhängigen Menschen. Andererseits übernehme ich aber nicht nur für Kinder Verantwortung, sondern stehe auch zu erwachsenen Menschen, denen ich begegne in einer Grundverantwortung als Mitmensch.

Die Gestalt des Feldes

Wir sind es gewohnt, vom Individuum her zu denken. In der subjektzentrierten Sozialphilosophie führt das bei der Betrachtung von Gesellschaft zu *atomistischen*

Vertragstheorien: Die Gesellschaft setzt sich aus Individuen – sozialen Atomen – zusammen, die in ein Vertragsverhältnis zueinander treten, um den Kampf aller gegen alle –homo homini lupus est – zu zivilisieren.[5] Hierbei wird das Individuum als vorgegeben gedacht mit all seinen intellektuellen, körperlichen und sozialen Kompetenzen.

Wir können das Individuum gerade auch in seiner Individualität aber nur als Ergebnis eines Sozialisationsprozesses begreifen, der in verschiedenen aufeinander bezogenen und einander folgenden sozialen Feldern – angefangen mit der Eltern-Kind-Beziehung – stattfindet. Hier ist dann von Beginn an eine Dialektik von Feld und Organismus/Person, von Gruppe und Einzelnem gegeben. Das Individuum ist somit als Person geprägt durch die Verinnerlichung der verschiedenen sozialen Interaktionen. Es ist und bleibt sozial bezogen und geprägt, ein Teil dieser vielfältigen Interaktionen.

Hierbei ist das »Feld«[6] in seinen jeweils spezifischen Ausprägungen und in seiner jeweiligen »Gestalt« anfangs primär und das Individuum anfangs eher sekundär; es wirkt erst nach gelungenem Sozialisationsprozess als Individuum autonom auf dieses Feld ein.

Das »Ich« ist daher eine sich jeweils aktivierende Konstruktion des Spielers im sozialen Spiel, dessen Teil er ist, dessen Regeln er befolgt oder verletzt, wobei die Sanktionen der anderen ihn wieder integrieren oder eben ausschließen. Sicherlich kann der Einzelne Einfluss auf die Spielregeln nehmen und der geregelte Einfluss der Einzelnen auf das gemeinsame »Spiel« macht die Freiheit, die Autonomie und die Entfaltungsmöglichkeit des Individuums aus, die aber gerade darin sozial bezogen bleibt. Auf diese Art betrachtet ist die Gestalttherapie von ihrer feldtheoretischen Wurzel (Lewin, 1963; vgl. Lück, 1996, S. 69f.) her auch schon immer auf der »Hegel'schen« Seite einer intersubjektiven Konstruktion des Individuums.

Aber allem Anschein nach hat sich in der Theorie der Gestalttherapie der soziale Atomismus hinterrücks gegen Lewins Erkenntnisse vom Feld als der primären »Gestalt« und der Erkenntnis der Gestaltpsychologie von der organisierenden Kraft dieser »Gestalt« durchgesetzt: Das Individuum erscheint als

---

5 Vgl. dazu die Theorien des Gesellschaftsvertrages bei Thomas Hobbes (1651) und John Locke (1965 [1689]).

6 Nach Kurt Lewins (1963) Vorstellung ist das Feld dabei nicht eine rein objektive, äußere Gegebenheit, sondern die für die erlebende und handelnde Person jeweils interessensgemäß relevante Umwelt. Im Lewin'schen Feldbegriff verschränken sich also immer subjektive und objektive Faktoren (vgl. Lück, 1996, S. 74f.).

Zentrum und Vordergrund im sozialen und natürlichen Umweltfeld, das ihm als ein zur Befriedigung seiner Bedürfnisse relevanter Hintergrund erscheint. Was bleibt, ist die Gestalt des »Ich« im amorphen Umweltfeld. Was verloren geht, ist die jeweilige »Gestalt des Feldes« auf die bezogen sich das »Ich« erst in einer dialektischen Beziehung konstituiert.

Somit müssen wir die grundlegenden soziologischen Erkenntnisse der Theorie der Gestalttherapie erst wieder gegen den atomistischen Psychologismus von Teilen der Gestaltpraxis (also Spiegel der herrschenden gesellschaftlichen Verhältnisse), die sich im Übrigen auch aus dem Individualismus der Westküstengestalttherapie speist, verteidigen und ihr den ihr angemessen Platz zurückgeben. Sicherlich ist die insbesondere von Fritz Perls forcierte Betonung des autonomen Individuums auch eine verständliche Gegenbewegung wider einen Zeitgeist, der diese Autonomie repressiv unterdrückt hat.

Hierfür ist eine Tagung zum Thema »Anerkennung« wichtig, die das Bedürfnis nach Anerkennung nicht in erster Linie auf ein scheinbar narzisstische Bedürfnis – »sehen und gesehen werden« – psychologistisch reduziert, sondern die soziale Dimension der *Mitwelt* (um einen Terminus Martin Heideggers gegen den Hintergrund-Begriff *Umwelt* zu stellen) als zentrale Gestalt in den Vordergrund stellt, ohne ihr eine Übermacht gegenüber der Individualität und Gestalt des Einzelnen, des Individuums in seiner Selbstverantwortung zu geben. Inwiefern Anerkennung soziologisch betrachtet als »Währung der sozialen Beziehungen« wesentlich für die moderne Gesellschaft ist und nicht nur psychologische Fragen des Narzissmus als individueller seelischer Störung betrifft, hat Wulf in ihrem Beitrag begriffsgeschichtlich und in Bezug auf die Sozialphilosophie Honneths deutlich gemacht.

Dialektik von Individuum und Feld

Diese beiden Seiten der Theorie der Gestalttherapie, die Gestalt des autonomen, selbstregulierten Individuums und die Gestalt des Feldes, der *Umwelt* und *Mitwelt*, mit der jede und jeder Einzelne primär verbunden interagiert, in einer dialektischen Spannung zu halten, wird Aufgabe der künftigen Weiterentwicklung der Theorie der Gestalttherapie sein.

Einen interessanten Ansatz in dieser Richtung hat der chilenische Gestalttherapeut und Existenzanalytiker Gabriel Traverso (2011) entwickelt. Er hat den sogenannten Kontaktzyklus der Erfahrung – auch bekannt als Gestaltzyklus oder Gestaltwelle – unter dem Gesichtspunkt der Buber'schen (1979 [1922]) Unterscheidung der Ich-Es- und der Ich-Du-Beziehung untersucht und festgestellt, dass dieser Zyklus der organismischen Selbstregulation, also von »Bedürfnisgewahrsein – Wahrnehmung von und Kontakt mit der bedürfnisrelevanten Umwelt – *aggredi:* Herangehen an die Umwelt und Nehmen der bedürfnisrelevanten Teile – Sättigung – Nachkontakt«, im Prinzip der Ich-Es-Beziehung entspricht. Im Kontakt mit anderen Personen sind diese so betrachtet nur relevant im Sinne der eigenen Bedürfnisse, also nur insofern von Interesse, als sie für die Befriedigung der eigenen Bedürfnisse notwendig sind. Unter dem Gesichtspunkt der Anerkennung bedeutet dies, dass andere Menschen von mir dann anerkannt werden, wenn sie sich meinen Bedürfnissen entsprechend verhalten. Traverso nennt daher diese Form des Gestaltzyklus den »funktionalen Zyklus« (2011, S. 100f.). Gestalttherapie, die sich auf diesen Zyklus fokussiert, untersucht dabei, an welchen Stellen der Zyklus durch Vermeidungen unterbrochen wird, wie diese Vermeidungen bewusst gemacht werden können und wie – gebahnt durch verschiedene Formen therapeutischer Experimente – diese Vermeidungen letztlich aufgehoben werden können, also die Bedürfnisgestalt geschlossen werden kann.

Wenn es um wirkliche Begegnung geht, dann bestehen die Anerkennung des anderen und die Anerkennung durch den anderen nicht in erster Linie in dessen Funktion für meine Bedürfnisse, sondern in der gegenseitigen Anerkennung der Personen als solchen. Diesen Zyklus der Erfahrung, der an der Form der Buber'schen (1979 [1922]) Ich-Du-Beziehung orientiert ist, nennt Traverso den »interpersonalen Zyklus« (2011, S. 101f.), den er mit Konzepten der Existenzanalyse untersucht.

Das Bedürfnis nach Anerkennung lässt sich nicht unter die Funktion der organismischen Selbstregulation subsumieren

Was wir daraus lernen können, ist, dass sich die für die Beziehungsgestaltung und für die Selbstentwicklung notwendige Anerkennungsbewegung nicht auf die Logik der organismischen Selbstregulation reduzieren lässt. Hegel (1986 [1807]) spricht in seinem berühmten Kapitel »Herrschaft und Knechtschaft« in seiner *Phänomenologie des Geistes* vom »Kampf um Anerkennung« (ebd., S. 71ff.) – sei es aktiv durch das Einsetzen von Machtmitteln oder passiv durch Anpassung in der Hoffnung, so Anerkennung zu bekommen. Das kann als Konkurrenz zwischen Geschwistern um die Anerkennung durch die Eltern oder aber auch in jedem anderen größeren oder kleineren sozialen Bezugsrahmen stattfinden. Die Dimension der Anerkennung beschreibt nicht nur die Harmonie liebevoller Sozialbeziehungen, sondern eben gerade auch den »Kampf um die Anerkennung«[7]. So ist, um das Hegel'sche Bild wieder aufzunehmen, der Knecht zwar dem Herrn untergeordnet, der Herr aber auf die Anerkennung durch den Knecht in seinem Selbstbewusstsein letztlich angewiesen. Das Bedürfnis nach Anerkennung ist nicht ein Bedürfnis wie jedes andere, das ich mir durch entsprechendes *aggredi* befriedigen kann, sondern es setzt den anderen Menschen als Subjekt voraus. Wird dieser zum Objekt der eigenen Bedürfnisbefriedigung, dann ist dessen Zuwendung keine Anerkennung mehr.[8] Anerkennung kann man als Liebe, als Recht und als Wertschätzung letztlich nicht erzwingen. Man kann darum kämpfen, aber sie muss einem gegeben werden. Und das stimmt ja dann wohl mit Bubers (1979 [1922]) Differenzierung von Ich-Es und Ich-Du überein.

Wesentliche Konsequenzen für die gestalttherapeutische Arbeit

Ich plädiere daher nicht für eine vollständige konzeptionelle Veränderung, sondern für eine Erweiterung der Theorie der Gestalttherapie. Es geht um die Dimension der sozialen Beziehungen, die sich nicht dem funktionellen Konzept des organismischen Selbsterhalts subsumieren lässt. Es geht nicht darum, den Antrieb des Selbsterhalts und die entsprechende organismische Selbstregulation als zentrale Dimension durch das Bedürfnis nach Anerkennung in der Beziehungsdimension zu ersetzen, sondern beide in ihrer Verbundenheit miteinander und in ihrer jeweiligen konkreten Bezogenheit aufeinander zu sehen. Dabei sollte nicht nur die Mikroebene familiärer Beziehungen, sondern die gesamtgesellschaftliche Ebene einbezogen werden. Die Vorstellung eines unabhängigen Individuums als Zentrum in seinem Umweltfeld, die für das Primat der organismischen Selbstregulation Pate gestanden hat, ist selbst das Ergebnis gesellschaftlicher Prozesse und insofern ideologisch, das heißt notwendig falsches Bewusstsein.

---

7 Honneth beschreibt in seinem Hauptwerk *Kampf um Anerkennung* (2003 [1992]) drei Arten der Anerkennung: *Liebe* als Dimension der emotionalen Zuwendung, *Recht* als Dimension der kognitiven Achtung und *Wertschätzung* als Dimension sozialer Anerkennung als Grundlage einer guten Selbstbeziehung (vgl. den Beitrag von Wulf in diesem Buch).

8 Dies kann man vielleicht mit folgendem Witz verdeutlichen: Sagt der Kunde zur Prostituierten: »Sag mir bitte, dass du mich wirklich liebst.« Ihre Antwort darauf: »Gern, aber das kostet 50 Euro extra.«

Exkurs: Individualismus als Ideologie

Die Vorstellung von Individuen, die nicht nur körperlich, sondern auch psychisch und geistig abgegrenzte Entitäten sind, ist das Ergebnis einer gesellschaftlich-kulturellen Entwicklung, die das isolierte Individuum als Ausgangspunkt der Gesellschaft und nicht als deren »problematisches« Ergebnis betrachtet; problematisch insofern, als das für die moderne bürgerliche Gesellschaft typische Ausblenden der notwendigen ökologischen und sozialen Bezogenheit – des konstitutiven Umwelt- und Mitweltfeldes – Kernpunkt einer herrschenden Ideologie ist. Diese gaukelt uns vor, der Mensch sei das freie, unabhängige Subjekt und das Zentrum der Welt, über die er nach Gutdünken verfügen könne. Tatsächlich ist der Mensch hochgradig ökonomischen, politischen und sozialen Zwängen unterworfen, die er als solche oft nicht realisiert. Die vermeintliche Freiheit besteht eher in der sozialen Isolation, dem Hauptmerkmal einer über Märkte und abstrakte Bürokratien vermittelten *Gesellschaft*. In dieser *Gesellschaft* sind die Menschen – um mit einem der Gründerväter der deutschen Soziologie, Ferdinand Tönnies (2005 [1887]), zu sprechen – nicht wie in den verschiedenen Formen der *Gemeinschaft* (Familie, Nachbarschaft, Vereinen etc.) wesentlich miteinander verbunden, sondern eben wesentlich voneinander getrennt.[9] Dass dies auch Freiheit bedeutet, möchte ich gar nicht bestreiten. Es ist aber oft Freiheit um den Preis der sozialen Isolation. Damit diese Freiheit nicht zur Isolation führt, ist die bewusste Gestaltung von Beziehungen, nicht nur von Paar- und Familienbeziehungen[10], sondern darüber hinaus in den vielen zivilgesellschaftlichen Bereichen von Gemeinde, Nachbarschaft und Vereinen in kollegialen Arbeitskontexten und im sozialen, ökologischen und politischen Engagement eine wichtige Bedingung.

Anerkennung in Beziehungen als Aufgabenfeld von Gestalttherapie

Psychotherapie, die versucht, das Individuum isoliert zu heilen, muss daher zwangsläufig scheitern. Seine Isolation ist die Krankheit, die in unterschiedlichsten Formen auftritt. Das Individuum fit zu machen für die Konkurrenz in einer

9 Um sich einen Eindruck von der normalen Warenförmigkeit und Entfremdung der Beziehungen in unserer *Gesellschaft* zu machen, sollte man einmal versuchen, in einer fremden Großstadt einen Tag ohne Geld auszukommen.

10 Diese sind als letzte und oft bröckelnde Reservate von *Gemeinschaft* oft heillos von dem in der *Gesellschaft* nicht zu stillenden Bedürfnis nach Anerkennung überfordert.

entfremdeten Gesellschaft, kann nicht die Lösung sein. Das ist der Sisyphuskampf gegen den Burnout, der durch eine auf das Individuum zentrierte Psychotherapie nicht gewonnen werden kann.

Insofern ist die Psychotherapie, wenn sie das entfremdete *Selbst* heilen soll, notwendigerweise ein Beziehungsgeschehen, das in die Alltagsbeziehungen der Menschen hineinwirken muss, will sie wirklich heilen und nicht nur fit machen für das *survival of the fittest*.

Eine besondere Attraktion von Gestalttherapie und anderen ursprünglich in Gruppen durchgeführten Psychotherapieverfahren, zum Beispiel den Encountergruppen der klientzentrierten Therapie oder den Psychodramagruppen, ist die lebendige Gemeinschaftserfahrung in der Gruppe. Die gegenseitige Anerkennung in wesentlichen sozialen Beziehungen ist in unserer entfremdeten Gesellschaft ein wirklich zentrales Bedürfnis. Vielleicht so zentral, wie das verdrängte sexuelle Bedürfnis in der verklemmten viktorianischen Gesellschaft, das an der Wiege von Freuds Psychoanalyse stand oder das aktive Eintreten für die eigenen Wünsche und Bedürfnisse auch gegen die herrschenden Konventionen, das zu Beginn der Gestalttherapie im Vordergrund stand.

Gestalttherapie, die diese Erkenntnis ernst nimmt, darf sich daher nicht ausschließlich auf die Analyse der organismischen Selbstregulation, ihrer Störungen und ihre Wiederherstellung begrenzen. Sie muss das für die Selbstentwicklung und Selbstentfaltung grundlegende Beziehungsgeschehen auf dreifache Weise berücksichtigen:

- als *Beziehungsgeschichte*, die für die Selbstentwicklung maßgebend ist und sich auch in Übertragungsphänomenen in der Therapie zeigt
- als *Beziehungsgestaltung* in der Therapie, die zum einen alternative positive Beziehungserfahrungen ermöglicht und zum anderen den Rahmen für die Bearbeitung früherer problematischer Beziehungserfahrungen gibt
- als *Unterstützung* in der Gestaltung positiver Beziehungen im Lebensfeld der KlientInnen

Gestalttherapie: Ethik und soziale Verantwortung[1]

Einleitung

Die in der Gestalttherapie beschriebenen Vermeidungsmechanismen gelten als Grundlage der Unterbrechung von Gestaltbildung, des Austausches von Organismus und Umwelt, das heißt von Kontakt und sie werden schließlich dafür verantwortlich gemacht, dass Gestalten offen bleiben, Bedürfnisse nicht befriedigt und Wachstumsprozesse unterbrochen werden. Insofern scheinen diese Vermeidungsmechanismen, gestalttherapeutisch betrachtet, die Wurzel allen Übels zu sein.

Von Laura Perls haben wir allerdings gelernt, dass die Vermeidungsmechanismen Formen der Selbstunterstützung darstellen können, die sorgsam beachtet werden sollten und respektvoll zu behandeln sind. Bereits die Psychoanalyse hatte in den Abwehrmechanismen die positive Funktion gesehen, das Ich vor der Überflutung durch Triebimpulse und entsprechende Ängste zu schützen.

Bei der Auseinandersetzung mit den sozialen Implikationen von Vermeidungsmechanismen, wurde mir darüber hinaus noch bewusst, dass sie durchwegs auch eine positive Funktion für die gesellschaftliche Integration besitzen. Hemmungen zu haben, also zu retroflektieren, trägt sicherlich genauso zum Prozess der Zivilisation bei, wie das durch Introjekte gesteuerte angepasste Verhalten, mithilfe dessen wir uns täglich durch eine Vielzahl komplexer sozialer Situationen bewegen.

Auf der Suche nach einer Verortung der Gestalttherapie zwischen notwendiger sozialer Anpassung auf der einen Seite sowie Bedürfnisorientierung und

1 Erstveröffentlichung Boeckh (2012 [vgl. Drucknachweise]).

Selbstverwirklichung auf der anderen Seite wurde mir klar, dass die Gestalttherapie nicht an der Frage nach einer ethischen Fundierung und sozialer Verantwortung vorbeikommt. So träumte ich eines Nachts, ich stellte Laura Perls die Frage: »Wie kommt es, dass Gestalttherapie die Befreiung von Vermeidungsmechanismen propagiert, die doch auf gesellschaftlicher Ebene eine Grundlage der sozialen Integration darstellen?« Ihre Antwort lautete: »Ja, die Frage der Ethik ist ein Desiderat der Gestalttherapie.«

Dass mein Traumbewusstsein sich an Laura Perls orientierte, hat sicherlich damit zu tun, dass meiner Meinung nach in ihrer eher an Bubers dialogischer Philosophie orientierten Haltung mehr Anregungen für die Beantwortung dieser Frage zu finden sind als bei Fritz Perls.

Im Folgenden möchte ich versuchen, dieser Frage nach einer ethischen Grundlegung und der sozialen Verantwortung der Gestalttherapie vor dem Hintergrund von Kants *kategorischem Imperativ*, Piagets und Kohlbergs Konzept der Moralischen Entwicklung und der dialogischen Haltung in der *Ich-Du-Beziehung*, wie sie Buber dargelegt hat, nachzugehen.

Gestalttherapie, Ethik und moralisches Handeln

Psychotherapeutische Verfahren neigen grundsätzlich zu der Haltung, die Ethik ihrer KlientInnen zu respektieren und diese nicht infrage zu stellen, es sei denn, diese widerspräche vollständig der persönlichen Ethik der Therapeutin/des Therapeuten. Diese pragmatische Herangehensweise ist geprägt durch den Grundsatz des gegenseitigen Respekts und der Toleranz und schließlich der persönlichen Übereinstimmung.

Ethische und moralische Fragen in der Psychotherapie sind aber weiterreichend. Die soziale Mitwelt ist nicht nur durch Märkte, sondern auch durch Moral und ethische Grundsätze bestimmt. Sich dazu zu verhalten, ist auch eine zentrale Frage der Psychotherapie. Schuldgefühle als gegen die eigene Person gewendeten Ärger auf andere zu entlarven, wie Fritz Perls das tat, ist zwar von der Dynamik her betrachtet richtig, löst aber nicht die Frage nach der Richtigkeit des Verhaltens im Sinne einer selbstverantwortlichen und sozial verantwortlichen Haltung.

Gestalttherapie ist eine psychotherapeutische Methode, die einen besonders großen Abstand zu Worten wie »sollen« oder »müssen« pflegt und diese häufig zu Recht als Grundlage von problematischen Vermeidungsmechanismen brandmarkt. Insofern ist sie auch nicht als eine Therapiemethode anzusehen, die bestimmten konkreten moralischen Vorschriften oder Richtlinien folgt.

Eine klare Ausnahme davon bildet die für die therapeutische Beziehung gültige Abstinenzregel: Die therapeutische Beziehung schließt intime Beziehungen und privaten Kontakt im engeren Sinne aus. Aber auch diese Regel ist kein ungeprüftes Introjekt, sondern lässt sich aus der Logik der therapeutischen Beziehung und dem grundsätzlichen Respekt gegenüber den KlientInnen ableiten.

Die Ethik, die sich im gestalttherapeutischen Arbeiten zeigt, entspricht eher allgemeinen ethischen Grundsätzen in der Art des gegenseitigen Respekts im Geiste der von Buber beschriebenen *Ich-Du-Beziehung* bzw. des von Kant formulierten *kategorischen Imperativs* und ist nicht zu vergleichen mit wie auch immer begründeten Moralvorschriften, die sich auf ein bestimmtes Verhalten beziehen, wie man dies in extremer Form bei der Familienaufstellung nach Bert Hellinger (1996) erleben kann.

Stufen der moralischen Entwicklung – Die Konzepte von Piaget und Kohlberg

Jean Piaget hat »die Entwicklung des moralischen Urteils beim Kinde« (vgl. 1954) in Abhängigkeit von den von ihm ermittelten Stufen der kognitiven Entwicklung gesehen. Er unterscheidet drei Stufen der Moralentwicklung:

1. *Einfacher moralischer Realismus:* unmoralisch ist, was bestraft wird, das heißt, das »moralische« Verhalten orientiert sich an der Vermeidung von Strafe.
2. *Heteronome Moral:* Orientierung an Autoritäten und deren Verhaltensnormen
3. *Autonome Moral:* Orientierung an Grundprinzipien der Gleichheit/Gleichberechtigung, selbstgesteuerte Moral

In Piagets Tradition entwickelte Lawrence Kohlberg dann sein bekanntes Konzept der »Stufen der moralischen Entwicklung« (vgl. Kohlberg, 1964; 1981). Hierbei geht es, wie bei Piaget, nicht um das tatsächliche moralische Verhalten oder die moralischen Motivationen, sondern um die unterschiedlichen Formen der moralischen Begründung des Verhaltens. Die verschiedenen Stufen folgen logisch aufeinander. Um von einer Stufe des Moralbewusstseins zu einer anderen zu gelangen, muss der Mensch in drei Bereichen Fortschritte machen:

- Er muss seine soziale Perspektive erweitern: weg von einer rein egozentrischen Perspektive, hin zur Realisierung der Ansprüche anderer Menschen in der Gemeinschaft.

- Er muss seine moralische Selbstbestimmung verbessern, moralische Normen hinterfragen und begründen lernen.
- Er muss die Begründung der Regeln seines Handelns verbessern. Eine reine egozentrische Lust- bzw. Unlust-Begründung wird schrittweise abstrakter auf dem Weg zu einem postkonventionellen Normbegründungskonzept.

Kohlberg unterscheidet dabei in seinem Modell sieben Stufen, die er in drei Ebenen gruppiert (im Folgenden sinngemäß zit. n. Zimbardo, 1992, S. 80f.):

Ebene 1: Präkonventionelle Moral

- *Stufe 1:* Lust-Schmerz-Orientierung: »Moralisch« betrachtet geht es um die Vermeidung von Schmerz bzw. darum, sich nicht erwischen zu lassen. Ziel des Verhaltens ist der Lustgewinn, also eine »hedonistische« Haltung.
- *Stufe 2:* Kosten-Nutzen-Orientierung; Reziprozität – Auge um Auge: Hierbei geht es um die erwartete Belohnung/Strafe; »moralisch« ist, was sich lohnt/die Vermeidung von Strafe.

Auf dieser ersten Ebene kann im eigentlichen Sinne noch nicht von einem moralischen Bewusstsein gesprochen werden. Die Vermeidung von Schmerz und Strafe ist noch nicht als Schuldgefühl internalisiert.

Im Lichte der Ergebnisse der neueren Säuglingsforschung, die schon bei Kleinstkindern eine primäre Sozialität bzw. Intersubjektivität feststellen,[2] scheint mir allerdings die Beschreibung dieser ersten Stufe der Moralentwicklung zumindest teilweise eine Projektion einer asozialen Haltung auf Kleinkinder zu sein.

Ebene 2: Konventionelle Moral

- *Stufe 3:* Braves-Kind-Orientierung: Anerkennung zu gewinnen und Kritik zu vermeiden sind die Ziele moralischen Handelns. Diese noch sehr an den konkreten Bezugspersonen orientierte Haltung generalisiert sich auf der
- *Stufe 4:* Recht-und-Ordnung-Orientierung, bei der es darum geht, allgemein den Regeln zu folgen und Autoritäten nicht zu missfallen.

---

2 Vgl. dazu die Beiträge im Sonderheft der *Psyche* (2011): »Wie wir wurden was wir sind«.

Diese zweite Ebene der konventionellen Moral entspricht der von Piaget als »heteronome Moral« bezeichneten zweiten Stufe der Moralentwicklung. Heteronom heißt »durch andere bestimmt«. Es ist die Moral des »guten Jungen«, des »guten Mädchens«, die sich an den Vorschriften der Eltern und LehrerInnen orientieren. Gut ist, was die Autoritäten für gut erachten. Das ist die Moral der Introjekte, des Sollens und Müssens. Gegen die blinde, ungeprüfte Übernahme dieser Introjekte wendet sich die Arbeit der Gestalttherapie, weil sie in dieser auf Sollen, Müssen und Schuldgefühle aufbauenden Moral die Grundlage vieler Ängste, Zwänge, Depressionen und anderer psychischer Störungen sieht.

Ebene 3: Postkonventionelle (prinzipiengeleitete) Moral

- *Stufe 5:* Orientierung am sozialen Vertrag: Ziel moralischen Handelns ist es, sich für das Wohl der Gesellschaft einzusetzen.
- *Stufe 6:* Orientierung an ethischen Prinzipien: Ziel ist es, der Gerechtigkeit zu dienen und Selbstverdammung zu vermeiden, also eine prinzipielle soziale Haltung anderen und sich selbst gegenüber einzunehmen.
- *Stufe 7:* Kosmische Orientierung (Transzendenz): Hierbei geht es darum, universellen Grundsätzen zu folgen und sich selbst als Teil einer kosmischen Bewegung zu begreifen, die konkrete soziale Normen transzendiert. Sich als Teil einer kosmischen Ordnung zu begreifen, grenzt an spirituelle Moralbegründungen (vgl. dazu Tugendhat, 2012), die jenseits von religiösen Geboten angesiedelt sind.

Diese dritte Ebene wird nicht von allen Menschen und nicht in allen Gesellschaften bzw. Kulturen erreicht. Menschen, die diese Stufe der moralischen Entwicklung erreicht haben, können aber auch in frühere Stufen zurückfallen.

Piaget bezeichnet die »postkonventionelle Ebene« Kohlbergs als Stufe »autonomer Moral«, als dritte und höchste Stufe der Moralentwicklung. Sie ist gekennzeichnet durch das selbstverantwortliche Abwägen verschiedener ethischer Grundsätze bezogen auf konkrete moralische Fragestellungen. Grundlage dieses selbstverantwortlichen Abwägens ist die grundsätzliche Sozialität, in welcher der andere als gleichrangig und prinzipiell gleichwertig gesehen wird.

Diese autonome Moral entspricht im Grundsatz Kants *kategorischem Imperativ:* »Handle so, als ob die Maxime [Richtlinie] deiner Handlung zum allgemeinen Naturgesetz werden sollte!« Der Volksmund übersetzt den kategorischen Imperativ häufig mit den Worten: »Was du nicht willst, das man dir tu', das füg' auch keinem andern zu.« Bei Kant ist das natürlich etwas komplexer und abstrakter. Bei ihm geht es um Maximen, um Richtlinien und nicht um konkrete Handlungsweisen. Häufig ist die hinter der Handlung liegende Absicht zur Beurteilung der Moralität entscheidender als das tatsächliche Handlungsergebnis. Das gut gemeinte Fehlverhalten wird eher honoriert bzw. toleriert als die richtige Tat aus schlechter Absicht.

Dieser Imperativ besagt, dass man das eigene Handeln an möglichen allgemeingültigen Maßstäben ausrichtet, ohne dass diese vorgeschrieben sind. Es liegt also anscheinend im Ermessen des Handelnden, die mögliche Allgemeingültigkeit der dem Handeln zugrunde liegenden Richtlinien aufgrund der Abwägung seiner eigenen moralischen Grundsätze selbstverantwortlich festzulegen. Der einzige moralische Grundsatz ist sozusagen die potenzielle Allgemeingültigkeit der dem Handeln zugrunde liegenden Maxime. Da dieser Imperativ aber für alle gleichermaßen gilt, muss der Grundsatz der Gleichheit und des gegenseitigen Respekts als allgemeinste Maxime, als oberster Grundsatz gewertet werden, der sich nur in einem herrschaftsfreien diskursiven Begründungszusammenhang einlösen lässt. An dieser Stelle ist der Volksmund mit seinem »das füg' auch keinem andern zu« deutlicher, als Kants Formulierung des kategorischen Imperativs, der die Gegenseitigkeit des Respekts und die implizite Gleichheit (Herrschaftsfreiheit des Begründungsdiskurses) direkter ausformuliert.

»Autonome Moral« als Grundlage einer gestalttherapeutischen Ethik

Der Anspruch der Gestalttherapie, sich von ungeprüften Introjekten zu lösen, zielt also nicht auf einen Zustand von hedonistischer Amoral, in dem alles erlaubt ist, was Spaß macht und nicht zu Strafe führt (erste Stufe der Moralentwicklung), sondern auf eine höhere Stufe der Moral, nämlich auf die von Kant und Piaget beschriebene »autonome Moral«.

Die Gestalttherapie hat sich in ihren Anfängen vielfach auf anarchistisches Gedankengut bezogen. Die politische Idee des Anarchismus bedeutet dabei nicht, dass sich jeder so verhält, wie es ihm gerade gefällt, sondern dass die soziale Verantwortung und Selbstverantwortung des Einzelnen so hoch ist, dass es keinen kontrollierenden Staat, keine heteronome Moral braucht.

Moralisches Verhalten und Vermeidungsmechanismen

Betrachten wir jetzt die konkrete Ebene des moralischen Handelns, die geprägt ist durch eine Sozialisation, in der die soziale Anpassung zum Bestandteil der Persönlichkeit wird.

Vermeidungsmechanismen dienen dem Schutz vor äußeren und später inneren Konflikten (Schuldgefühle!), der Selbstunterstützung im Sinne von Angstvermeidung aber natürlich auch der verinnerlichten, automatisierten sozialen Kontrolle und damit der sozialen Integration. Meiner Meinung nach spielen die sogenannten Vermeidungsmechanismen, wie Introjektion, Projektion, Deflektion, Retroflektion, Konfluenz etc., eine zentrale Rolle für das konkrete moralische Handeln, da es sich bei den meisten dieser Vorgänge um Mechanismen der Integration in ein soziales Gefüge, in eine soziale Moral handelt.

Introjektion, also die Übernahme von Verhaltensregeln anderer und die Identifikation mit diesen Regeln, ist Grundlage jeglicher Moralentwicklung und insofern auch Grundlage der Integration von Gesellschaften über moralisches Verhalten. Ohne Introjekte, ohne Gewissensbildung ist soziales Verhalten prinzipiell nicht möglich. Es ist in gewisser Weise auch der Automatismus des moralischen Verhaltens – das heißt, die moralische Selbstregulation aufgrund der Introjekte funktioniert ohne bewusstes Nachdenken, quasi automatisch – als Basis für das Funktionieren des sozial angepassten Verhaltens.

Projektionen dienen nicht unbedingt der Verbesserung der sozialen Integration. Sie dienen aber der Entlastung, weil durch sie das moralisch abgewertete Verhalten bei anderen gesehen werden kann und die entsprechenden eigenen Impulse – also der Balken im eigenen Auge – als Splitter im Auge des anderen wahrgenommen werden können. Die auf diesen »Splitter« gerichtete Aggression ist dann gerechtfertigt und bildet ein Ventil für die aggressive Energie der eigenen Impulse. Die Projektion ist also eine gute Möglichkeit, die eigene Moralität zu wahren, die Abweichung des Verhaltens der anderen von dieser Moral zu erkennen und als Rechtfertigung für darauf bezogene Aggression zu dienen. Das macht Projektion sozial betrachtet einerseits zu einem Integrationsfaktor und andererseits zu einem gefährlichen Potenzial von »moralisch gerechtfertigter« Aggression. Mobbing, jemanden oder eine Gruppe zum Sündenbock zu machen, Feindbilder aufzubauen und zu kultivieren, funktioniert nach dem Schema der Projektion eigener Schattenseiten.

Deflektion dient der Ablenkung aggressiver Energie von ihrer Ausrichtung auf den Kontakt mit der Umwelt, auf das Herangehen an die Umwelt (*aggredi* = herangehen), auf das »sich etwas Herausnehmen«, auf den Austausch mit der Umwelt.

Insofern kann die Deflektion ein Entlastungsventil in der sozialen Anpassung darstellen. Holz zu hacken, statt jemanden zu schlagen, auf den man wütend ist, ist sicherlich eine sinnvolle Form der Ablenkung problematischer Aggression. Die aus der biologischen Verhaltensforschung bekannte »Übersprungshandlung« ist ein gutes Beispiel für eine solche Umleitung von Energie. Gleichzeitig führt die Deflektion natürlich dazu, dass jemand nicht zum Ziel seiner Wünsche gelangt.

Die *Retroflektion*, also jegliche Form von Hemmung im Umweltkontakt, ist die deutlichste und oft auch körpernächste Ausdrucksform der verinnerlichten sozialen Kontrolle. Sie ist der Ausdruck von Introjekten und dient einem friedlichen Miteinander bei sich widersprechenden Interessen innerhalb einer sozialen Gemeinschaft. Der von dem berühmten Soziologen Norbert Elias beschriebene »Prozeß der Zivilisation« (1939) beruht im Wesentlichen auf der funktionierenden Übernahme von Introjekten, die dem sozial verträglichen Verhalten dienen und auf deren Absicherung durch Retroflektionen als dem körperlichen Ausdruck dieser Hemmungen.

Konfluenz als eine Negation der Unterschiede zwischen sich selbst und den anderen, als Eintauchen in das Wir, kann auf der einen Seite einen Faktor der sozialen Integration darstellen. Dieses Eintauchen in das Kollektiv des *Wir* bezieht sich dann andererseits aber potenziell auf äußere Feindbilder und birgt von daher die Gefahr, kollektive Auseinandersetzungen zu fördern. Rassismus und die historischen Auswüchse des Nationalismus geben davon ein erschreckendes Zeugnis. Die positive Seite der Konfluenz besteht darin, dass die Harmonie, wie sie in einer Liebesbeziehung, dem Zusammenklang in der Musik oder in jeder Form funktionierender Kooperation besteht, ein Sich-aufeinander-Einstimmen zur Voraussetzung hat, das keine Aufgabe der Individualität, wie in kollektiven Massensituationen, sondern eine gelingende Form der Integration darstellt. Ethisch gesprochen haben wir es bei dem Vermeidungsmechanismus der Konfluenz mit einem vordergründig sozial integrativen aber genau wie bei der Projektion sozial möglicherweise auch problematischen Mechanismus zu tun. Die Kombination von Projektion und Konfluenz stellt daher die, historisch am meisten missbrauchte, Kombination von Vermeidungsmechanismen dar.

Der Psychoanalytiker Alexander Mitscherlich sagte einmal sinngemäß: Wenn die Menschen lernen würden, sich mehr auf der persönlichen Ebene konstruktiv auseinanderzusetzen, bräuchten sie keine kollektive (konfluente) Projektion des »Bösen« auf einen Sündenbock und sie müssten keine Kriege mehr führen. In diesem Sinne ist Konfluenz zwar für die Binnengruppe ein gut funktionierender Integrationsfaktor, sie geht aber potenziell immer mit der Aggression auf den Außenfeind einher.

Das dialogische Prinzip Bubers

Das Verhältnis von Gestalttherapie, Ethik und moralischem Handeln könnte man zusammenfassend auf folgenden Nenner bringen: Grundlage sind die prinzipielle Gleichheit und der gegenseitige Respekt in der Beziehung entsprechend dem »Ich-Du« Martin Bubers (1979 [1922]) und im Zusammenhang damit eine autonome, selbstverantwortliche Moral im Sinne des kategorischen Imperativs.

Darüber hinaus begreift eine für die ethische Dimension des Handelns offene Gestalttherapie die Vermeidungsmechanismen ihrer KlientInnen nicht nur als eine Form der Selbstunterstützung zur Angstbewältigung, sondern auch als eine oft unbewusste, automatisierte Form der Selbstkontrolle im Dienste der sozialen Anpassung und Integration. Diese kann eigentlich nur dann auf ein höheres Niveau gehoben werden, wenn die Konflikte, die bei der Auflösung dieser Vermeidungsmechanismen zwischen Personen oder innerhalb einer Person entstehen, durch bewusste Entscheidungen für ein sozial verträgliches Verhalten und einen entsprechenden Verzicht auf die rücksichtslose Durchsetzung egoistischer Ziele und Interessen aufgelöst würden.

Erst beim Ersetzen der automatisierten Kontrolle, wie sie durch unbewusste Introjekte und entsprechende Retroflektion (heteronome Moral) funktioniert, durch eine bewusste Selbstkontrolle, bei der Kompromissbereitschaft bei der Durchsetzung eigener Interessen im Vordergrund steht, können wir von einer autonomen Moral im Sinne von Piaget und Kant sprechen. Es geht hierbei keineswegs um die Verleugnung eigener Interessen, sondern um die Integration von Ich- und Du-Ansprüchen.

Wenn Fritz Perls das *Selbst* als die Instanz der kreativen Anpassung bezeichnet, darf diese grundsätzliche moralische Dimension, die Dimension der sozialen Integration, nicht ausgeklammert bleiben. Er geht in seinem »Gestaltgebet« vom Wir der sozialen Integration und der Kompromissfähigkeit aus: »I am I and you are you [...]« (1974 [1969]). Denn, wie Buber (1979 [1922]) feststellte, setzt bei dem sozialen Wesen Mensch das Ich das Du voraus. Das Ich kann nur als Ich-Du oder als Ich-Es gedacht werden. Aber das Ich-Du ist und bleibt die prinzipielle Voraussetzung der Moral.

Es geht mir bei dieser Betrachtung nicht darum, das »Sollen« und »Müssen«, von dem uns die Gestalttherapie befreien möchte, durch die Hintertüre wieder einzuführen, sondern um die Unterscheidung von zwei Stufen der moralischen Entwicklung. Das »Sollen« und »Müssen« gehört zur *heteronomen Moral*, bei der die moralischen Vorschriften als ungeprüfte Introjekte übernommen werden. Die am »Ich-Du« orientierte *autonome Moral* des *kategorischen Imperativs* setzt dagegen Selbstverantwortung und soziale Verantwortung voraus. Sie überprüft die »Solltest« und »Müsstest« darauf, ob sie wirklich dem gemeinsamen Interesse der Beteiligten dienen oder nur ungeprüft übernommene Introjekte darstellen.

Ethik und Selbstverantwortung

Die Gestalttherapie geht grundsätzlich davon aus, dass Menschen selbstverantwortlich handeln, die Verantwortung für ihr Tun an niemand anderen delegieren oder abgeben können und auf diese Weise für das einstehen müssen, was sie selbst für richtig halten. Insofern ist die Selbstverantwortung, die ja auch im *kategorischen Imperativ* an vorderster Stelle steht, das ethische Grundprinzip der Gestalttherapie. Auch wenn auffällig ist, dass die Gestalttherapie nicht auf »Sollen« und »Müssen« achtet, sondern dem Einzelnen seine Freiheit zu leben, zu handeln und zu entscheiden zugesteht, ja in gewisser Weise sogar zumutet, ist sie aufgrund dieses Prinzips der Selbstverantwortung und des dialogischen Prinzips des »Ich-Du« eine in hohem Maße ethische Form der Psychotherapie.

Konkret wird das »Ich-Du« im dialogischen Arbeiten, in der respektvollen, prinzipiell gleichwertigen Beziehung zwischen TherapeutIn und KlientIn und mithilfe der Methode des »leeren Stuhls« direkt umgesetzt und eingeübt. Die Klientin/der Klient wird durch diese Dialogarbeit immer wieder in die Position des anderen, des Gegenübers oder der anderen Seite von sich selbst versetzt. Aus der Perspektive des anderen ist sie/er ein gleiches Subjekt, ein gleichwertiges Ich zum Du, zu dem in dieser Verschränkung das eigene Ich wird. Das »Liebe deinen Nächsten wie dich selbst« wird hier methodisch umgesetzt.

Auf einen Nenner gebracht bedeutet das: Nicht Vorschriften, sondern Selbstverantwortung und gegenseitiger Respekt im Sinne des »Ich-Du« sind die ethischen Grundlagen der Gestalttherapie.

Soziale Verantwortung *in* der Gestalttherapie – Ethische Grundsätze für die therapeutische Beziehung

Während die oben dargelegten ethischen Grundsätze der Selbstverantwortung und der grundsätzlichen sozialen Verantwortung als allgemeine Richtschnur des therapeutischen Handelns gelten können, müssen für die Besonderheit der therapeutischen Beziehung noch spezielle ethische Überlegungen angestellt werden, die für alle ernst zu nehmenden therapeutischen Verfahren Gültigkeit haben müssen.

Die therapeutische Beziehung unterscheidet sich von einer persönlichen dadurch, dass die KlientInnen diese Beziehung wegen ihrer Probleme eingehen. Sie suchen diese Beziehung nicht, weil sie eine Beziehung anstreben – das kann im Einzelfall jedoch auch vorkommen –, sondern weil sie Hilfe bei ihren Problemen brauchen; seien dies nun Ängste, Zwänge, Depressionen, Beziehungsprobleme oder psychosomatische Beschwerden. Die Therapeutin und der Therapeut sind hier als Fachleute gefragt, nicht als potenzielle PartnerInnen. Sie haben daher auch den entsprechenden Abstand in der Beziehung einzuhalten.

Die bereits von Freud (1919a [1918]) aufgestellte Abstinenzregel als Grundlage der therapeutischen Beziehung hat ihren Sinn nicht nur darin, die Rolle der TherapeutInnen als professionellen HelferInnen sicherzustellen, sondern sie hat auch mit der besonderen seelischen Verfassung der KlientInnen und deren Schutz in der Therapie zu tun. Die KlientInnen öffnen sich in der Therapie einseitig, sie erleben alte, oft frühkindliche Gefühle von Abhängigkeit, Sehnsucht nach Nähe und Geborgenheit oder Abneigung gegen diese Nähe. Alle diese Gefühle sind zentral wichtig. Sie in der therapeutischen Beziehung auszuleben, führt in der Regel aber zur Wiederholung der immer gleichen problematischen Beziehungsspiele. Ganz abgesehen davon, dass das Machtgefälle innerhalb der therapeutischen Beziehung, das durch diese Gefühle von Abhängigkeit entsteht, in keiner Weise durch die Therapeutin oder den Therapeuten ausgenutzt werden darf. Insofern ist das Bestehen einer therapeutischen Beziehung ein Ausschlusskriterium für Intimität und eine im engeren Sinne private Beziehung.

Die Gestalttherapie hat im Gegensatz zu anderen Verfahren der Psychotherapie ein abweichendes Verständnis der therapeutischen Beziehung. Die Begegnung auf Augenhöhe, eine gegenüber der Psychoanalyse andere Umgangsform mit sogenannten Übertragungsphänomenen – Übertragung wird nicht (nur) als Feld der therapeutischen Arbeit, sondern als Störung der Beziehung betrachtet – sowie die Betonung der therapeutischen Beziehung als wichtigstem Heilfaktor; all dies rückt die gestalttherapeutische Beziehung in größere Nähe zur persönlichen Beziehung, als dies bei der Psychoanalyse oder der Verhaltenstherapie der Fall ist. Gerade aus diesem Grunde ist Einhaltung der Abstinenzregel in der Gestalttherapie einerseits schwieriger und andererseits wichtiger. Schwieriger, weil die GestalttherapeutInnen, die ja persönliches Gegenüber sind, stärker zum Gegenstand von Gefühlen und Wünschen ihrer KlientInnen werden können und auch selbst näher an ihren eigenen Wünschen und Gefühlen sind. Wichtiger, weil gerade der persönliche Charakter der Beziehung die Anfälligkeit für Grenzüberschreitungen erhöht.

Die Summe all dieser Überlegungen macht die Einhaltung der Abstinenzregel in der Gestalttherapie zu einer klaren berufsethischen Rahmenbedingung. Nachdem in den Anfangszeiten der Gestaltbewegung in den 1960er und 1970er Jahren diese Grenzen eher fließend waren, haben die großen Dachverbände der Gestalttherapie daher auch entsprechende Ethik-Richtlinien aufgestellt, deren Verletzung in klarer Weise sanktioniert wird.

Soziale Verantwortung der Gestalttherapie

Während ich mich im letzten Absatz mit der sozialen Verantwortung *in* der Gestalttherapie beschäftigt habe, welche die Grundlage von klaren berufsethischen Rahmenbedingungen ist, möchte ich abschließend über das Verhältnis von Gestalttherapie und Gesellschaft bzw. Politik noch einige Gedanken anfügen, die sich mit der Frage der sozialen Verantwortung der Gestalttherapie befassen.

Gestalttherapie steht, wenn man sie nicht als eine Anleitung zum hedonistischen Egoismus ohne weitere soziale Verantwortung missversteht – und diese Irrwege hat es leider gegeben –, für eine Reihe von sozialen Tugenden wie Aufrichtigkeit, Offenheit in der direkten Begegnung mit anderen, gegenseitigem Respekt, Selbstverantwortung und auch Verantwortung für andere.

Zum einen war die Kritik politischer und gesellschaftlicher Verhältnisse, die diesen Haltungen widersprechen, schon von Anfang an konstitutiver Bestandteil gestalttherapeutischen Engagements (vgl. die Beiträge zu Goodman in der *Gestalttherapie* [DVG, 2012, 26(1)]). Andererseits ist das soziale und politische Engagement vieler GestalttherapeutInnen auch über den direkten therapeutischen Rahmen hinaus von dieser Grundhaltung sozialer Verantwortung geprägt, die nicht an der Praxistür endet.

II
Grundlagen einer emotionsorientierten Gestalttherapie

»Lose your mind and come to your senses.«
Fritz Perls

»Gefühl ist alles;
Name ist Schall und Rauch, […].«
Johann Wolfgang von Goethe (Faust I, 1808)

»Daß wir die Übel, die wir haben, lieber
Ertragen als zu unbekannten fliehn.
So macht Bewußtsein Feige aus uns allen;
Der angebornen Farbe der Entschließung
Wird des Gedankens Blässe angekränkelt.«
William Shakespeare (Hamlet, 1603 [1798])

Die Rolle der Gefühle in der Gestalttherapie[1]

Gefühle in der Gestalttherapie

Gefühle spielen in der Gestalttherapie eine zentrale, wenn nicht sogar die zentralste Rolle. Das Fokussieren der Gefühle ist eine der wichtigsten Methoden. Das emotionale Erleben im Hier und Jetzt ist das Zentrum der *awareness*, des Gewahrseins.

Wenn ich ganz bei dem bin, was mich im Augenblick ausmacht, was ich im Hier und Jetzt fühle und erlebe, dann kann sich etwas verändern. Nicht wenn ich versuche, nicht der zu sein, der ich bin. Das ist der Kern der bekannten »Paradoxen Theorie der Veränderung« von Arnold Beisser (1997), einem Schüler Fritz Perls'.

Gefühle sind das Zentrum der Befindlichkeit in einer bestimmten Situation in einer bestimmten inneren Verfassung. Gehe ich mit dem Gefühl, dann kann ich die Situation oder auch die innere Befindlichkeit ändern. Gefühle sind so betrachtet die Schaltstelle von kreativen Anpassungsreaktionen, welche die Bedürfnislage einer Person mit ihrem gegenwärtigen Umfeld verbinden und die nötigen Situationseinschätzungen und Handlungsimpulse liefern. Wenn ich versuche ein Gefühl zu vermeiden, dann verschwindet es möglicherweise von der Oberfläche meines Bewusstseins, es bleibt aber als Vermeidungsreaktion präsent. Flacher Atem und gedämpfte Bewegungen machen es möglich, das Gefühl von Wut oder Trauer nicht zu spüren, sie reduzieren aber meine Vitalität und führen so auf Dauer zu einer Depression. Insofern ist das Gewahrsein der momentanen Gefühlslage der erste Schritt in der Bearbeitung von psychischen Problemen.

Sicherlich reicht es nicht aus, sich die Gefühle im Hier und Jetzt bewusst zu machen und sie soweit wie möglich auszuleben. Oft sind diese Gefühle ja

1 Auch abgedruckt in Thielen & Eberwein (2019; i. D. [vgl. Drucknachweise]).

auch in früheren Situationen entstanden und dort »steckengeblieben« und werden dann in ähnlichen Situationen wieder aktualisiert. Die von Leslie Greenberg (2011) sogenannten *emotional schemes*[2] (emotionale Schemata) sind derartige, früher entstandene Gefühlskomplexe, die in Gegenwartssituationen wieder aktiviert werden können. Es reicht dabei manchmal ein minimaler Auslöser – wie bei einer Allergie –, um das Vollbild der emotionalen Reaktion hervorzurufen.

Um diese festgefahrenen emotionalen Schemata zu bearbeiten, braucht es dann Methoden, welche die darin »gefrorene« Situation aktualisieren und wieder in Fluss bringen können. Hier ist zum Beispiel die Arbeit mit »leeren Stühlen«, bei der vergangene Kontaktsituationen wiederbelebt und in dialogischer Arbeit verändert werden können, eine gute Möglichkeit erlebnisorientierter experimenteller Gestaltarbeit.

Phänomenologie der Gefühle

Bevor ich mich der gestalttherapeutischen Arbeit mit Gefühlen theoretisch und methodisch differenziert zuwende, möchte ich mich zuerst phänomenologisch mit Gefühlen befassen – was im Übrigen dem grundsätzlich phänomenologischen Vorgehen der Gestalttherapie entspricht:

Negative und positive Gefühle[3]

Wir erleben unsere Gefühle stets entweder negativ oder positiv. Negative Gefühle sind Furcht, Schrecken, Ekel, Ärger, Wut, Zorn, Neid, Hass, Angst, Panik, Ekel, Trauer, Gram, Scham. Positive Gefühle sind Erstaunen, Freude, Heiterkeit, Liebe, Zufriedenheit, Stolz. Die Aufzählung dieser Gefühle ist selbstverständlich unvoll-

---

2 Emotionale Schemata umfassen nicht nur die Erinnerung an die prägende(n) Situationen, sondern auch die dazugehörige physiologische Befindlichkeit, die körperlichen und seelischen Abwehrreaktionen und natürlich die entsprechenden Gefühle, wobei Abwehrreaktionen wie Angst, Derealisation und Hilflosigkeit oft bewusstseinsnäher sind als die Gefühle von Ärger und Wut.

3 Das bedeutet nicht, dass negative Gefühle unwichtig oder dysfunktional wären, sondern nur, dass sie als eher unangenehm erlebt werden; unangenehm entweder für den, der dieses Gefühl hat (z. B. bei Schamgefühlen) oder für den, den dieses Gefühl betrifft. Beispielsweise kann ärgerlich oder wütend zu sein, sehr befriedigend sein, wenn man den Eindruck hat, im Recht zu sein.

ständig. Je genauer wir Gefühlszustände betrachten, desto mehr unterschiedliche Gefühle können wir entdecken. Die Entwicklungspsychologie geht davon aus, dass sich Gefühle aus einer einfachen Basis von aversiven und positiven Gefühlen heraus ständig weiter differenzieren. Das Empfinden von Neutralität, Indifferenz und Distanz bezeichnet einen Zustand der Abwesenheit von Gefühlen. Gefühle lassen einen nie kalt.

Pathische und aktivierende Gefühle

Pathische Gefühle sind Gefühle, die jemand erleidet: Schmerz, Trauer, Gram, Angst, Furcht, Scham, Mitgefühl, Freundlichkeit, Zufriedenheit. Aktivierende Gefühle sind Gefühle, die zu Handlungen aktivieren: Ärger, Wut, Zorn, Freude, Heiterkeit, Stolz, Liebe. Nicht alle pathischen Gefühle sind negativ und nicht alle aktivierenden Gefühle werden als positiv erlebt, auch wenn das Empfinden der Selbstwirksamkeit bei aktivierenden Gefühlen verständlicherweise höher ist und viele Therapien die Aktivierung solcher Gefühle, zum Beispiel von Ärger und Wut fokussieren.

Was bedeutet das für das therapeutische Vorgehen? Negative pathische Gefühle sind häufig der Anlass für Therapien. Menschen, die traurig sind, die Angst haben, die sich grämen und häufig Scham- oder Schuldgefühle erleben, möchten diese Gefühle loswerden. Die Gestalttherapie versucht aber, die KlientInnen dazu zu bewegen, in das Erleben der Gefühle tiefer einzutauchen, um deren Botschaft besser zu verstehen. Oftmals sind diese Gefühle zuerst auch nicht deutlich wahrnehmbar, sondern hinter einer depressiven Abwehr verborgen. Das deutliche Erleben der »negativ-pathischen« Gefühle ist häufig der erste Schritt für die Bearbeitung der zugrunde liegenden Probleme. Wichtig ist es, sich klarzumachen, dass nicht nur das Zulassen aktivierender Gefühle, sondern auch pathischer Gefühle, zum Beispiel der Trauer, zur Lösung beitragen können.

Primäre, sekundäre, instrumentelle Gefühle

Greenberg (2011) unterscheidet primäre und sekundäre Gefühle. *Primäre Gefühle* sind spontane emotionale Reaktionen in bestimmten Situationen. Sie werden als authentisch und frisch erlebt. *Sekundäre Gefühle* sind emotionale Reaktionen auf diese – dann unbewussten – primären Gefühle, zum Beispiel folgt Angst auf Wut. *Instrumentelle Gefühle* dienen der Manipulation von anderen, zum Beispiel mit Krokodils-Tränen.

Nicht nur bei den instrumentellen Gefühlen wird deutlich, dass Gefühle mehr sind als nur Ausdruck und Erleben einer Person, sie sind auch Kommunikationsmedien. Dass primäre Gefühle reaktiv sekundäre Gefühle auslösen, spiegelt meines Erachtens den Interaktionskontext wider. Wenn ein Kind wütend ist, können die Reaktionen der Umwelt es dazu bringen, statt der Wut Angst oder Trauer zu empfinden.

Was bedeutet das für das therapeutische Vorgehen? Einerseits geht es um das bewusste Wahrnehmen der Gefühle und – wenn der Eindruck besteht, dass es sich um sekundäre Gefühle handelt – das Herausfinden und Erleben des primären Gefühls. Dies erfordert, die Ursprungssituation für das Entstehen des sekundären Gefühls zu ermitteln und zu bearbeiten. Damasio (2000, 2017) spricht andererseits davon, dass Gefühle eine Verbindung zwischen physiologischen Zuständen, Empfindungen und mentalen Prozessen darstellen, also keineswegs unabhängig von Körper und Geist eine eigenständige Wirklichkeit besitzen, sondern eher diese beiden Ebenen miteinander verbinden.

Von daher zeigen sich Gefühle auf den verschiedensten Ebenen:

- als *physiologische Zustände und Reaktionen:* Kreislaufphänomene, Veränderungen der Hautdurchblutung und des Muskeltonus, Zittern, Schwitzen etc.
- als *Veränderungen im autonomen Nervensystem:* sympatikotone gegen parasympatikotone Reaktionslage (z. B. Herzklopfen)
- als *Haltungsveränderungen:* gramgebeugt, starr vor Schreck, mit stolzgeschwellter Brust etc.
- in *besonderer Mimik:* ein wutverzerrtes Gesicht, vor Angst geweitete Augen etc., steile Zähne bei Ekel, Lächeln bei Liebe, Lachen bei Heiterkeit, Expressivität bei Freude[4]
- durch *besondere Gestik:* ausgreifend oder gedämpft, aggressiv oder besänftigend
- an der *Stimmlage:* laut oder leise, gepresst oder offen, sanft oder hart
- als *Stimmungen:* heiter oder betrübt, aufgewühlt oder ruhig, liebevoll oder aggressiv
- als *Gedanken, Bilder, Erinnerungen und Fantasien*, die auf mentaler Ebene mit diesen Gefühlen verbunden sind[5]

---

4 Anhand der Mimik können kulturunabhängig sieben verschiedene Gefühle unterschieden werden: Trauer, Angst/Furcht, Ekel, Verachtung, Wut/Zorn/Ärger, Freude und Überraschung.

5 Auf diesem Zusammenhang basiert der Ansatz der *Rational-Emotiven Verhaltenstherapie* (vgl. Ellis & MacLaren, 2015).

Was bedeutet das für die Therapie? Da sich Gefühle oft nicht besonders deutlich zeigen, sind ihre Ausdrucksformen auf den genannten verschiedenen Ebenen zu beachten. Diese Ebenen können durch die Förderung der awareness miteinander in Zusammenhang gebracht werden. Hier sind dann oft auch Widersprüche zwischen primären und sekundären Gefühlen wahrnehmbar, die zu einer Blockade von Gefühlserleben und -ausdruck führen.

Gefühle sind stets verbunden mit dem Erleben einer konkreten Situation (gestalttherapeutisch ausgedrückt: dem Umweltfeld):

- mit der *Einschätzung einer Situation* (erfreulich, hilfreich, befriedigend oder bedrohlich, unangenehm, gefährlich etc.)
- mit den *Erinnerungen oder zukünftigen Erwartungen und Vorstellungen, die in einer Situation wachgerufen werden* (positive, bestärkende oder ängstigende bedrohliche Erinnerungen, Erwartungen und Vorstellungen)

Was bedeutet das für das therapeutische Vorgehen? Da Gefühle als Anpassungsreaktionen zu Interaktionskontexten gehören, in denen die Person sich – bei negativ pathischen Gefühlen – ausgeliefert und unterlegen gefühlt hat, kann eine Veränderung dieser Gefühle nur dadurch erreicht werden, dass diese Situationen und Interaktionen – zum Beispiel in der Arbeit mit »leeren Stühlen« – wieder aktualisiert werden und der Konflikt dieser Situation zu einer neuen Lösung gebracht wird. Nichts anderes wird auch im Psychodrama angestrebt.

Gefühle sind zudem mit einer bestimmten Bedürfnislage der Person verbunden. Das Spektrum der möglichen Bedürfnisse ist dabei natürlich schwer zu bestimmen. Von Person zu Person, von Situation zu Situation und von Kultur zu Kultur sind die Bedürfnisse sehr unterschiedlich. Wie verschiedene Bedürfnisse unterschiedliche Gefühle auslösen, hat Abraham Maslow (2005) in seiner Bedürfnispyramide dargestellt:

- *Physiologische Grundbedürfnisse* wie Hunger, Durst oder Gier können libidinöse oder aggressive Gefühle etc. auslösen.
- Das *Bedürfnis nach Sicherheit* kann je nach Situation die unterschiedlichsten Gefühle auslösen, zum Beispiel Angst oder im Extremfall Kampf, Flucht oder Erstarren.
- Das *Bedürfnis nach Verbundenheit* kann Sehnsucht, Liebe, Geborgenheit oder auch Eifersucht, Trauer und Verlassenheit auslösen.
- Das *Bedürfnis nach Selbstverwirklichung und Anerkennung* kann Freude und Stolz, Neid und Missgunst aber auch Angst und Verzweiflung auslösen.

Was bedeutet das für das therapeutische Vorgehen? Den Zusammenhang von Gefühlen mit ihnen zugrunde liegenden Bedürfnissen herzustellen ist eine zentrale Aufgabe der Therapie. Erst wenn mir klar wird, was ich wirklich brauche und in welchem Kontext das steht, kann ich die Botschaft meiner Gefühle bzw. des Widerstreits meiner Gefühle wirklich verstehen und im Kontaktprozess umsetzen.

Große und kleine Gefühle – Abwesenheit und Abwehr von Gefühlen – Gefühlskälte

Große Gefühle erleben Menschen höchst selten. Der Alltag wird in der Regel von eher mäßig intensiven Gefühlen bestimmt. Die Abwesenheit von deutlich erlebten Gefühlen kann damit zusammenhängen, dass die momentane Situation keinen Anlass für Gefühlsreaktionen gibt oder auch damit, dass Gefühle vermieden, unterdrückt, verdrängt, das heißt in irgendeiner Form abgewehrt werden. Die Grundthese Freuds (1894a) zur Abwehr von Triebimpulsen und den damit verbundenen Gefühlen lautet: Die Abwehrmechanismen dienen der Stabilisierung des Ich im Zusammenhang mit Triebkonflikten. Die von diesen Triebkonflikten erzeugte Angst würde das rationale Ich in seiner Funktion der Realitätsbewältigung lähmen.

Für die Psychotherapie ist es natürlich äußerst wichtig zu unterscheiden, ob es sich um die Abwehr von Gefühlen handelt oder ob ein Mensch sich einfach in einem ausgeglichenen Zustand befindet, in dem es keine besonderen Gefühle gibt. Umgekehrt ist das ständige Erleben bzw. Zeigen von »großen Gefühlen«, wie es bei histrionischen Störungen typisch sein kann, eine besondere Form der Abwehr von verborgenen wirklichen Gefühlen, zum Beispiel der Angst, nicht beachtet zu werden. Die beständige Abwesenheit von intensiveren Gefühlen, die als Alexithymie (Gefühlsblindheit) bezeichnete wird, kann umgekehrt als eine dauerhafte Dämpfung der natürlichen Gefühlsreaktionen aufgefasst werden. Diese ist nicht zu verwechseln mit der sogenannten Gefühlskälte, die besonders rationale Menschen auszeichnen kann. Bei dieser Gefühlskälte schwingt immer eine aggressive Form der Gefühlsabwehr mit, bei der unbewusste empathische Reaktionen durch Zynismus oder Sarkasmus abgewehrt werden.

Therapeutischer Umgang mit Abwehr von Gefühlen

Die Gestalttherapie kennt genauso wie die Psychoanalyse die Vermeidung von Gefühlen als Abwehr von und Schutz vor Konflikten. Der Gestalttherapie geht es darum, dass sich die KlientInnen ihrer Vermeidungen bewusst werden, ihre Schutzfunktion verstehen lernen und überprüfen, ob diese in der konkreten Situation noch angemessen sind, um sie dann gegebenenfalls aufzugeben. Angst und Schamgefühle beziehen sich häufig nicht auf konkrete Bedrohungen oder tatsächliche Bloßstellungen, sondern werden durch Bedürfnisse und entsprechende (unbewusste) Gefühle evoziert, die in frühe(re)n Situationen bedrohliche Reaktionen von Bezugspersonen hervorgerufen haben.

Gefühle sind immer verbunden mit bestimmten Impulsen, deren Funktion die Umsetzung von Bedürfnissen ist. Das In-Angriff-Nehmen *(aggredi)* ist dabei häufig begleitet von der Impulskontrolle bzw. der Kontaktvermeidung: *Annäherung und Kontaktaufnahme* gegen *Zurückhaltung oder Ausweichen*. Im Extremfall kommt es zu *Kampf bzw. Flucht* oder *Erstarren*.

Hierbei ist natürlich zu bedenken, dass Bedürfnisse und damit auch die entsprechenden Gefühle, oft im Widerspruch zueinander stehen. Die Bedürfnisse nach Sicherheit und Selbstverwirklichung können zu sehr widersprüchlichen Gefühlsimpulsen (z. B. Angst gegenüber aggressiver Durchsetzung) führen. Zurückhaltung und Ausweichen, gestalttherapeutisch ausgedrückt Retroflexion und Deflexion, entspringen dabei dem Bedürfnis nach Sicherheit und können die Befriedigung der anderen Bedürfnisse massiv blockieren.

Ganzheitlicher Charakter gefühlsmäßigen Erlebens und gefühlsbestimmten Handelns

Gefühle sind verbunden mit ganzheitlichen Erlebensmustern. Je stärker die Gefühle sind, desto undifferenzierter, prägnanter und eindeutiger sind dann oft das Erleben und dementsprechend auch der Handlungsimpuls. Das bedeutet aber keineswegs, dass Gefühle unangemessen wären. Sie bringen in der Regel, wenn sie nicht durch frühere traumatische Erfahrungen bedingt zu einer verzerrten Wahrnehmung der Umwelt führen, ein oft sehr realitätsangemessenes Erleben ganzheitlich auf den Punkt. Die Gesamtheit der Lebenserfahrung fließt ähnlich wie bei der Intuition in Gefühlsreaktionen mit ein, ohne dass diese bewusst rational reflektiert werden müssten. Sicherlich ist es, wie schon in Hamlets eingangs zitiertem Monolog deutlich wird, manchmal wichtig, dass das imperative Gefühl, sich umbringen zu müssen von »des Gedankens Blässe angekränkelt« wird, was in diesem Falle den geplanten Selbstmord verhindern konnte.

Gefühle haben einen imperativen Charakter. Sie beeinflussen unser Erleben und Handeln oft in viel stärkerem Ausmaß, als das rationale Gedanken jemals könnten. Das hängt vermutlich damit zusammen, dass sie einen Menschen auf allen Seinsebenen ergreifen, dass sie nicht nur geistige Erfahrungen sind, sondern körperlich gespürt werden. Gefühle sind aber auch nicht ausschließlich körperliche Erfahrungen, wie ein pochender Zahnschmerz, sondern verbunden mit Gedanken, Bildern und dem Erleben einer bestimmten Situation. So bedeutet das altgriechische Wort *psyche* nicht nur Seele, sondern auch Herz, Geist, Selbst und Schmetterling (der im Bauch der Verliebten mit seinen Flügeln schlägt).

Die Erfahrung lehrt uns, dass Entscheidungen, auch wenn wir deren Für und Wider lange rational abwägen, letztlich gefühlsmäßig getroffen werden. Das bedeutet aber keineswegs, dass Gedanken neben den Gefühlen ein unabhängiges Eigenleben führen. Häufig sind Gedanken und Gefühle eng miteinander verbunden und beeinflussen sich gegenseitig. So werden scheinbar rationale Ideologien vor allem durch die imperativen Gefühlsqualitäten gespeist, wie wir das zum Beispiel bei fundamentalistischen religiösen Strömungen oder auch politischen Ideologien beobachten können. Albert Ellis, der Begründer der rational-emotiven Verhaltenstherapie (Ellis & MacLaren, 2015), hat sich diese Nähe von Gedanken und Gefühlen zunutze gemacht, um negative Gefühlszustände über die Modulation der mit ihnen einhergehenden Kognitionen zu beeinflussen.

Gefühle haben einen unmittelbaren, handlungsrelevanten Bezug zum Erleben der gegenwärtigen Situation, der eigenen Befindlichkeit und Bedürfnislage vor dem Hintergrund der prägenden früheren Erfahrungen.

Was bedeutet das für das therapeutische Vorgehen? In der Therapie ist es daher wichtig, die Gefühle in all diesen Dimensionen ernst zu nehmen. So ist die Bearbeitung der Unterbrechung gefühlsgeleiteter Impulse aufgrund früherer problematischer Erfahrungen ein zentraler Fokus des gestalttherapeutischen Arbeitens mit den Gefühlen. Vor allem sekundäre Gefühle können aufgrund solcher schwierigen Vorerfahrungen auch Handlungen blockieren bzw. fehlleiten. Die kognitive Selbstdistanzierung, (ein meines Erachtens hilfreicher Begriff der Existenzanalyse), kann dabei dazu beitragen, das (sekundäre) Gefühl im Zusammenhang mit den prägenden früheren, problematischen Situationen zu verstehen, um dann zum Erleben der verdeckten Primärgefühle zu gelangen. Das Gewinnen von Einsicht in diese Hintergründe sowie die kognitive Beurteilung der Situation können neben der erlebnisorientierten Aufarbeitung, zum Beispiel in der Dialogarbeit mit »leeren Stühlen«, zur Lösung von Gefühlsverdrängung oder sekundären Gefühlen wie neurotischen Ängsten beitragen. Der klassische Gestalttherapie-Dialog zwischen Kopf und Bauch kann hier auch einmal zur Lösung

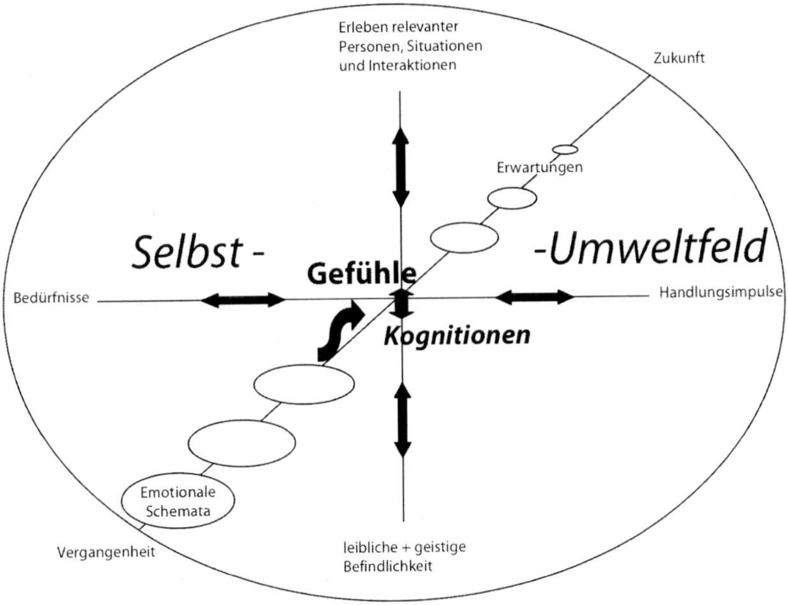

Abb. 1: Die Rolle der Gefühle in der Gestalttherapie als Zentrum des Selbst-Umweltfeldes

von inadäquaten Gefühlen eingesetzt werden (vgl. das Morgenstern-Zitat in der Fußnote)[6] und nicht nur, um gegenüber verkopften Bedenken gefühlte Impulse durchzusetzen.

Gefühle als Zentren des Wandels

Gefühle sind in der Regel nicht beständig, sondern tauchen im Prozess auf und verschwinden wieder. Man könnte daher davon ausgehen, dass sie solange im Vordergrund stehen, bis sie ihre Funktion erfüllt haben. Manchmal sind wir al-

6 »Es gibt kaum etwas Empörenderes als die sklavische Furcht, die der Autoritätsglaube dem Menschen einprägt und einbrennt; ein Gefühl, dessen blasse Nachtschatten bis in die späte Reife des Denkens hineinreichen. Wie lange währt es, bis man diese beschämenden Fußfesseln des freien Gedankens nicht nur ganz abgeschüttelt, nein, auch sich völlig aus den Augen geschafft hat!« (Christian Morgenstern, *Aphorismen und Sprüche*, 1893).

lerdings in bestimmten Gefühlen dauerhaft gefangen, halten uns an ihnen fest, können uns nicht aus ihnen lösen. Das spricht dann für nicht gelöste soziale Konfliktsituationen, oder allgemein ausgedrückt für »offene Gestalten«. Manche Gefühle sind selbstverständlich langlebiger, zum Beispiel pathische Gefühle der Trauer oder des Grams. Leider sind die positiven Gefühle der Freude oder Verliebtheit nicht ganz so beständig. Bei kleinen Kindern können wir allerdings beobachten, dass die Gefühle in schneller Folge wechseln. Die Expression der Gefühle und eine angemessene soziale Reaktion führen dazu, dass die ausgedrückten Gefühle wirklich zur Befriedigung der sie auslösenden Bedürfnisse führen und damit die jeweilige Grundlage der Gefühle wieder verschwindet.

Gefühlspolaritäten

Gefühle zeigen eine besondere Neigung zur Polarität: himmelhoch jauchzend oder zu Tode betrübt; Geborgenheit oder Verlorenheit; Liebe oder Hass; Stolz oder Scham; Neugier oder Abscheu und Ekel; Zufriedenheit oder Ärger; Freude oder Trauer. Die Gegensätzlichkeit der Gefühle zeigt die Extrempunkte von Gefühlsdimensionen an. Das Schwanken zwischen diesen Polen ist typisch für die Dynamik der Gefühle. Es zeigt auch die soziale Regulation zwischen Nähe und Abstand, Wir und Ich, sich zeigen und sich verstecken sowie das implizite Zielen auf Veränderung der Befindlichkeit. Funktional betrachtet zielen Gefühle auf innere und äußere Regulation.

Empathie und die Frage, wem die erlebten Gefühle gehören

Gefühle entstehen insbesondere im Kontakt mit anderen Menschen. Sie bestimmen die Qualität des Kontaktes und sind ein zentrales Regulativ der Beziehung. Nicht nur die sozialen Bedürfnisse nach Anerkennung und Verbundenheit, sondern auch die physiologischen Bedürfnisse und das Bedürfnis nach Sicherheit sind nur im Zusammenhang mit anderen Menschen zu befriedigen. Es geht dabei nicht nur darum, die eigenen Gefühle wahrzunehmen, sondern auch darum, die Gefühle der Mitmenschen richtig einschätzen zu können.

Die Gefühle anderer zu verstehen, sich in sie hineinversetzen zu können, ist daher eine wesentliche Voraussetzung gelingender Kommunikation. Vermittelt über die Spiegelneuronen fühlen zu können, was der andere empfindet (vgl. Bauer, 2005), ist dabei die Grundvoraussetzung. Hierin liegt die Grundlage einer meist unbewusst funktionierenden Empathie. Insofern stellt sich die Frage, ob die Gefühle, die ein Mensch wahrnimmt, seine eigenen oder die seines Gegenübers sind bzw. ob sie seiner eigenen Befindlichkeit und Bedürfnislage entsprechen oder der des anderen.

Beim Lesen von Romanen oder beim Betrachten eines Films identifizieren wir uns oft so stark mit den Figuren, dass wir meinen, deren Gefühle zu fühlen und in ihnen aufzugehen. Natürlich fühlen wir nicht deren Gefühle, sondern erleben in der Identifikation mit ihnen unsere eigenen Gefühle. Erst wenn der Vorhang des Theaters fällt, der Film aus oder das Buch zu Ende gelesen ist, tauchen wir wieder aus der Welt der anderen auf und verlassen die Identifikation. Vittorio Gallese (2003) geht davon aus, dass wir selten so intensive Gefühle haben, wie bei der spontanen Identifikation zum Beispiel mit Filmfiguren, weil hier die üblichen Abwehrmechanismen, welche die Ratio vor der Macht der Gefühle schützt, unterlaufen werden (Hauptthese seines Vortrags bei der Poetik-Dozentur in Tübingen 2017).

Gefühlvoll – gefühllos

Die Qualität des Kontaktes, den ein Mensch aufnimmt, bezeichnet man dann als gefühlvoll, wenn die Abstimmung mit der Befindlichkeit des anderen gelingt, wenn sich Resonanz entwickelt. Dies kann im Übrigen auch bezogen auf *Dinge* gelten, mit denen jemand gefühlvoll oder eben gefühllos umgeht. Als gefühlvoll erleben wir einen Menschen dann, wenn er seine Gefühle authentisch ausdrückt oder auf die Gefühle anderer angemessen eingeht. Ein rein technisch-mechanisches Instrumentalspiel erleben wir als gefühllos und hart, gefühlvoll hingegen erleben wir ein Musikstück, in dem Gefühlsqualitäten zum Ausdruck kommen. Deutlich abgegrenzt ist davon der affektierte Ausdruck, der Gefühle vorspielt, die entweder nicht passen, übertrieben erscheinen oder in Diskrepanz zur wirklichen Befindlichkeit stehen.

Ziel der Gestalttherapie ist hierbei nicht nur, die eigenen Gefühle zu spüren und authentisch zum Ausdruck zu bringen, sondern auch im Kontakt mit dem/den anderen eine gefühlvolle Resonanz zu erzeugen, im »gemeinsamen Tanz« sich und den/die anderen gleichermaßen zu spüren.

Sind auch die Gefühle der anderen ein Teil meiner selbst?

Die Gefühle der anderen werden nicht nur durch eine meist unbewusste Empathie zum Teil des eigenen Erlebens. Sie sind auch Gegenstand meiner gefühlsmäßigen Reaktion. Erlebe ich den anderen als bedrohlich wütend, werde ich entweder aggressiv oder defensiv reagieren. Trotzdem wird nicht nur meine gefühlsmäßige Reaktion auf seine Gefühle, sondern auch dessen aggressives Gefühl, das ich empathisch via Spiegelneurone übernehme, zum Teil meiner selbst oder meines *Selbst*. Um dies zu verstehen, müssen wir uns klarmachen, dass bei der Bildung innerer Schemata immer die ganze Interaktionssituation und nicht nur die Ich-Seite dieser Situation gespeichert wird. Soziologisch könnte man sagen, dass immer das ganze Rollenspiel und nicht nur eine Seite davon gelernt wird. Zum Beispiel wird in der Kindheit vom Kind nicht nur die Kind-, sondern auch die Elternrolle verinnerlicht.

In seinen Buch *Übertragung und Gegenübertragung in der Supervision* (2006 [2000]) beschreibt Bernd Oberhoff im Kapitel »Spontane Übertragung als problematisches Beziehungsschema« in Anlehnung an prominente Vertreter der intersubjektiven Psychoanalyse wie James Fosshage (1995) und Stolorow (vgl. Stolorow et al., 1996 [1987]) Übertragung als einen Sonderfall der universellen Tendenz der Organisierung von Erfahrung nach erlernten inneren Schemata. Das heißt, dass für ihn Übertragung nur ein Sonderfall der allgemeinen Form der Organisation der Erfahrung im sozialen Umfeld nach gelernten inneren Schemata ist:

> »Am Anfang dieser Organisation von Lebenserfahrungen stehen die sozialen Erfahrungen in der Familie. Sie alle sind im Gedächtnis gespeichert und sind präsent als Erinnerungen an konkrete Episoden, die Wahrnehmungen, Affekte und Handlungen umfassen [vgl. Greenbergs *emotional schemes* (2011)]. Sie sind als ganze Situationen im Episodengedächtnis erhalten. Das wiederholte Erleben der gleichen Episode führt zur Entwicklung einer *generalisierten Episode*. Diese *generalisierte Episode* ist nun keine Erinnerung mehr, sondern eine Abstraktion, ein Prototyp vieler gleicher oder ähnlicher Erfahrungen. Stern [1992 (1985)] spricht von einer generalisierten Interaktionsrepräsentanz, einer sog. RIG (›representation of interaction generalized‹). Eine generalisierte Interaktionsrepräsentanz ist zu verstehen als eine individuell gebildete persönliche Erwartung darüber, wie z. B. eine soziale Interaktion ablaufen wird […]. Solche Erwartungen stellen eine Struktur des Erlebens dar, die geschichtlich gewachsen und individuell entwickelt ist« (Oberhoff, 2006 [2000], S. 57f. [Herv. i. O.]).

Wenn wir mit Daniel Stern (1992 [1985]), Fosshage (1995) und Stolorow (Stolorow et al., 1996 [1987]) davon ausgehen, dass generalisierte Interaktionsrepräsentanzen als Schemata unser Erleben sozialer Situationen bestimmen und dass diese Repräsentanzen Wahrnehmungen, Affekte und Handlungen umfassen, dann ist möglicherweise auch davon auszugehen, dass diese Repräsentanzen nicht nur die Affekte und Gefühle der Person selbst, sondern auch von deren Gegenüber enthalten. Das sogenannte »Täterintrojekt« traumatisierter Personen richtet sich ja häufig mit hoher affektiver Besetzung in Selbstabwertung oder Selbstverletzung gegen die eigene Person des Opfers.

In meiner Theorie der »dialogischen Struktur des Selbst« (Boeckh, 2011) habe ich die Selbstbeziehung als basierend auf der internalisierten Beziehung zwischen dem Kind und seinen wesentlichen Bezugspersonen dargestellt. Insofern enthält die Selbstbeziehung nicht nur die Gefühle und Affekte des Kindes, sondern auch die seiner relevanten Bezugspersonen. Wird diese Beziehung auf neue soziale Beziehungen projiziert, so kann es sein, dass im Kontakt zu anderen die Rolle des Vaters, der Mutter oder von Geschwistern eingenommen wird, mit allen dazugehörigen Affekten und Gefühlen. Ein klassisches Beispiel ist das Kind, das von seiner Mutter gescholten wird und das anschließend in der Mutterrolle mit seiner Puppe schimpft.

Anna Freud nennt das in ihrem Standardwerk *Das Ich und die Abwehrmechanismen* (2006) übrigens die »Identifizierung mit dem Angreifer« (S. 109–120). Sie hält diese Identifizierung für einen Abwehrmechanismus, der es dem Kind erlaubt, seine unterworfene Position zu verlassen. Hier richtet sich die aggressive Energie allerdings nicht gegen die eigene Person, sondern nach außen, wie beim sogenannten »Fahrradfahrer« der nach oben buckelt und nach unten tritt.

Ich gehe davon aus, dass bei allen Erlebnissen, die zu *generellen Interaktionsrepräsentanzen*, also zu Schemata der sozialen Interaktionserfahrung werden, immer alle beteiligten Rollen inklusive der entsprechenden Gefühle und Impulse übernommen werden. Welche Seite dann ausgelebt wird, mit welchem Anteil sich die Person in aktuellen sozialen Situationen handelnd identifiziert, – welcher Anteil des *Selbst* zum *Ich* wird –, ist dann allerdings von vielen situativen und persönlichen Faktoren abhängig. Das traumatisierte Menschen die aggressive Energie eher gegen sich selbst richten, hat wohl damit zu tun, dass das Ausleben der natürlichen Empörung und Wut in der Situation der Traumatisierung zu einer zusätzlichen Gefährdung geführt hätte.

Wenn wir davon ausgehen, dass in einer aktuellen Situation nicht nur die aktuellen Bedürfnisse der jeweiligen Person und ihre Einschätzung der momentanen Situation für ihre erlebten Gefühle entscheidend sind, sondern dass auch alle Vorerfahrungen mit aktualisiert werden, die mit diesen Bedürfnissen und mit dem Erleben der bedürfnisrelevanten Situation verbunden sind, und wenn wir darüber hinaus noch annehmen, dass in der aktuellen Situation relevante andere Personen eine Rolle spielen, deren Bedürfnisse und entsprechenden Gefühlslagen mit entscheidend sind, dann ergibt sich daraus auf der Gefühlsebene dieser Person eine Gemengelage, die verständlicherweise nicht nur vielschichtig, sondern auch in sich widersprüchlich sein kann.

Friedemann Schulz von Thun verdeutlicht dies anschaulich in seinem Bild vom »Inneren Team« (2008). Wo bleibt dann das *Ich*, das ein bestimmtes Bedürfnis hat, das sich von den anderen abgrenzt, das in Kooperation mit den anderen oder auch gegen diese handelt? Bleiben bei dieser Gemengelage nicht nur faule Kompromisse und innere Blockaden übrig? Wenn wir die Gefühle der anderen aufgrund der Spiegelneuronen und der dialogischen Struktur unseres *Selbst* quasi als unsere eigenen fühlen, dann ist das ganze soziale Szenario widersprüchlicher Interessenlagen ein innerer Kampfplatz, bei dem alle Anteile gewissermaßen Teile unseres *Selbst* sind. Das Problem besteht dann natürlich darin, dass es keine Gewinner und keine Verlierer geben kann. Die unterlegene Seite bleibt ein Teil des *Selbst* und unterminiert das Selbstgefühl, wie Hegel das in seinem berühmten Kapitel »Herrschaft und Knechtschaft« in der *Phänomenologie des Geistes* (1986 [1807]) bereits zutreffend beschrieben hat. Wer entscheidet aber schließlich diese Auseinandersetzungen? Es sind zum einen die in einer bestimmten Kultur gültigen sozialen Werte und Normen als Richtschnur und Legitimationsbasis sowie die diesen entsprechenden Rollenerwartungen und zum anderen die aktuellen und die früher erlebten Machtverhältnisse, die Menschen dazu bringen, ihre Bedürfnisse nach Selbsterhalt und Selbstverwirklichung gegenüber den Interessen anderer zurückzustellen, sich ihnen unterzuordnen oder sie gegenüber anderen mehr oder weniger rücksichtslos durchzusetzen oder – im positiven Fall – sie mit anderen fair auszuhandeln.

In der Gestalttherapie wird dieser innere bzw. äußere Kampf allerdings nur zum Teil beleuchtet. Deshalb möchte ich im Folgenden die existierenden Theoriebausteine zu diesem Thema zusammenfassend darstellen und entsprechend den Erkenntnissen über die Beziehungsaspekte der Gefühle und die Spiegelneuronen-Forschung ergänzen.

Gefühle in der Theorie und der Methodik der Gestalttherapie

Drei relevante Theoriebausteine der Gestalttherapie

Fritz Perls' »Theorie der Schichten der Neurose« (vgl. 2002 [1974]) beschreibt den Durchbruch zu den eigenen Gefühlen durch die schmerzhafte Lösung von den sozialen Rollenerwartungen. Sind die Gefühle durch die Verstrickungen im

Netz dieser Erwartungen – wie eben beschrieben – widersprüchlich und eher blass, so führt die Konzentration auf die eigenen Bedürfnisse und Gefühle letztlich zum Durchbruch der oftmals verdrängten eigentlichen Gefühle. Greenbergs (2011) Unterscheidung der primären und sekundären Gefühle ist mit dieser Theorie kompatibel.

In der »Theorie des Gestaltzyklus der Erfahrung«, einem aus der Gestaltpsychologie stammenden Konzept, erscheinen Bedürfnisse und entsprechenden Gefühle als »offene Gestalt«, welche die Wahrnehmung des bedürfnisrelevanten Umfeldes und die auf die Befriedigung des Bedürfnisses gerichtete Handlungen im Kontakt mit dem Umfeld steuern. Die inneren Kräfte, die gegen die Befriedigung der eigenen Bedürfnisse gerichtet sind, erscheinen als Vermeidungsmechanismen bzw. als Kontaktunterbrechungen. Manche AutorInnen, zum Beispiel Martina Gremmler-Fuhr (1999), sprechen allerdings auch von Kontaktfunktionen, weil sie den sozialen Aspekt dieser Vermeidungsmechanismen spüren.

Eine dritte relevante Theorie ist die »Theorie des Selbst und seiner Funktionen«. Sie wird insbesondere im Grundlagenwerk *Gestalt Therapy. Exitement and Growth in Human Personality* (1951) von Fritz Perls, Hefferline und Goodman dargelegt. Diese Theorie ist noch deutlich mit dem Freud'schen (1923b) Modell von Es, Ich und Überich verwandt und unterscheidet die Es-, die Ich- und die Persönlichkeitsfunktion des *Selbst*. In der Beschreibung der einzelnen Selbstfunktionen weicht sie dann allerdings von Freuds Modell deutlich ab:

- Die *Es-Funktion* ist bestimmt durch die Bedürfnisse, die im Rahmen der *organismischen Selbstregulation* als *offene Gestalten* auftauchen und die Organisation des *Organismus-Umwelt-Feldes* in der *Figur-Hintergrund-Bildung* und im *Kontakt* zwischen Organismus und Umwelt steuern.
- Die *Ich-Funktion* bezieht sich auf die Unterscheidung von *Ich* und *Nicht-Ich*, was im Zusammenhang mit der Frage nach den eigenen Bedürfnissen und Gefühlen und den Bedürfnissen und Gefühlen der anderen natürlich von großer Bedeutung ist. Das heißt, auch wenn ich die Bedürfnisse und Gefühle der anderen so spüren kann, als wären sie meine eigenen, besteht doch die Möglichkeit, zwischen eigenem und Fremdem zu unterscheiden. Das ist der Unterschied zwischen *Konfluenz* und *Abgrenzung* im Kontakt. Das eigene Bedürfnis nach Zugehörigkeit und Anerkennung durch die anderen setzt dabei allerdings der egoistischen Durchsetzung von Bedürfnissen eine deutliche Grenze.
- Die *Persönlichkeitsfunktion* beschreibt die Aufrechterhaltung der eigenen Identität als Person und damit auch die von der Gestalttherapie vielfach kritisierte Verfestigung bestimmter Erlebens- und Handlungsmuster.

Wenn wir die drei gestalttherapeutischen Theorie-Bausteine betrachten, fällt als gemeinsamer Nenner eine starke Ich-Zentrierung auf:

- Theorie der *Schichten der Neurose*
- Theorie der *organismischen Selbstregulation im Organismus-Umwelt-Feld*
- Theorie der *Selbstfunktionen*

Konterkariert wird diese Tendenz der Gestalttherapie allerdings durch die Bezugnahme auf die Begegnungsphilosophie Bubers, der in seinem zentralen Werk *Ich und Du* (1979 [1922]) die Beziehung und Begegnung als Grundlage des *Selbst*-Verständnisses postuliert hat. Dieser vor allem von Laura Perls aufgegriffene Buber'sche Ansatz ist grundlegend für den zunehmend wichtigeren Zweig der Gestalttherapie geworden, nämlich die *relationale* oder auch *dialogische Gestalttherapie*. Auch wenn diese sich anfangs vor allem auf die therapeutische Beziehung bezogen hat, ist sie doch auf die gesellschaftlichen Implikationen der Gestalttherapie erweitert worden (z.B. von Spagnuolo Lobb, 2017).

Wenn wir diese durch Buber inspirierten Erkenntnisse über die therapeutische Beziehung ausweiten auf eine Theorie des *Selbst* und die Erkenntnisse der Spiegelneuronen-Forschung über empathische Vorgänge und die damit zusammenhängende soziale Vernetzung mit einbeziehen, müssen wir die bisherige Selbsttheorie der Gestalttherapie dringend um eine entsprechende soziale Dimension erweitern, die nicht nur die »objektive« Seite des Umweltfeldes, sondern auch seine »subjektive« Seite, das heißt die interne Repräsentation der sozialen Beziehungen, mit einbezieht.

Die Sozialfunktion des *Selbst* – ein Desiderat der Gestalttherapie

Was meines Erachtens in der Selbsttheorie der Gestalttherapie fehlt, ist eine positiv beschriebene Rolle der/des anderen. Ich würde sie in Anlehnung an die drei beschriebenen Selbstfunktionen als die *Sozialfunktion des Selbst* beschreiben wollen. Sie bezeichnet zum einen die Fähigkeit, die Haltungen, Bedürfnisse und Gefühle anderer den eigenen vergleichbar zu spüren und zum anderen diese Bedürfnisse und Gefühle als den eigenen gleichwertig zu erleben. Sie impliziert dadurch auch eine ethische Komponente (vgl. Boeckh, 2012).

Beziehen wir diese Erkenntnisse auf die »Theorie der organismischen Selbstregulation«, dann wird diese um eine soziale Regulation erweitert und die sogenannten Vermeidungsmechanismen oder Kontaktunterbrechungen werden auch zu möglichen Kontaktfunktionen.

Bezogen auf die »Theorie der Schichten der Neurose« wird aus der Ebene des Rollenspiels eine Ebene, welche die soziale Wirklichkeit abbildet, die aber oft auch deutlich im Widerspruch zu den Bedürfnissen und Gefühlen der KlientInnen steht, bei denen Konventionen statt der wirklichen Bedürfnisse der Beteiligten die Hauptrolle spielen.

Die Arbeit mit dem leeren Stuhl

Nachdem ich hier kritisch angemerkt habe, dass auf theoretischer Ebene die soziale Dimension zu wenig einbezogen wurde, kommt jetzt die »gute Nachricht«, dass auf der Ebene der gestalttherapeutischen methodischen Praxis diese Dimension – nicht nur bei Laura Perls, sondern auch bei Fritz Perls – die anderen schon immer durch die »Arbeit mit dem leeren Stuhl«[7] mit einbezogen hat. Insbesondere geht es dabei natürlich um die Identifikation mit anderen durch die Einnahme deren Position auf dem leeren Stuhl. Hierdurch wird das, was durch die Spiegelneuronen quasi automatisch passiert, bewusst nachvollzogen. Die Identifikation mit der/dem anderen durch die bewusste Übernahme ihrer/seiner Rolle lässt die oft problematische Mischung der verschiedenen Interessen- und Gefühlslagen wieder zu einer klaren Unterschiedlichkeit werden, die in der Dialogarbeit zu neuen Lösungen führen kann. Hier können dann auch gegenseitige Blockaden aufgehoben, neue gangbare Kompromisse gefunden und alte *generalisierte Interaktionsrepräsentanzen* wieder in den Vordergrund kommen und bearbeitet werden.

Ein Beispiel aus der Praxis

Ein Klient berichtet über einen latenten Konflikt mit seiner Vorgesetzten. Seit seiner Anstellung in einer sozialtherapeutischen Einrichtung vor einem Jahr würde er nicht so eingesetzt, wie dies ursprünglich vereinbart war und seiner Qualifikation entspräche. Eine Kündigung, an die er schon öfter gedacht habe, käme nicht infrage, weil er durch Haus und Kinder örtlich gebunden sei. Er sei zunehmend wütend, inzwischen aber auch etwas resigniert, weil sich nichts ändern würde. Er

7 Der »leere Stuhl« dient dabei als Projektionsfläche und Platzhalter für Bezugspersonen, die für die KlientInnen im Zusammenhang mit einem bestimmten Thema bedeutsam, aber abwesend sind oder für einen Persönlichkeitsanteil oder ein Gefühl der KlientInnen.

käme sich vor wie auf einem Abstellgleis. Ob er das mit seiner Chefin schon besprochen habe, ist meine Frage. Er reagiert darauf ausweichend und meint, man könne mit ihr nicht reden.

Zuerst lasse ich ihn zwei Stühle für den inneren Konflikt zwischen seiner Wut und seiner Resignation aufstellen. Er positioniert diese Stühle einander gegenüber. Bei dem Versuch seine Wut auszudrücken, wird er immer leiser, sodass ich ihn bitte, auf den Stuhl der Resignation zu wechseln. Hier spürt er nicht nur Resignation, sondern vor allem auch Trauer. Wozu diese Trauer denn gehöre, frage ich. Er sagt, dass sie mit seiner Mutter zusammenhinge, die er oft sehr resigniert erlebt hätte und die ihm immer vermittelt hätte, dass man sich – so wie sie selbst – in sein Schicksal fügen müsse. Was er jetzt spüre, frage ich. Wut darauf, dass er sich immer so schnell gefügt habe, sagt er. Ich bitte ihn, wieder auf den Stuhl der Wut zu wechseln. Als er dort Platz nimmt, frage ich ihn, wo sich das Gefühl von Resignation und Trauer jetzt befände. Er platziert den Stuhl der Resignation direkt neben sich, das heißt, die Resignation blockiert ihn nicht mehr, aber beeinflusst ihn noch stark. Jetzt bitte ich ihn, vom Stuhl der Wut aus seiner Chefin zu sagen, was er von ihr möchte. (Deren Position wird mit einem Stuhl ihm gegenüber markiert.) Er erklärt ihr langatmig und relativ unklar sein Anliegen. Ich bitte ihn jetzt, auf dem Stuhl der Chefin Platz zu nehmen und frage ihn, wie er sich dort fühlt. Er schildert zum einen Unsicherheit und Ängstlichkeit, zum anderen den Impuls, das unklar vorgetragene Anliegen so schnell wie möglich vom Tisch zu bekommen. Ich bitte ihn jetzt, den Stuhl der Resignation wegzustellen und seine Wut einmal ungebremst zu zeigen. Seine Hemmung ist deutlich. Daher fordere ich ihn auf, den Auftritt wie ein Theaterstück zu gestalten, in dem er dies nur als Rolle spielt. Das gelingt ihm dann sehr gut. Ihm wird aber sofort klar, dass ein solcher Auftritt seine Kündigung zur Folge hätte. Dann bitte ich ihn, den Stuhl der Resignation so nah an den Stuhl der Wut zu stellen, dass er seine Klarheit nicht beeinträchtigt, aber seine Wut soweit dämpft, dass sie für die Chefin nicht verletzend ist. Er stellt den Stuhl der Resignation etwa einen Meter neben den Stuhl der Wut. Jetzt formuliert er sein Anliegen sehr klar und nicht verletzend. In der Rolle der Chefin (auf ihrem Stuhl sitzend) erlebt er, dass sie jetzt auf sein klar geäußertes Anliegen besser eingehen kann und sich nicht mehr so verunsichert und ängstlich fühlt. Möglicherweise bezog sich die Ängstlichkeit, die er auf ihrem Stuhl erlebt hatte, ja auf seine latente Wut.

Im Anschluss an die Stuhlarbeit bitte ich den Klienten noch, sich genau zu überlegen, wann und in welchem Kontext er das Gespräch mit seiner Chefin suchen möchte. Erfahrungsgemäß wird nämlich der konkreten Umsetzung der Ergebnisse in der therapeutischen Arbeit zu wenig Raum gegeben. In seiner Reflexion der Arbeit mit dem »leeren Stuhl« wird ihm deutlich, dass es ihm offensichtlich wichtiger ist, die Ängstlichkeit der Chefin zu berücksichtigen als die eigenen Interessen durchzusetzen.

Reflexion des Prozesses

Dass die bei der Chefin gespürte Ängstlichkeit auch mit einer alten Interaktionsrepräsentanz, einem alten emotionalen Schema, das sich bei dem Klienten in der Beziehung zu seiner Mutter gebildet hatte, zusammenhängt, ist in der Arbeit deutlich geworden. Die Mutter hatte mit ihrer Resignation und Ängstlichkeit seine vitalen Gefühle und Impulse gedämpft. Die Verinnerlichung dieser Dynamik, in der beide Seiten Teil des *Selbst* geworden sind, hat zu einer inneren Dynamik zwischen Wut und Resignation geführt, die sich in späteren Beziehungskonstellationen – hier zwischen ihm und seiner Chefin – wieder aktualisiert hat. Durch seine latente Wut erzeugt er bei ihr die Ängstlichkeit, auf die er dann wiederum – wie in der Beziehung zu seiner Mutter – Rücksicht nimmt, indem er sich selbst resignativ dämpft. Das Ergebnis ist eine Frustration seiner Wünsche, die ihn entsprechend wütend macht – ein Teufelskreis.

Der Klient erlebt also nicht nur seine »eigenen« Wünsche, Bedürfnisse und entsprechenden Gefühle, sondern auch die Gefühle seiner Mutter und dann in der Aktualisierung auch die seiner Chefin. Diese Gefühle sind dann eher handlungsleitend, als seine eigenen Bedürfnisse, die sich im Gefühl der Wut, die nicht ausgedrückt werden darf, »maladaptiv« zeigt.

Greenberg (2011) zufolge könnte man hier von primären und sekundären Gefühle sprechen. Diese Sichtweise zeigt zwar, dass beide Gefühlslagen, Wut und Resignation, bei dem Klienten vorhanden sind, sie macht aber nicht deutlich, dass diese beiden Gefühle zu einer verinnerlichten Interaktion gehören, deren beide Seiten zu Teilen des *Selbst* des Klienten geworden sind. Interpretiert man diese widersprüchlichen Gefühle nicht als »Gefühlsschichten«, sondern als Pole einer verinnerlichten Interaktionsdynamik, können sie durch eine »psychodramatische« Rekonstruktion wieder »ins Spiel kommen«, bearbeitet werden.

Erst diese Analyse der inneren und der korrespondieren äußeren sozialen Dynamik und die erlebnisorientierte Bearbeitung ermöglichen dann die Entwicklung von »adaptiven« Gefühlen, was zu einer befriedigenden Interaktion mit der Chefin führen kann.

Gefühle in der therapeutischen Beziehung

Eine Arbeit zum Thema »Die Rolle der Gefühle in der Gestalttherapie« wäre unvollständig, wenn nicht zumindest ein Hinweis auf die Gefühle in der therapeutischen Beziehung gegeben würde. In der Gestalttherapie geht es um das Erleben einer authentischen und tragenden Beziehung mit allen Gefühlsaspekten als heilsamer Alternative zum vorherigen Beziehungserleben.

Es geht aber natürlich auch um alle Fragen von Übertragungs- und Gegenübertragungsgefühlen. Therapie bewegt sich hierbei zwischen dem Verstehen von Übertragungs- und Gegenübertragungsgefühlen als Ausdruck früherer prägender Beziehungserfahrungen der KlientInnen und dem Bearbeiten der Übertragung als Störung eines authentischen lebendigen Kontaktes, der vor allem an der Frische der erlebten primären Gefühle erkannt werden kann.

Negative Gefühle[1]

Soziale Funktion und Rolle in der Therapie

> »Wer mit Ungeheuern kämpft, mag zusehn, daß er nicht dabei zum Ungeheuer wird. Und wenn du lange in einen Abgrund blickst, blickt der Abgrund auch in dich hinein.«
>
> *Nietzsche* (Jenseits von Gut und Böse *[Aph. 146], 1886)*

Jede bzw. jeder von uns kennt den Spruch: »Eifersucht ist eine Leidenschaft, die mit Eifer sucht, was Leiden schafft.« Wem die Eifersucht Leiden verschafft – der/dem Eifersüchtigen oder der/dem, auf die/den sich die Eifersucht richtet – ist dabei noch nicht ausgemacht. Meistens trifft sie beide Seiten. Eifersucht ist aber nur eines von vielen negativen Gefühlen. Es gibt in den in der Literatur darüber aufgeführten Listen mehr schlechte als gute Gefühle. Das korrespondiert auch damit, dass von den sechs oder sieben Gefühlen, die interkulturell am Gesichtsausdruck erkannt werden können, die Mehrzahl negative Gefühle sind. Den negativen Gefühlen (Trauer, Angst oder Furcht, Ekel, Verachtung, Wut, Zorn oder Ärger) stehen nur zwei positive, an der Mimik erkennbare, Gefühlsausdrücke gegenüber, nämlich Freude und Überraschung – wobei diese ja auch zwiespältig sein kann.

Offensichtlich sind Gefühle also nicht nur innere Befindlichkeiten, sondern vor allem wichtig als soziale Kommunikationsmuster, das heißt sie verbinden Beziehungsbotschaften mit inneren Befindlichkeiten. Und hierbei scheint der differenzierte Ausdruck negativer Befindlichkeiten evolutionär wichtiger zu sein als die detaillierte Darstellung positiver Befindlichkeiten.

Negative Gefühle steuern auf diese Weise nicht nur Nähe und Distanz, sondern auch Kampf- oder Fluchtimpulse sowie soziale Rangordnungen. Sie sind eng mit den herrschenden kulturellen und sozialen Ordnungen verbunden, werden von diesen überformt und geprägt und festigen diese. So fördert der Neid die wirtschaftliche Konkurrenz und wird auch von dieser hervorgebracht. Eifersucht stabilisiert die Beziehungs- und Familienstruktur und wird von deren Kultur begünstigt.

---

1 Unveröffentlichter Vortrag von Boeckh (2015a [vgl. Drucknachweise]).

Bei der Recherche zu diesem Thema bin ich vor allem auf die Abwertung der negativen Gefühle gestoßen – sie gelten als etwas Störendes, das abzulehnen oder aufzulösen ist. Im Gegensatz dazu bin ich der Meinung, dass sie durchaus eine wichtige Funktion haben und zuerst einmal angenommen und in ihrer Bedeutung verstanden werden müssen, bevor sie sich auflösen können.

Als *negative Gefühle* bezeichne ich nicht nur alle Gefühle, Affekte und dadurch bestimmte Impulse, die sich im Gegensatz zu *guten Gefühlen* schlecht anfühlen (z.B. ungeliebt, allein, traurig oder verletzt, sauer, neidisch oder eifersüchtig zu sein) und die mit körperlichem oder seelischem Unwohlsein verbunden sind. Dies ist die Innenperspektive, die mit der Außenperspektive in einem engen Zusammenhang steht. Als *negative Gefühle* möchte ich auch all jene Gefühle, Affekte und damit verbundene Impulse bezeichnen, die als böse, schlecht, negativ, unangemessen oder unangepasst, pervers, widernatürlich, asozial etc. eingeschätzt werden. Das ist die Außenperspektive, die sicherlich vom gegebenen soziokulturellen Rahmen abhängig ist.

Diese Aufzählung macht bereits deutlich, dass es sich bei dieser Kategorisierung um Bewertungen handelt, die nicht unabhängig von einem gesellschaftlichen oder kulturellen Hintergrund zu verstehen sind. Es kann sich dabei aber auch um Affekte und Gefühle handeln, die in einer Kultur als selbstverständlich, in einer anderen dagegen als völlig unangemessen betrachtet werden. So zieht in einigen traditionellen Kulturen die Verletzung der Stammes- oder Familienehre Formen der Rache nach sich, die in unserer Kultur unvorstellbar sind. Bekannte Extrembeispiele hierfür sind die Blutrache und der Ehrenmord. Religionen als Hüterinnen der Moral weisen lange Listen nicht nur von Handlungen, sondern auch von Bedürfnissen, Gefühlen und Affekten und sogar Gedanken auf, die unter dem Stichwort der Sünde oder Todsünde firmieren und Sanktionen im Diesseits oder auch im Jenseits zur Folge haben. Solche Gefühle und Affekte sind oft dann erlaubt, wenn sie im »Dienste der guten Sache« erlebt und umgesetzt werden.

Als Therapeutinnen und Therapeuten sind wir es gewohnt, mit depressiven oder ängstlichen PatientInnen zu arbeiten, Depression als Unterdrückung von Gefühlen zu begreifen und den PatientInnen beim Spüren von Wut oder Trauer zur Seite zu stehen. Gefühle der Angst, Scham, Trauer oder Unsicherheit sind vielfach der Hintergrund seelischer Verstimmungen, die Menschen zu Leidenden, zu PatientInnen machen. Kommt aber jemand mit »perversen« Wünschen, mit Gier, Macht- und Besitzstreben, Groll oder Rachegefühlen, Hass, Neid, Eifersucht, Mordlust, sadistischen Anwandlungen, masochistischen Bedürfnissen oder Schadenfreude in unsere Praxis, so wendet sich das Blatt. Unser Einfühlungsvermögen weicht einer eigentümlichen Befangenheit, einem Befremden, vielleicht auch einer moralisierenden Haltung.

Wir fragen uns, ob diese negativen Gefühle eine Folge von Frustrationen – die Aggressionen erzeugen – sind, von Mangel an Anerkennung, Lieblosigkeit im Elternhaus, Mobbing-Erfahrungen oder ähnlichen strukturellen oder akuten traumatischen Erfahrungen oder ob sie mit mangelnder Impulskontrolle oder vielleicht auch einfach mit schlechtem Charakter, schlechter Prägung, problematischen Vorbildern zu tun haben und insofern Ausdruck einer Persönlichkeitsstörung[2] sind.

Nach Freuds (1923b) Vorstellungen der Entwicklungspsychologie sind diese Gefühle und Impulse allerdings durchwegs normale Bestandteile der phasenspezifischen Triebimpulse des kindlichen Seelenlebens und führen aufgrund ihrer sozialen Unverträglichkeit zu mehr oder weniger heftigen Sanktionen, die im Überich verinnerlicht, zu deren Abwehr führen. Sie werden verdrängt, führen zu Reaktionsbildungen, werden projiziert oder anderweitig aus dem Bewusstsein verbannt und treiben, solchermaßen abgespalten, ein oft unbewusstes Eigenleben, das in allen möglichen körperlichen, seelischen oder sozialen Symptomen zum Ausdruck kommen kann.

Soziologische und anthropologische Aspekte

Nicht alle negativen Gefühle sind angeboren, sondern im Gegenteil in ihrer Ausformung sehr von der herrschenden Gesellschaftsordnung und Kultur abhängig. Hier müssen wir unterscheiden zwischen negativen Gefühlen, die als sozial konform bezeichnet werden und solchen, die als dissozial oder asozial gelten. Während das absichtliche Töten eines Menschen zu Friedenszeiten als höchst verwerflich gilt und mit einer lebenslänglichen Freiheitsstrafe bzw. mit der Todesstrafe geahndet wird, ist es in Kriegszeiten die Pflicht des Soldaten, den Feind

2 Otto Kernberg (2006 [1983]) hat sich intensiv mit den Persönlichkeitsstörungen befasst, die mit solchen abgewerteten Gefühlen, Affekten und Impulsen einhergehen. Narzissmus und Borderline-Störungen sind als sogenannte frühe Störungen durch unreife Abwehrmechanismen (Spaltung, Idealisierung, Abwertung etc.), durch instabile Selbst- und Fremdrepräsentanzen und vor diesem Hintergrund auch durch mangelnde Impulskontrolle und instabile Beziehungen gekennzeichnet. Ob diese Merkmale nicht auch Merkmale unserer gegenwärtigen Kultur sind und nicht nur Störungen Einzelner sollte man sich fragen, wenn man die enge Verbindung von Gefühlslagen, Abwehrmechanismen und vorherrschender Kultur sieht.

gegebenenfalls zu töten. Die dazu notwendige Aggression ist im ersten Fall häufig als persönliches Mordmotiv nachvollziehbar aber illegitim, im zweiten Fall über eine gemeinsame Ideologie künstlich erzeugt und daher legitim.

Anthropologisch ist der Mensch zur Liebe und zum Töten, zur Selbstannahme oder zum Selbstmord, zu Unterwerfung oder Machtausübung, zu Flucht oder Kampf fähig. Es sind die sozialen Situationen und natürlich auch seine persönliche Geschichte, die das eine oder das andere fördern. Die Freiheit, sich moralisch zu verhalten, sich also gegen diese Affekte und Emotionen zu stellen, ist – anthropologisch betrachtet – weniger gesichert als die Potenzialität des Guten und des Bösen.

Libidinöse und aggressive Affekte und Emotionen finden sich in jeder Kultur. Sicherlich gibt es aggressivere und weniger aggressive Zivilisationen oder Gesellschaftsmodelle, die weniger aggressiv und restriktiv sind als andere. Vieles davon hängt auch mit den sozioökonomischen Bedingungen zusammen, innerhalb derer sich eine Kultur entwickeln kann. Der Stoff, aus dem klassische Dramen entstehen, ist eher in archaischen Kulturen zu finden, in denen die Ehre des Clans, sein Besitz und seine Macht über den natürlichen Bedürfnissen steht, wo Konkurrenz noch mit dem Schwert und nicht mittels Finanzmanipulationen ausgetragen wird. Aber auch moderne Kulturen erzeugen ihre Dramen, wie wir zum Beispiel von Arthur Millers »Tod eines Handlungsreisenden« wissen.

Phylogenetisch betrachtet hätte sich die Menschheit nicht ohne beide Formen der Affekte bzw. Gefühle entwickeln können. Sowohl libidinöse als auch aggressive Affekte und Emotionen haben zur Erhaltung der Menschheit beigetragen. Die dichotome Unterscheidung von Libido und Aggression bzw. Todestrieb, wie wir sie aus der Psychoanalyse kennen, ist hierbei meines Erachtens auch eher problematisch zu sehen. Libidinöse Affekte enthalten immer auch ein positives aggressives Potenzial, ohne das sie überhaupt nicht zur Geltung kämen. Destruktive Aggressionen gegen andere und gegen die eigene Person sind oft Folge der unterdrückten positiven, libidinösen Aggressivität.

Aktivität und Durchsetzungsfähigkeit einerseits, Rücksichtnahme und Leidensfähigkeit andererseits, Bindung und Abgrenzung, Abhängigkeit und Autonomie sind mit den dazugehörigen Formen von Emotionen und Affekten in der Entwicklung der Sozialformen der Vergesellschaftung und damit auch der Formen psychischer Strukturen notwendig gewesen. Das bedeutet keineswegs, dass dies alles funktional wäre, dass es keine sozialen und psychischen Störungen gäbe, dass Aggression und Libido nicht zu furchtbaren Verstrickungen führen könnten, dass der Widerspruch zwischen gesellschaftlichen Normen und persönlichen Bedürfnissen nicht allenthalben Stoff für berühmte und auch für verborgene alltägliche Dramen sein könnte. Alle kulturellen Anstrengungen innerhalb des Prozesses der Zivilisation (vgl. Elias, 1939) zielen immer wieder auf die Integration dieser Konflikte, auf die Befriedung der sozialen und psychischen Widersprüche. Aber die Decke dieser Zivilisation ist dünn und es gibt immer wieder individuelle und kollektive Durchbrüche, die – wie im sogenannten Dritten Reich – zum vollständigen kollektiven Zusammenbruch einer Zivilisation führen können. Ob – wie Konrad Lorenz in einer Vorlesung über Verhaltensforschung 1971 in München behauptet hat – die kollektive Abfuhr von Aggressionen in sportlichen Großveranstaltungen eine Lösung des zivilisationsbedrohenden Themas »Aggression« darstellt oder die tägliche projektive Abfuhr von Aggressionen in Krimis oder aber ob wir uns immer wieder auf das Einbrechen des zivilisatorischen Prozesses einstellen müssen, wird die Geschichte entscheiden. Dass wir zu technisch immer ausgefeilterer Aggression fähig sind und auf diese Weise den Bestand der Menschheit gefährden können, ist auf alle Fälle sicher.

Destruktive und aggressive Affekte und Emotionen, ob sie nun ursprünglich und notwendig sind, wie die Nahrungsaufnahme oder die Naturbearbeitung oder sekundär, wie bei der Verteidigung gegen »Fressfeinde« oder bei der Abwehr der Aggressionen anderer, ob sie sich gegen andere oder gegen die eigene Person richten, ob sie gruppen- oder personenbezogen sind – sie sind prinzipiell phylogenetisch vorgegeben und in ihrer speziellen Ausformung soziokulturell geformt.

Auch wenn neuere neuropsychologische Untersuchungen (Hüther, 2008) von der »Bahnung« von Aggressionen sprechen, diese also als erlerntes Verhalten verstehen, kann meines Erachtens davon ausgegangen werden, dass es in gewissem Umfang ein angeborenes Aggressionspotenzial gibt, das im Sozialisationsprozess ausgeformt, abgeschwächt oder verstärkt werden kann. Die These, dass die Abschwächung der Aggressivität in kollektiven Sozialisationsprozessen durch die internalisierte Unterdrückung von natürlicher Aggression dann in kollektive Aggression kanalisiert werden kann, ist nicht ganz von der Hand zu weisen, aber auch nicht der Schlüssel zur Lösung des Problems von kollektiver destruktiver Aggression.

Unterschiede bei Männern und Frauen

Vielfach statistisch belegt sind geschlechtsspezifische Unterschiede bei den *bad feelings*, zumindest insofern es sich um daraus hervorgehende Verhaltenskonsequenzen handelt.

Auch wenn in neueren, vor allem amerikanischen Untersuchungen (vgl. Amendt, 2013) nachgewiesen wurde, dass häusliche Gewalt in gleichem Maße von Männern und Frauen ausgeht, sind die Folgen dieser Gewalt offensichtlich sehr unterschiedlich. So liegt die Anzahl der inhaftierten Frauen bei nur etwa fünf Prozent. Der weibliche Anteil bei Morddelikten liegt bei etwa zehn Prozent. Depressionen kommen bei Frauen doppelt so häufig vor wie bei Männern. Alkoholismus ist im Verhältnis von etwa vier zu eins männlich. Man kann diese Liste beliebig fortsetzen und dann feststellen, dass es bezüglich der negativen Gefühle zum Teil extreme Unterschiede zwischen den Geschlechtern gibt, die zum einen möglicherweise genetische Ursachen haben und zum anderen sicherlich mit der klassischen Rollenverteilung und der geschlechtsspezifischen Sozialisation zu tun haben. Frauen sind im Allgemeinen sozial angepasster. Ihre negativen Gefühle führen also eher zu depressiven als zu aggressiven Verhaltensweisen.

Vom Reigen der Gefühle

Nicht nur bei den positiven Gefühlslagen kann man eher aktive und eher passive Gefühle unterscheiden. Jemand fühlt sich bzw. ist stark, offen(siv), aktiv, interessiert, lebendig, glücklich, vertrauensvoll, freundlich, liebevoll, gut(willig), gutmütig oder empathisch. Auch bei negativen Gefühlslagen sind solche Unterscheidungen möglich und sinnvoll. Wenn wir von passiv ohnmächtigen, negativen Gefühlslagen ausgehen, das heißt, jemand fühlt sich hilflos, deprimiert, beschämt, traurig, schuldig, verängstigt, erschreckt oder verletzt, dann erscheinen Gefühlslagen, in denen jemand gestresst, konfus, verbittert, misstrauisch, neidisch oder eifersüchtig ist, eher durch eine negative oder noch eher durch eine passive Haltung gegenüber der Umwelt geprägt zu sein. Ist hingegen jemand ärgerlich, bissig, zynisch, wütend, hasserfüllt, zornig oder aggressiv, dann verwandelt sich die passive negative Gefühlslage in ein aktives aggressives Verhalten. War das Selbstgefühl bei den passiv-negativen Gefühlen eher gering, dann steigt es mit dem Aktivitätsanteil der aktiven negativen Affekte.

Negative soziale Sanktionen und die Abhängigkeit, in der sich jemand aufgrund seiner untergeordneten sozialen Position und auch aufgrund seines Bedürfnisses nach Anerkennung und Zugehörigkeit befindet, bremsen allerdings in der Regel den aktiven Ausdruck dieser negativen Affekte. Kollektive Enthemmung bei Massenveranstaltungen (vgl. Le Bon, 2009 [1911]) oder die gesellschaftliche Legitimation von Gewalt (z. B. in Kriegshandlungen) können – genauso wie Alkohol – diese wichtige Bremse lösen. Merke: Das Überich ist in Alkohol löslich.

Positiv an diesem Ausdruck negativer Gefühle ist allerdings die Steigerung des Selbstwertgefühls, das vor allem bei den gegen die eigene Person gerichteten Gefühlen von Scham und Schuld leidet. Werden Ärger oder Wut im Sinne einer konstruktiven Auseinandersetzung mit der Umwelt und Mitwelt umgesetzt, kann aus den negativen Gefühlen wieder ein aktives positives Gefühl werden. Hier schließt sich also der Reigen der Gefühle zur positiven lebendigen Zuwendung hin. Insofern kann die Förderung der Aggression in der Therapie im Sinne der Förderung einer konstruktiven Auseinandersetzung zu einer aktiven und positiven Gefühlslage führen.

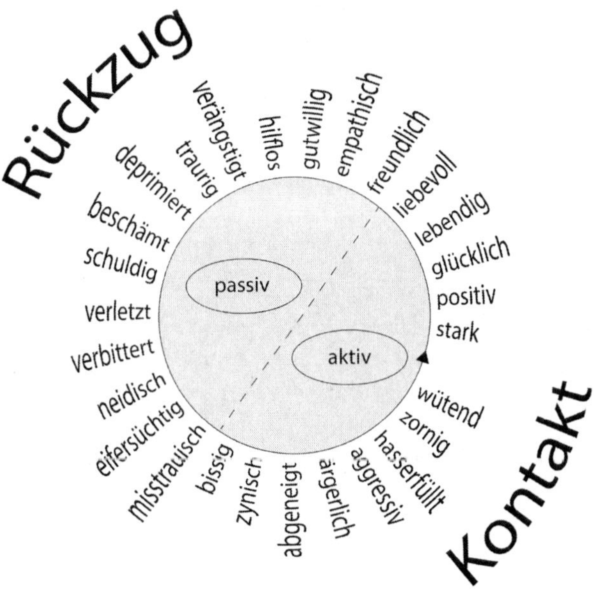

Abb. 1: Der Reigen der Gefühle

Soziale Funktionalität negativer Gefühle

Eine zentrale These lautet: Negative Gefühle sind funktionale Affekte und Emotionen, die nicht nur auf die Befriedigung persönlicher Bedürfnisse abzielen, das heißt das, was diesen im Weg steht, aus dem Weg räumen sollen, sondern vor allem der Wiederherstellung von sozialen Ordnungen dienen, weil sie hier als verschobene aggressive Energie Legitimität besitzen.

Ein Kind wird wütend, weil es nicht bekommt, was es haben will. Das ist ein Beispiel für negative Gefühle, die einsetzen, wenn die Befriedigung persönlicher Bedürfnisse von außen verhindert wird. Frühzeitig lernt dieses Kind aber, dass es nicht in Ordnung ist, wütend zu sein, seine Eltern oder Geschwister anzugreifen oder zu beleidigen. Es entwickelt sogenannte Abwehr- oder Vermeidungsmechanismen. Diese dienen der Angstabwehr: der Abwehr der Angst vor negativen Sanktionen und vor allem der Abwehr der Angst vor dem Verlust der sozialen Akzeptanz, ohne die kein Mensch leben kann. Die aggressive Energie wird also verdrängt, verleugnet oder gegen die eigene Person gerichtet. Das Kind lernt zu retroflektieren, das heißt, die aggressive Energie in Hemmung oder Selbstvorwürfe zu verwandeln. Es bildet eine Gewissensinstanz aus, die als »Überich« die soziale Anpassung kontrolliert. Eine der bahnbrechenden Erkenntnisse der Psychoanalyse ist, dass diese aggressive Energie nicht einfach dadurch verschwindet, dass sie verdrängt oder verleugnet wird. Sie wird dadurch zwar unbewusst, der Zusammenhang mit dem ursprünglichen Wunsch bzw. »Triebziel« ist nicht mehr deutlich, er bleibt aber als Energie bestehen und verwandelt sich in alle möglichen neurotischen oder psychosomatischen Symptome. Einer der wesentlichen Abwehrmechanismen ist hierbei die Projektion. Die Wünsche werden nicht bei sich selbst, sondern bei anderen wahrgenommen. Andere Menschen werden als gierig, aggressiv, neidisch oder auf Geltung und Gewinn ausgerichtet wahrgenommen. Diese Projektion richtet sich nicht nur auf Personen, sondern auch auf konkrete oder abstrakte Gruppen, die dann »zu Recht« moralisch verurteilt und möglicherweise auch bekämpft werden. In diese Verurteilung und in diesen Kampf kann die verdrängte Energie fließen und hier wird sie wirklich gefährlich, weil sie jetzt nicht nur der »obsoleten« persönlichen Bedürfnisbefriedigung dient, sondern vor allem der Durchsetzung sozialer Normen und Werte, die vor allem der Einschränkung der Bedürfnisse der Einzelnen zugunsten der Bedürfnisse der Gemeinschaft oder der Herrschenden dienen. Das lässt sich sehr gut am Katalog der sogenannten Todsünden und der Kardinaltugenden ablesen, wie ihn die katholische Kirche im Laufe ihrer über 2.000-jährigen Geschichte entwickelt hat.

Todsünden und Kardinaltugenden

Sünden entstehen nach der Lehre der katholischen Kirche aus den folgenden sieben schlechten Charaktereigenschaften und werden häufig fälschlich als »die sieben Todsünden« bezeichnet: *Superbia*/Hochmut (Stolz, Eitelkeit, Übermut),

Avaritia/Geiz (Habgier, Habsucht), *Luxuria*/Wollust (Ausschweifungen, Genusssucht, Begehren, Unkeuschheit), *Ira*/Zorn (Jähzorn, Wut, Rachsucht), *Gula*/Völlerei (Gefräßigkeit, Maßlosigkeit, Unmäßigkeit, Selbstsucht), *Invidia*/Neid (Eifersucht, Missgunst), *Acedia*/Faulheit (Feigheit, Ignoranz, Überdruss, Trägheit des Herzens).

Diesen schlechten Eigenschaften stehen die aus der klassischen griechisch-römischen Tradition stammenden weltlichen Tugenden (Weisheit oder Klugheit, Gerechtigkeit, Tapferkeit, Mäßigung) und die aus der christlichen Tradition stammenden Tugenden (Glaube, Hoffnung, Liebe) gegenüber. Sie ergeben die *sieben Kardinaltugenden*, die im katholischen Katechismus den *sieben Todsünden* gegenübergestellt werden.

Die schlechten Eigenschaften sind wohlgemerkt nur in ihrer Übertreibung als Sünden anzusehen. Im Kern haben sie durchwegs nicht nur die Funktion des Selbsterhalts, sondern dienen auch dem Erhalt der sozialen Ordnung. So haben zum Beispiel der Neid und das Machtstreben eine Funktion in der Konkurrenz innerhalb von Gemeinschaften. Sie sollen die soziale Balance in der Gemeinschaft erhalten. Eifersucht sichert den dauerhaften Bestand von Partnerbeziehungen, die für die Sicherung der Familien notwendig sind.

Diese funktionale Deutung erklärt, weshalb die negativen Gefühle sozial sinnvoll sein können. Sie können aber natürlich auch zu sehr viel Leid (Anfeindungen, Ausgrenzung, Mobbing etc.) führen. Aus diesem Grund sind viele soziale Verhaltensnormen darauf ausgerichtet, das Entstehen dieser negativen Gefühle zu vermeiden. In traditionellen Dorfgemeinschaften erkennt man die reichste Person in der Regel daran, dass sie am ärmlichsten gekleidet ist, um keinen Neid zu erwecken. In traditionellen indianischen Kulturen in Nordamerika gibt es die Institution des »Potlatch«, eines Verdienstfestes, bei dem Personen oder Familien, die Reichtum angehäuft haben, diesen wieder aufgeben durch das Ausrichten eines Festes für alle Gemeindemitglieder. Hierbei wird nicht nur konsumiert, sondern auch gegenständlicher Reichtum buchstäblich zerstört, zum Beispiel durch Zerschlagen von Geschirr oder Verbrennen von Decken. Das Ziel ist die Reduzierung des ökonomischen Unterschiedes und gleichzeitig der Aufstieg in der Statushierarchie innerhalb der Gemeinschaft.

Einer reicheren Dorfbewohnerin in einem kleinen Dorf in der Nähe von Veracruz in Mexiko empfahl der Schamane, zu dem sie wegen typischer Wechseljahresbeschwerden (fliegende Hitze, Schlafstörungen, Stimmungsschwankungen – vor allem depressiver Natur – und Gelenkschmerzen) gekommen war, ein Fest für alle Dorfbewohner auszurichten, da ihre Erkrankung aufgrund des Neides der anderen entstanden sei. Nachdem sie seinen Rat befolgt hatte, war sie wieder herzlich in die Dorfgemeinschaft integriert und es ging ihr deutlich besser (Boeckh, 1983 [eigene Feldforschung 1977]).

Wir brauchen aber nicht bis nach Lateinamerika zu gehen, um Beispiele für die soziale Funktion von negativen Gefühlen zu finden. ZivilrichterInnen sind hierzulande vorwiegend mit Grenzstreitigkeiten zwischen NachbarInnen beschäftigt. Die Projektion negativer Eigenschaften findet in der Regel auf die Personen und Gruppen statt, die einem selbst eher näher als ferner stehen. Man fragt sich: Warum vertragen sich diese Menschen eigentlich nicht? Sind Streit und Abgrenzung nicht nur unter Geschwistern die normale Form der sozialen Positionierung? In Schwaben heißt es bezüglich des Verhältnisses von Geschwistern: Vertragt ihr euch noch oder habt ihr schon geerbt? Der Mann, der an seiner Exfrau kein gutes Haar lässt, ist immer noch stinksauer, dass sie es gewagt hat, ihn zu verlassen. Hier geht es eindeutig nicht um Liebe, sondern um die Verletzung sozialer Regeln von Gerechtigkeit, verlässlicher Bindung, gegenseitigem Respekt etc.

Wenn wir diese Gefühle also nicht als autonome Triebregungen und möglicherweise als Zeichen von schlechtem Charakter oder als Persönlichkeitsstörungen sehen, sondern als zielgerichtete Energie zur Wiederherstellung einer sozialen Ordnung, dann ließe sich eher therapeutisch daran arbeiten. Der Anspruch an Gerechtigkeit, Respekt und Verlässlichkeit ist verständlicher und lässt uns als TherapeutInnen nicht so schnell in die Kiste der problematischen Persönlichkeitsstörungen greifen: (maligner) Narzissmus, dissoziale Persönlichkeitsstörung, querulatorische Persönlichkeitsstörung, Borderline-Persönlichkeitsstörung und was die diagnostischen Manuale noch alles hergeben.

Psychopathologische und soziopathologische Überlegungen

Natürlich sprechen wir von solchen Störungen erst dann, wenn die Affekte und emotionalen Reaktionen nicht mehr den jeweiligen Anlässen angemessen sind (wer beurteilt das?) und sich aus frühen oder früheren Störungen der Sozialbeziehungen bzw. von deren Fehlen ableiten lassen. Sie spiegeln in der Regel frühe Abwertungserfahrungen. Beziehungserfahrungen werden in emotionalen Schemata (vgl. Greenberg et al., 2003) gespeichert, in denen nicht nur die traumatischen Erfahrungen aufgehoben sind, sondern auch die Verhaltensdispositionen der daran beteiligten Personen. In der »Identifikation mit der Angreiferin/dem Angreifer« übernimmt das Opfer die scheinbar stärkere Position der Täterin/des

Täters und richtet sie gegen andere oder gegen sich selbst, es geht also entweder in die aggressive oder in die depressive Position. Das »Rollenspiel« wird dabei im Übrigen immer mit allen beteiligten Rollen übernommen.

Wir finden im kindlichen Rollenspiel noch recht harmlose Beispiele solcher Mechanismen: Das Kind schimpft seine Puppe aus, nachdem es von der Mutter gescholten wurde – vielleicht statt sich bei der Mutter über die Ungerechtigkeit der Zurechtweisung zu beklagen. Diese situative Übertragung eines aktuellen Beziehungsmusters kann bei strukturellen Beziehungsproblemen oder traumatischen Störungen zu einer habitualisierten Reaktion heranreifen und dann eben zur Persönlichkeitsstörung werden. Negative Gefühle entstehen, sobald das emotionale Schema getriggert wird, wobei schnell die Mücke zum Elefanten werden kann. Das funktioniert wie bei einer allergischen Reaktion. Bereits die kleinste Menge des Allergens kann die allergische Reaktion im Vollbild erzeugen. Hier bewegen wir uns also im Bereich der Psychopathologie, die allerdings ihre Wurzeln in einer Soziopathologie hat.

Negative Gefühle – seien sie aggressiver oder depressiver Natur – sind, wenn sie der jeweiligen Situation unangemessen sind, ein Zeichen für frühe oder frühere soziale Störungen und können als Versuch gewertet werden, diese sozialen Störungen wieder zu beheben. Dies geschieht ganz im Sinne des von Freud (1914g) geschilderten Wiederholungszwangs bzw. der in der Gestalttherapie beschriebenen Tendenz zum Schließen offener Gestalten.

Negative Gefühle in der Therapie

Tauchen Neid, Missgunst, Eifersucht, Rachegelüste, Hass und andere eher aktive negative Affekte und Impulse in der Therapie auf, so ist es wichtig, deren Hintergrund in der gegenwärtigen sozialen Situation und natürlich auch in den zurückliegenden Lebenserfahrungen zu sehen. Eine ausschließliche Fokussierung auf die Störung der Persönlichkeit birgt Gefahren, weil sie die konkrete soziale Bedingtheit übersieht. Demnach hat die Modediagnose *Burnout* gegenüber der symptomatisch prinzipiell nicht davon zu unterscheidenden *Depression* den Vorteil, die aktuellen sozialen Rahmenbedingungen mit einzubeziehen.

Wichtig ist es, die aggressive Energie dieser Gefühle fruchtbar zu machen für eine konstruktive Auseinandersetzung mit der Umwelt und Mitwelt. Man könnte sagen: Aus den depressiven, passiven Gefühlen, die allenfalls gegen die eigene Person aggressiv gerichtet sind, gilt es aktiv aggressive Gefühle werden zu lassen, die sich möglicherweise gegen Personen aus der Vergangenheit der Patientin/des

Patienten richten, damit mit dieser Energie kreative konstruktive Lösungen im gegenwärtigen sozialen Kontext entwickelt werden können. Bleibt eine Patientin/ein Patient in Misstrauen, Hass und Verbitterung stecken, so ist der Weg heraus oft ein sehr mühseliger, der manchmal auch über die Fokussierung auf Erinnerungen an nicht enttäuschende soziale Erfahrungen in der Vergangenheit laufen kann. Resignation, so sinnvoll sie ist, wenn ein nicht zu erreichendes Ziel aufgegeben wird, kann ein seelisch tödlicher Beharrungszustand werden.

Sind »negative Gefühle« ansteckend? – Übertragung und Gegenübertragung

Selbstverständlich spüren TherapeutInnen aufgrund ihrer hohen Bereitschaft zu Empathie und seelischer Resonanz die Befindlichkeit ihrer PatientInnen. Da viele der negativen Gefühle *undercover* sind, nicht ausgesprochen werden, ja oft nicht einmal bewusst sind, kann es passieren, dass sie das Gegenüber, also die Therapeutin/den Therapeuten, heimlich im Rahmen ihrer/seiner automatischen Resonanz beschleichen. Ich bemerke öfter, dass ich nach einem eher freundlichen Therapiegespräch mit einer Patientin/einem Patienten, deren/dessen negative Gefühle weder ihr/ihm noch mir bewusst sind, erschöpfter bin, als nach einer anstrengenden Sitzung mit einer/einem akut suizidalen oder aufgebrachten Patientin/Patienten. Offensichtlich hilft das Bewusstsein der negativen Gefühle beiden Seiten bei deren Überwindung. Nicht nur die oft automatische Empathie kann zu einer gefühlsmäßigen Beeinflussung der Therapeutin/des Therapeuten führen, sondern symmetrische oder komplementäre Gefühlsreaktionen und vor allem die unbewusste Abwehr dieser eigenen Gegenübertragungsreaktionen können stattfinden. Die Wut der Klientin/des Klienten macht die Therapeutin/den Therapeuten hilflos oder selbst aggressiv – vor allem natürlich dann, wenn diese mehr oder weniger an die Therapeutin/den Therapeuten adressiert wird. Sie/er kann auch versuchen zu beschwichtigen. Die eigene Angst vor Aggression kann solche Reaktionen steuern. Ich meine hierbei nicht die authentischen Gefühlsreaktionen der Therapeutin/des Therapeuten; diese können für die KlientInnen manchmal viel hilfreicher sein als das professionelle Verständnis, das von ihnen eher als Kontaktverweigerung erlebt wird. Wichtig im therapeutischen Prozess ist es vor allem, die eigenen Gefühlsreaktionen als wesentliche Information wahrzunehmen und nicht als Störung (vgl. Heimann, 1950). Gefühle von Langeweile, Müdigkeit, Beklemmung, das Abschweifen oder sich nicht konzentrieren können sind Zeichen für nicht ausgesprochene Gefühle und Affekte. Ob dieses Gefühl einer Übertragung der Therapeutin/des Therapeuten entspringt oder eher eine Gegenübertragung auf die Übertragungen der Klientin/des Klienten darstellt, kann man nur im gemeinsamen Gespräch über die beobachteten Phänomene klären.

Therapeutisches Vorgehen bei negativen Gefühlen

Negative Gefühle sind häufig unbewusst und können oft nur an den durch sie verursachten Symptomen erkannt werden. Dabei hilft die Förderung des Selbstgewahrseins, und zwar nicht nur bei PatientInnen, sondern auch bei TherapeutInnen.

Wird das Gefühl oder der Impuls bewusst, so ist es wichtig, die dazugehörigen aktuellen Auslöser und die lebensgeschichtlichen Hintergründe zu ermitteln. Besonderes Augenmerk ist dabei auch auf die Übertragungsphänomene in der therapeutischen Beziehung zu richten. So wie Konfliktstrukturen aus der Kindheit in der Übertragung auf gegenwärtige Sozialsituationen projiziert werden können, kann auch ein aktueller Konflikt in eine Erinnerung projiziert werden. Erinnerung ist bekanntlich immer Rekonstruktion.

Da Gefühle ja nicht nur Befindlichkeitsreaktionen auf erlebte Anregungen oder Frustrationen sind, sondern prinzipiell auch dazu dienen, Handlungen zu motivieren, die zur Behebung der Frustration oder zum Erreichen eines gewünschten Zieles führen, ist es wichtig, diesen Zielaspekt mit den KlientInnen zu bearbeiten: Wovon wollen sie sich lösen? Was wollen sie verändern, um ihre Bedürfnisse zu befriedigen? Die Erkenntnis, dass ein altes emotionales Schema aus der Vergangenheit getriggert wurde und sie sich wieder so klein fühlen, wie als Vierjährige, ändert nichts an ihrer Haltung in aktuellen sozialen Konflikten. Die Aktivierung von Ressourcen oder das Durchspielen von alternativen Verhaltensweisen kann effektiver sein, als das Aufdecken der Vergangenheit. Hierbei kann der Aggressionsanteil der negativen Gefühle oft sehr hilfreich sein.

Gestalttherapie bei Angststörungen[1]

Angst als Energie

Physiologisch ist Angst verbunden mit Zittern und Schwitzen bei gleichzeitigem Gefühl von Kälte, beschleunigtem Puls und flachem oder auch stockendem Atem sowie Neigung zu Durchfall, das heißt einer sympatikotonen Reaktionslage. Neurophysiologisch ist eine Aktivierung der Amygdala zu beobachten, welche die Notfallprogramme von Kampf, Flucht oder Erstarrung in Bedrohungssituationen aktiviert.

Als Gefühl ist Angst gekennzeichnet durch die Gleichzeitigkeit von Anspannung und Hemmung. Das Gefühl der Enge, insbesondere im Brustbereich, hat der Angst (*angustia* = Enge) ihren Namen gegeben. Außer diesem Gefühl der Enge kann sie von einem flauen Gefühl in der Magengegend bis zur Panikattacke mit Zittern, Schwitzen oder Herzrasen reichen. Dieses Gefühl kann so überwältigend sein, dass die klare Einschätzung einer Situation nicht mehr möglich ist.

Auf der kognitiven Ebene ist Angst verbunden mit dem Erleben von Bedrohung, das mehr oder weniger konkret sein kann und von der *Furcht* vor konkreten Objekten und Situationen *(Phobie)* bis hin zur *gegenstandslosen Angst* reicht, die oft auch als Angst vor der Angst bzw. dem Angstanfall erlebt wird und zu Panikattacken führen kann.

Auf der Handlungsebene führt Angst zu Lähmung, Vermeidung von Kontakt oder zu Flucht, in der Regel aber nicht zum »Angreifen«, obwohl Menschen in panischer Angst auch um sich schlagen können.

---

1 Noch unveröffentlicht: Boeckh (2018a [vgl. Drucknachweise]).

Angst als Vermeidungsmechanismus

Die Gestalttherapie betrachtet Angst daher als eine Form von Energie, die sich gegen die eigene Person wendet, das heißt *retroflektiert* wird. Die Funktion der Angst ist es, den als bedrohlich erlebten Kontakt mit der Umwelt zu vermeiden. Diese Bedrohung kann real sein. Dann ist Angst ein sinnvoller Schutzmechanismus, ein »guter Ratgeber«. Sie kann aber auch eingebildet sein, zum Beispiel wenn sie aus der Projektion traumatischer Erfahrungen in gegenwärtige Situationen stammt. Dann ist sie eine Störung, die das Leben beeinträchtigt und den befriedigenden Austausch einer Person mit ihrer Umwelt unterbindet. Angst ist, wie Fritz Perls zu sagen pflegte, Aufregung, die, statt als Energie ins Handeln zu fließen, in die Blockade dieser Energie verwandelt wird.

An der Entstehung von Ängsten und Furchtreaktionen ist allerdings nicht nur der Vermeidungsmechanismus der *Retroflektion* beteiligt. Es kommen vor allem auch *Projektionen* von abgewerteten Selbstanteilen, wie wir sie im Übrigen gerade auch von sogenannten Albträumen her kennen, und *Introjekte*, das heißt verinnerlichte Verhaltensnormen, von denen abzuweichen Ängste auslösen kann, hinzu.

Bearbeitung von Phobien, Ängsten und zugrunde liegenden Traumata in der Gestalttherapie[2]

Wesentlich ist, dass das Gefühl der Angst nicht bekämpft, sondern als ein wichtiges Signal ernst genommen wird. Versteht man die Angst als eine gegen die eigene Person gerichtete Aufregung – wobei diese Aufregung eigentlich einen Handlungsimpuls darstellt –, kann die Angst zum einen entdämonisiert und zum anderen ein Suchprozess ausgelöst werden. Die KlientInnen können sich dann nämlich auf die Suche danach begeben, welcher Handlungsimpuls hier in die Sackgasse der Angst läuft, welches Ziel oder welcher Wunsch hier für die Entstehung der Energie, die sich dann in Angst verwandelt hat, verantwortlich war.

»Wo die Angst ist, da geht der Weg lang« – könnte an dieser Stelle als Devise gelten. In der geschützten Situation der Therapie kann ermittelt werden, welcher Wunsch oder welches Ziel ängstlich vermieden wird und was der nächste mutige

---

2 Lotte Hartmann-Kottek (2012, S. 246ff.) berichtet von klinischen Studien zur Gestalttherapie bei Phobien und Angst-Störungen, die eine besonders hohe Effektstärke der Gestalttherapie nachweisen.

und aufregende Schritt hin zu diesem Ziel sein kann. Gerade gruppentherapeutische Settings erlauben hierbei das Erproben von solchen ersten Schritten im Hier und Jetzt.

Bei Phobien, also der Furcht vor bestimmten Situationen, Personen, Tieren oder Gegenständen, besteht die Möglichkeit, durch Identifikation mit dem Objekt der Furcht, den eigenen Selbstanteil wieder zu integrieren, der auf dieses Objekt projiziert ist. In diesem Zusammenhang ist also die Identifikation eine probate Methode der Integration von »Schatten«-Anteilen. Oftmals verbirgt sich allerdings hinter der Furcht auch eine traumatische Erfahrung, deren Auslöser auf das Furchtobjekt verschoben worden ist, wie wir aus Freuds (1909b) Arbeiten zur Phobie wissen. Hier geht es dann in erster Linie um die Bearbeitung des zugrunde liegenden Traumas. Die Identifikation mit der Spinne, dem engen Raum oder der öffentlichen Aufmerksamkeit kann aber auch in diesem Fall zu einer Stärkung des *Selbst* führen.

Angst ist im Gegensatz zur Furcht nicht auf bestimmte Objekte, Personen oder Situationen bezogen. Sie hat sich davon abgelöst und generalisiert. Bei solchen unbestimmten Ängsten ist es daher wichtig, den Umweltbezug zu rekonstruieren, der hier abgespalten, ausgeblendet oder verdrängt ist. Die für die Methodik der Gestalttherapie zentralen Gewahrseinsübungen, also die Förderung der Selbstwahrnehmung auf der sinnlichen, emotionalen und kognitiven Ebene, können in diesem Fall helfen, die hinter der Angst steckenden, abgespaltenen, bedrohlichen, traumatischen Hintergründe und Kontexte zu finden. Das von Greenberg (2011) beschriebene Konzept der *emotionalen Schemata* kann diesen Zusammenhang erklären: In einem emotionalen Schema sind Erfahrungen auf der physiologischen, der emotionalen und der kognitiv-narrativen (Erinnerungen) Ebene miteinander und mit den entsprechenden Reaktionspotenzialen verbunden.

Bei traumatischen Erfahrungen ist die Verbindung der verschiedenen Ebenen und Teile häufig fragmentiert und vom Bewusstsein abgespalten. Wird ein solches emotionales Schema durch die Aktivierung eines seiner Teile getriggert, kann das Vollbild der entsprechenden Reaktion (z. B. der Angst) ausgelöst werden, ohne dass ein Bewusstsein davon entsteht, was diese Angst ausgelöst hat. Die Förderung der Selbstwahrnehmung kann helfen, den Zusammenhang wiederherzustellen. Werden so die dahinterliegenden Erfahrungen deutlich, können sie bearbeitet werden. Die Unterstützung des Ausdrucks von vermiedenen Affekten, die Identifikation mit abgespalteten Selbstanteilen oder die Dialogarbeit mithilfe des »leeren Stuhls« sind dann mögliche Methoden der Bearbeitung.

Da vielen Ängsten also ein unbearbeitetes Trauma oder eine strukturell traumatisierende Situation zugrunde liegt, das heißt ein (sich wiederholendes) Erleben des Ausgeliefertseins, in dem das Erstarren oder das sich Unterwerfen, manchmal auch die Dissoziation, die einzig angemessene Reaktion war, erscheint in der Bearbeitung des Traumas eine Identifikation mit den auf den Angreifer projizierten mächtigen und aggressiven Selbstanteilen eine fast unlösbare Herausforderung zu sein. Sie würde ja die KlientInnen zwingen, sich mit jemandem oder etwas zu identifizieren, das vollständig negativ besetzt ist. Da diese »Identifikation mit dem Angreifer« aber gerade in der Angstsituation unbewusst und meistens gegen die eigene Person gerichtet stattfindet, ist dieser Schritt ein notwendiger Schritt der Befreiung. Es geht hierbei nicht darum, vom Opfer zur Täterin/zum Täter zu werden, sondern die auf die Täterin/den Täter projizierten Selbstanteile zurückzuholen.

Eine andere Möglichkeit der Bearbeitung von traumatisch bedingten Ängsten besteht darin, sich der überwältigenden Erfahrung mit der imaginierten Unterstützung einer helfenden Person oder der eigenen erwachsenen Persönlichkeit zu stellen und den in der auslösenden Situation unterdrückten aggressiven Gegenimpuls, zum Beispiel in einem Rollenspiel, auszudrücken.

In jedem Falle ist bei der Arbeit mit angst- oder furchtauslösenden Erinnerungen, Erfahrungen, Objekten etc. eine gute Selbstunterstützung wesentlich. Diese kann durch das Achten auf Atem und Haltung, aber auch durch äußere Rückenstärkung erreicht werden.

Gestalttherapie, Aggression und Selbstverwirklichung[1]

Eines der Markenzeichen von Gestalttherapie ist die positive Konnotation von Aggression. Der Abbau von Hemmungen und das direkte Herangehen an die Dinge und Personen, die einen interessieren, stehen im Mittelpunkt. Die Förderung des Selbstausdrucks, ja die Expressivität insgesamt und damit auch die Aggression, werden als eine gesunde Form der Entwicklung der Persönlichkeit betrachtet. Daraus ergibt sich als Folgerung die These: Durch die Unterdrückung von Aggression entsteht Depression. Die Aggression ist somit die gesunde Gegenspielerin der Depression. Die Förderung der Aggression führt zur Heilung der Depression.

Dieser These möchte ich eine differenzierte Analyse der positiven und destruktiven Formen von Aggression, deren Hintergründe und Auswirkungen entgegensetzen. Dabei widerspreche ich dem Anspruch der klassischen Gestalttherapie, mit dem Paradigma der oralen Aggression (Ich-Hunger-Aggression), alle wesentlichen Kontaktprozesse beschreiben zu können.

Hans Peter Dreitzel (1998, S. 77ff.), überschreibt die sechste Stufe des Kontaktprozesses mit »Zerlegen und Beseitigen: Aggression«, ganz im Sinne von Fritz Perls, Hefferline und Goodman (1951, Kap. VIII.7, S. 120ff.), um dann die orale Aggression als die allgemeine Form des Organismus-Umwelt-Kontaktes darzustellen:

> »Der sensomotorisch und intellektuell zupackende Organismus stößt dabei auf Fremdes, Kompaktes, Widerständiges. Um das bearbeiten, aber auch streicheln und liebkosen zu können, müssen diese so andersartigen (nicht zum eigenen Ich ge-

1 Erstveröffentlichung Boeckh (2015b [vgl. Drucknachweise]).

> hörigen) Ganzheiten in ihre Teile zerlegt werden: Eine Gestalt wird verändert, in ihre Bestandteile aufgelöst und zu einer neuen Gestalt zusammengefügt. […] Dieser Prozess der *Zerstörung*, der Destrukturierung ist auf tausendfältige Weise normaler Bestandteil alltäglicher Handlungen« (Dreitzel, 1998, S. 78f. [Herv. i. O.]).

Auch wenn Dreitzel hier den zwischenmenschlichen Kontakt benennt, bleibt das Grundmuster, nämlich die Gestalt des anderen zu zerstören, in Teile zu zerlegen etc., dem Vorgang des »Essens« im konkreten und übertragenen Sinne entlehnt und dem, was es bezogen auf den zwischenmenschlichen Kontakt eigentlich beschreiben will, eigentümlich fremd und unpassend.

Aggression im Kontext des »Essens« ist meines Erachtens deutlich von Aggression im Feld der zwischenmenschlichen Interaktion zu differenzieren. Hier ist positives *aggredi* (das Herangehen) klar zu unterscheiden von negativer, destruktiver Aggression.

Meine Gegenthese lautet daher: Destruktive Aggression nach außen und Depression bzw. Suizidalität als destruktive Aggression nach innen sind zwei Seiten der gleichen destruktiven Medaille, deren positives Gegenstück die Selbstverwirklichung im Sinne einer kreativen Anpassung, einer sozial bezogenen und ökologischen Lebensgestaltung darstellt. Hier ist positive Aggression im Sinne des tatkräftigen Herangehens – *aggredi* – und der Verwirklichung der eigenen Interessen in Abstimmung mit den Interessen der relevanten Umwelt und Mitwelt sinnvoll und zielführend.

Die Rolle der Aggression in der Gestalttherapie und der Psychoanalyse

Die Gestalttherapie arbeitet mit dem, was da ist. Sie versucht nicht, vorhandene Gefühle, Affekte oder Impulse zu bewerten, sondern sie sieht diese als momentanen Ausdruck der Person, als seine Existenz im Hier und Jetzt. Insofern kann es der Gestalttherapie auch nicht um die moralische Beurteilung gehen, sondern darum, das, was da ist, in den Vordergrund des Gewahrseins kommen zu lassen. Die Förderung des Gewahrseins ist vor der Förderung der Expression und der Förderung der zielgerichteten Handlung die therapeutische Aufgabe, wenn es um die Wiederherstellung der organismischen Selbstregulation im Organismus-Umwelt-Feld geht. Gestalttherapie ist keine Veranstaltung zur Wiederherstellung der Moral, sondern zur Wiederbelebung des *Selbst*, zur Entfaltung der Persönlichkeit.

So betrachtet ist die Aggression in all ihren Ausformungen (vgl. Perls et al., 1951, Kap. VIII.7, S. 120ff.) Bestandteil dessen, was Teil der lebendigen Person ist, was zu ihr gehört, was nicht per Moral zu unterdrücken, sondern zu erkennen, freizulegen und in ihrer wesentlichen Funktion für Selbsterhalt und Selbstentfaltung zu unterstützen ist. Insofern gilt die gerne zitierte Formel: Depression ist die Folge der Unterdrückung von Aggression.

Hatte Freud (1920g) noch den Lebenstrieb, angetrieben von der »Libido« (Eros) und den Todestrieb oder auch Aggressions- oder Zerstörungstrieb, angetrieben von »Destrudo« (Thanatos) als zwei getrennte Triebkomplexe mit gegensätzlicher Zielrichtung (Leben und Tod) analysiert, so ist für die Gestalttherapie die Aggression der zentrale Ausdruck des Selbsterhaltungstriebs und umfasst »Leben und Tod« oder besser »stirb und werde«. Die Gestalttherapie hat damit die Aggression als positiven Trieb wieder salonfähig gemacht und aus der Kammer des Schreckens, in der sie bei Freuds Todestrieb gelandet war, befreit.

Während es Freud darum ging, die Menschen dadurch von ihren Neurose zu befreien, indem sie lernten, ihre libidinösen Impulse als Grundlage ihrer Lebendigkeit zu akzeptieren und in angemessener Form zu integrieren, ist es ein zentrales Ziel der Gestalttherapie, die positive Funktion der Aggression zu begreifen und wieder zu integrieren.

Da aus nachvollziehbaren Gründen viele Aspekte von Aggression in keiner Weise als positiv gewertet werden, taucht natürlich die Frage auf, ob es hier um die Aggression als solche oder um ihre positiven Aspekte gehen soll; wobei dieses »Sollen« schon den moralischen Charakter der Frage deutlich macht, das heißt, ob zwischen beidem getrennt werden kann oder ob mit der Rehabilitation der Aggression auch gleichzeitig die Moral infrage gestellt werden muss.

Ein oft zitiertes Argument in diesem Zusammenhang besagt, dass die natürliche Aggression, wenn sie denn erlebt und gelebt werden darf – also nicht durch Moral unterdrückt wird –, in keiner Weise asozial sei und demnach einer natürlichen Sozialität nicht entgegenstünde. Ja sogar, dass es geradezu die Unterdrückung der natürlichen Aggressivität durch die Moral und ihre institutionellen Helfershelfer (Staat, Schule etc.) sei, die zu einer destruktiven Aggression führe – sei es im Namen der Moral oder durch das Aufstauen der natürlichen Aggression (vgl. Blankertz, 2010). »Es wird sich zeigen, dass aus gestalttherapeutischer Sicht das zentrale Problem der menschlichen Aggressivität – Gewalt gegen die Umwelt – nicht das Ergebnis mangelnder Selbstkontrolle, sondern umgekehrt das Resultat von Hemmungen der spontanen aggressiven Funktionen im Kontaktprozess ist« (Dreitzel, 1998, S. 78).

Gestalttherapeutischer Diskurs zur Aggression

Frank-M. Staemmler, Stefan Blankertz und ich haben unlängst gezeigt, dass die unterschiedliche Einschätzung der Aggression zu einer zum Teil sehr angriffslustigen Debatte führen kann.

Während Staemmler (2008) die Aggression für eine therapeutisch wenig sinnvolle Explosivkraft hält, die sich nach dem »Dampfmaschinenmodell« aufstaut, um dann zu Explosionen führen zu können, die weder für die persönliche Entwicklung hilfreich noch im sozialen Kontext verträglich sind, sieht Blankertz (2010) die Aggression als *die* positive, für die Gestalttherapie unverzichtbare, bewegende Kraft. Mir wurde aufgrund meiner kritischen Anmerkungen zum Aggressionsbegriff in der Zeitschrift *Gestalttherapie* (Boeckh, 2013, 27[1]) dann wiederum unterstellt, dass ich die positive Kraft der Aggression insgesamt abstreiten und für eine zahnlose Gestalttherapie plädieren würde, die dann diesen Namen nicht mehr verdiene (vgl. dazu die verschiedenen LeserInnenbriefe in der *Gestalttherapie* [DVG, 2013b, 27(2)]).

Meiner Ansicht nach leidet die Debatte um den Aggressionsbegriff der Gestalttherapie an einer Reduktion des Kontaktbegriffs auf das Paradigma der oralen Aggression. »Vernichten, Zerstören, Initiative und Wut sind Funktionen guten Kontakts, notwendig für Unterhalt, Lust und Sicherheit eines jeden Organismus in einem schwierigen Umfeld« (Perls et al., 1985 [1979], S. 132). »Die Hemmung der Aggression löscht diese nicht aus, sondern kehrt sie gegen das Selbst« (ebd., S. 132f.). »Ohne die Aggression stagniert die Liebe und wird kontaktlos« (ebd., S. 133). Einschränkend schreibt Goodman (von dem diese Passagen vermutlich stammen) weiter: »Die Fixierung dieser Funktionen jedoch, Haß, Rache und überlegter Mord, Ehrgeiz und zwanghaftes Jagen nach der Liebesbeute, habituelle Kampfbereitschaft, sind nicht so gutartig« (ebd.). Nicht etwa, weil sie anderen schaden, sondern, weil sie den flexiblen Kontakt in aktuellen Situationen einschränken. »Diesen verfestigten Leidenschaften werden andere Funktionen des Selbst geopfert; sie sind selbstzerstörerisch« (ebd.).

Hier taucht an keiner Stelle der Bezug zum Gegenüber als Mitmensch, als Subjekt, als anderem Ich auf. Was für den Vorgang des Essens (das kann natürlich auch metaphorisch verstanden werden, z. B. als Aneignung geistiger Inhalte) richtig und stimmig ist, kann so für den zwischenmenschlichen Kontakt nicht gelten. Hier ist positive Aggression im Sinne von Initiative und Kontaktaufnahme etwas anderes, als die beim Essen notwendige Zerstörung des Aufgenommen mit dem Ziel des Verdauens und Assimilierens. Destruktive Aggression im zwischenmenschlichen Kontakt, zum Beispiel Gewaltanwendung (psychisch oder physisch), Zwang und

Machtausübung jeglicher Art, folgt einer anderen Logik. Hier geht die »Ausdehnung des Organismus« (ebd., S. 132) auf Kosten des anderen.

Die von Goodman benutzten Begriffe »Vernichten, Zerstören, Initiative und Wut« (ebd.) werden, wenn sie vom Kontext des »Essens« abgezogen werden, plötzlich zu destruktiven zwischenmenschlichen Aggressionsformen. Auch wenn die Vertretung eigener Interessen in Konkurrenz mit anderen zur Realität sozialer Beziehungen gehört und gesellschaftliche Normen und Institutionen diese Konkurrenz jeweils kulturspezifisch zu regeln versuchen, kann dieser aggressive Aspekt des Kontaktes doch nicht das ganze Feld zwischenmenschlicher Beziehungen beschreiben. Liebe, Vertrauen, Verständnis, gegenseitige Akzeptanz, Empathie und Kooperationsbereitschaft stellen die andere Seite und die positive Basis menschlicher Interaktion dar. Diese dem Paradigma der oralen Aggression geschuldete Reduktion ist meines Erachtens eindeutig ein Geburtsfehler in der Theorie der Gestalttherapie (vgl. Boeckh, 2013). Hat der Aggressionsbegriff im Kontext der oralen Aggression durchwegs eine positive Bedeutung, so wird er im Feld der zwischenmenschlichen Beziehungen eher ambivalent.[2] Insofern ist eine klare Unterscheidung zwischen dem Feld, das durch das Paradigma der oralen Aggression beschrieben werden kann und dem Feld der zwischenmenschlichen Interaktion nötig und folglich muss ferner der Aggressionsbegriff für das Feld der zwischenmenschlichen Interaktion neu ins Auge gefasst werden.

Bedeutungsfeld des Aggressionsbegriffs im Kontext sozialer Interaktion

Nicht nur diese Differenzierung, sondern auch das wirklich breite Bedeutungsfeld des Aggressionsbegriffs haben zu den heftigen Disputen beigetragen. Es wird allenthalben sehr Unterschiedliches unter Aggression verstanden, wenn man sie als therapeutischen Lösungsweg oder als zu therapierendes Problem versteht (vgl. Staemmler, 2008). Deshalb versuche ich, das Begriffsfeld des Terminus »Aggression« im Kontext sozialer Interaktion auszuleuchten:

- *verwandte Begriffe:* Begegnung, Zudringlichkeit, Gegnerschaft, Gewalt, Zerstörung, Vernichtung

2 Versucht man soziale Interaktion dem Paradigma der Nahrungsaufnahme zu subsumieren, käme dies psychoanalytisch gesprochen einer Regression in die orale Phase gleich. Andere Menschen hätten nur insofern einen Wert, als sie der Befriedigung der eigenen Bedürfnisse dienten.

- *entsprechende Tätigkeiten:* Herangehen, Angreifen, Zerstören, Vernichten
- *Ziele:* eigene Bedürfnisse befriedigen, die eigene Position vertreten, die eigene Position durchsetzen/siegen, Ärger, Wut, Hass, Zorn ausdrücken
- *Gefühle:* Gier, Ärger, Zorn, Wut, Hass
- *persönliche Haltung:* Willensstärke, Zielgerichtetheit, Egozentrismus/ICH, Egoismus (wobei dieses Ego auch ein Kollektiv-Ego sein kann)
- *soziale Haltung:* Verantwortungsübernahme, Einschüchterung, Täterschaft, Machtausübung
- *Gefühle und Haltungen beim Gegenüber:* Sich-gemeint-Fühlen, Angst, Ausgeliefertsein, Ohnmacht, Unterwürfigkeit, Abgrenzung, Gegenaggression (Ärger, Wut, Hass)

Wenn wir uns diese Auflistung ansehen, fällt auf, dass ein Teil dieser Begriffe im Allgemeinen positiv besetzt sind: Begegnung, Herangehen, Bedürfnisse befriedigen, eigene Positionen vertreten, Wollen, Willensstärke, Zielgerichtetheit, Verantwortungsübernahme und beim Gegenüber Sich-gemeint-Fühlen.

Demgegenüber sind die Begriffe Zudringlichkeit, Gier, Gegnerschaft, Gewalt, Zerstörung, Vernichtung, Angreifen, Verletzen, sich auf Kosten anderer durchsetzen, Zerstören, Vernichten, Ärger, Wut, Hass, Egozentrismus (»Großmacht mit drei Buchstaben: ICH«), Egoismus, Einschüchterung, Täterschaft und Machtausübung eher auf dem Index moralisch fragwürdiger Haltungen, Tätigkeiten und Gefühle angesiedelt.

Wer in dieser Form aggressiv ist, wird als TäterIn betrachtet, die/der ihr/sein Gegenüber zum Opfer macht und bei ihr/ihm folgende Haltungen, Gefühle und Reaktionen hervorrufen kann: Angst, Ausgeliefertsein, Unterlegenheit, Ohnmacht, Unterwürfigkeit, Abgrenzung, Gegenaggression (Ärger, Wut, Hass).

Wir sehen also, dass unter Aggression zum einen sozial verträgliche Haltungen verstanden werden können und zum anderen auch viele sozial unverträgliche Haltungen und Handlungsweisen mit den entsprechenden Reaktionen aufseiten der Betroffenen. Insofern möchte ich deutlich positive und destruktive Formen der Aggression im Bereich der sozialen Interaktion unterscheiden.

Aggression als Folge von Störungen der sozialen Beziehungen

Ratten sind bekanntlich sehr soziale Tiere. Sie beginnen untereinander erst dann aggressiv zu werden und sich gegenseitig zu beißen, wenn sie auf zu engem Raum zusammengesperrt werden. Nun sind Menschen keine Ratten, sie sind aber auch sozial lebende Säugetiere und insofern gibt es hier eine gewisse Vergleichbarkeit. Was ich mit diesem Beispiel verdeutlichen will ist, dass destruktive Aggressivität in dem Augenblick entsteht, in dem die Lebensbedingungen, also das Umweltfeld, nicht mehr den Bedürfnissen entsprechen. Dies ist auch die Erkenntnis, die Joachim Bauer in seinem Buch *Prinzip Menschlichkeit. Warum wir von Natur aus kooperieren* (2006)[3] beschreibt. Destruktive Aggressivität ist die Folge von Beziehungsstörungen, die mit lebensfeindlichen Umweltbedingungen und entsprechenden defizitären Sozialisationsprozessen zu tun haben.[4]

Eine weitere Frage, die erlaubt sein muss, ist die nach der therapeutischen Effizienz einer Therapie, der es um die Wiederherstellung der »natürlichen« Aggression geht. Ist diese Wiederherstellung der Aggression nicht nur ein Aspekt von vielen bei der Heilung psychischer Störungen? Ist er vielleicht in manchen Fällen der falsche Aspekt, die falsche Fährte? Geht es nicht vielmehr um die Wiederherstellung positiver sozialer Beziehungen, um die Heilung sozialer Defizite? Ist es nicht wichtiger, das »Haifischbecken« oder den »Raubtierkäfig« abzuschaffen, statt darum, jemanden für diese asozialen Veranstaltungen durch Förderung seiner »natürlichen« Aggressivität fit zu machen? Denn diese Frage muss auch erlaubt sein: Wie natürlich ist eigentlich die Aggression? Das klingt so, als wäre sie ein von den konkreten Feld- und Organismusbedingungen unabhängiger Trieb.

Vielleicht sollte man sich hierbei die alte gestaltpsychologische Erkenntnis über die Grundlage von Motivation wieder klarmachen: Motivation ist die Kraft, die dem Selbsterhalt bzw. der Selbstentfaltung dient. Sie ist nicht als (Aggressions-)Trieb im klassischen Sinne zu verstehen, sondern als Kraft, die der Wiederherstellung des *Selbst* dient.[5] Dies kann sowohl im rein physiologischen als

3 »Kern aller Motivation ist es, zwischenmenschliche Zuwendung, Wertschätzung und erst recht Liebe zu finden und zu geben. Was wir im Alltag tun, wird meist direkt oder indirekt dadurch bestimmt, dass wir sozialen Kontakt gewinnen oder erhalten wollen. Bei dauerhaft gestörten Beziehungen oder dem Verlust von Bindungen kann es zu einem ›Absturz‹ der Motivationssysteme kommen. Dann – und erst dann – setzen Aggressionen ein. Joachim Bauer beschreibt nicht nur, wie das ›social brain‹ funktioniert, sondern führt dem Leser auch vor Augen, welche Konsequenzen diese Erkenntnisse für das menschliche Leben haben – von der Erziehung über die berufliche Kommunikation bis hin zur Frage von Krieg und Frieden« (Bauer, 2006, Klappentext).

4 Die Mehrzahl gewalttätiger Menschen stammt aus kaputten Familien, in denen Gewalt herrschte und meistens aus unteren Bildungsschichten.

5 Aggression im Sinne von Destruktion und Gewalt ist dabei eher als Kurzschluss, denn als Weg zielführender, kreativer sozialer Anpassung zu verstehen.

auch im übertragenen Sinne verstanden werden. Habe ich Durst, dann trinke ich; habe ich Hunger dann esse ich. Dies sind einfache Vorgänge, die der Wiederherstellung der organischen Homöostase oder der organismischen Selbstregulation dienen und gleichzeitig auch dem Wachstum. Geistige, seelische und/oder soziale Ziele der Selbstentfaltung im Sinne des » Werde, was du bist« sind nicht organismisch angelegt, sie haben aber oft eine mindestens ebenso starke Motivationskraft. Hier entfaltet sich zielgerichtete Energie, die nicht Aggression im Sinne von Wut, Zerstörung und Vernichtung ist, sondern dazu dient, Kontakt aufzunehmen, anderen zu begegnen, in Austausch zu kommen, gemeinsam zu planen, zielstrebig vorzugehen etc. An dieser Stelle ist auch anzumerken, dass Selbsterhalt und Selbstentfaltung niemals ausschließlich auf das »Ich« bezogen sind. Das *Selbst* umfasst immer auch die relevanten materiellen, sozialen und geistigen Umweltfelder; klassisch gestalttherapeutisch ausgedrückt: das Organismus-Umwelt-Feld (vgl. Boeckh, 2011).

Aggression in der Interaktion

Begegnung, Widerspruch, Gegnerschaft, Kampf um Anerkennung, Streit und Konkurrenz, Konflikte und ihre Eskalation, Machtkampf, Krieg, Sieg und Niederlage – all dies zeichnet menschliche Interaktion jenseits von Empathie, Harmonie und Kooperation aus. Interessen sind nicht nur sozialer Art, sondern auch konkurrierend egoistischer Natur: Wer setzt sich durch? Wer kann seine Ansprüche besser legitimieren? Wer hat die besseren Argumente? Wer verbündet sich mit wem gegen wen? Wer hat die besseren Hilfstruppen? Wer hat die besseren Waffen?

Ist diese Realität menschlicher Interaktion zu leugnen? Sind menschliche Interessen nicht sehr oft widersprüchlich? Sind Kampf, Konkurrenz und Streit nicht der Motor der Entwicklung?[6] Ist es nicht legitim, für die eigenen Interessen zu kämpfen und Stellung zu beziehen für die gute Sache? Muss man nicht die Gegner in die Knie zwingen und unterwerfen, damit das Gute – was immer es auch sei – zu seinem Recht kommt? Die größten Gewalttaten und das meiste Unrecht in dieser Welt geschahen und geschehen im Namen einer guten Sache.

Wer Wind säht, wird Sturm ernten, heißt es. Die Saat der Gewalt geht in der Gegengewalt auf. Insofern ist Aggression in der Interaktion, auch wenn sie

---

6 Vom griechischen Philosophen Heraklit (520–460 v. Chr.) stammt der berühmte Satz: »Krieg ist aller Dinge Vater, aller Dinge König. Die einen macht er zu Göttern, die anderen zu Menschen, die einen zu Sklaven, die anderen zu Freien«.

im legitimen eigenen Interesse oder im Interesse einer guten Sache entsteht und zum Ausdruck kommt, oftmals problematisch und führt mit fortschreitender Interaktion zur Gewalteskalation. Im Verlauf der Eskalation von Konflikten geht den Konfliktparteien sehr bald die Fähigkeit verloren, die Perspektive des anderen einzunehmen und dessen Interessen wahrzunehmen, wie der bekannte Konfliktforscher Friedrich Glasl (2011) erkannte. Erlebte Kränkung erhöht die Bereitschaft zu aggressiver Gegenreaktion. Gerald Hüther (2008) stellte anhand neuropsychologischer Untersuchungen fest, dass die Bereitschaft zu aggressiver Reaktion gebahnt wird, dass aggressives Verhalten, insbesondere beim Menschen, die Folge von »Lernprozessen« ist – menschliches Verhalten ist hier im Vergleich zu Tieren sehr plastisch –, bei denen Gewalt gegen andere und sich selbst als Lösungsstrategien zur Bewältigung psychosozialer Stresssituationen eingesetzt und dadurch verfestigt werden, wenn andere Coping-Strategien fehlen.

Therapie bewegt sich – so betrachtet – auf dem schmalen Grat zwischen der Ermutigung einer klaren Selbstvertretung und einem gesunden *aggredi* auf der einen Seite und dem Vermitteln von Empathie und konstruktiven Konfliktlösungskompetenzen auf der anderen Seite.

Zielgerichtete, konstruktive Aggression gegenüber destruktiver Aggression

Dementsprechend ist Aggression im Sinne des *aggredi* (des Herangehens) jene zielgerichtete, konstruktive Kraft, die mich das Ziel ansteuern und erreichen lässt. Sie ist hier nicht gleichzusetzen mit Aggression als destruktiver Kraft (die im positiven Sinne zum Vorgang des Essens gehört). Diese destruktive Aggression ist in der sozialen Interaktion eine Sonderform, die vor allem dann entsteht, wenn die Diskrepanz von Selbstbild bzw. Selbsterhalt und erlebter Möglichkeit der Realisation extrem voneinander abweichen. Dann kann destruktive Aggression nach außen, als Gewalt gegen andere, oder nach innen gegen die eigene Person gerichtet werden, wodurch Depression und Suizidalität entstehen.

Das Gegenteil von destruktiver Aggression ist – wenn möglich – die konstruktive Umsetzung von Bedürfnissen und Zielen hinsichtlich einer kreativen Anpassung an die gegebenen sozialen, kulturellen und materiellen Umweltbedingungen und deren aktive Gestaltung im Sinne der eigenen Ziele und Möglichkeiten in Kooperation mit der relevanten sozialen Mitwelt und in respektvollem Umgang mit der natürlichen Umwelt. Den PatientInnen dazu zu verhelfen, ist Therapie, das heißt heilsam.

Selbstverwirklichung

Noch eine Bemerkung zur »Selbstverwirklichung«. Da wir soziale Lebewesen sind und als solche Teil der sozialen Strukturen und der natürlichen Kreisläufe, kann das *Selbst* immer nur als durch die Interaktion mit anderen entstanden und auf diese wesentlich bezogen verstanden werden (Wulf & Boeckh, 2013; auch in diesem Buch). Jede Reduktion des *Selbst* auf ein unabhängiges Ich, blendet diese Bezogenheit aus. Das *Selbst* umfasst immer das Ich und die anderen/das andere und verwirklicht sich auch nur diesbezüglich. So verstehe ich die Metapher von Fritz Perls, Hefferline und Goodman (1951) vom *Selbst* als Kontaktfunktion oder als Kontaktgrenze in Aktion. Insofern ist im sozialen Bezug genauso wie im inneren Selbstbezug die respektvolle, authentische und empathische Begegnung konstruktiver als der Kampfmodus des *survival of the fittest*. Konkurrenz kann dabei durchaus ein Ansporn zur Entwicklung der eigenen Fähigkeiten sein, sie kann aber auch in Destruktivität umschlagen. In diesem Sinne kann Selbstverwirklichung immer nur bezogen auf andere und mit anderen, nicht aber ohne andere und gegen andere stattfinden.

III
Gestalttherapeutische Theorie und Praxis im gesellschaftlichen Kontext

»Die ganze Welt ist eine Bühne,
und alle Frau'n und Männer bloße Spieler.«

Shakespeare (1623)

»Gesellschaft ist die Vereinigung der Menschen
und nicht die Menschen selbst.«

Montesquieu

»Die höchste Vollkommenheit der Gesellschaft findet sich in der Vereinigung von Ordnung und Anarchie.«

Proudhon (1840)

Spaltungen in der Gesellschaft und in der Theorie der Gestalttherapie[1]

Vorbemerkungen[2]

Es geht mir um das Verhältnis der Gestalttherapie zum gesellschaftlichen Kontext, nicht um theoretische Ausführungen über gesamtgesellschaftliche Verhältnisse. Das würde den Rahmen dieses Beitrags bei Weitem sprengen.

Die Ebene der gesamtgesellschaftlichen Verhältnisse und die Ebene des persönlichen Erlebens und Handelns, auf die sich die Gestalttherapie bezieht, sind zwar eng miteinander verbunden aber natürlich nicht gleichzusetzen; sie folgen unterschiedlichen Logiken. Der Einfluss gesamtgesellschaftlicher Verhältnisse auf die individuelle Ebene ist auch in freiheitlichen Demokratien höher als die Einflussmöglichkeit der Individuen auf diese Verhältnisse. Während Therapie eine relative Befreiung und Entwicklung des Einzelnen innerhalb der gesellschaftlichen Verhältnisse ermöglichen kann und auf diese Weise indirekt auf diese Verhältnisse einwirkt, ist eine direkte Veränderung gesamtgesellschaftlicher Verhältnisse aber nur durch soziales und politisches Engagement möglich.

Auch wenn die Gestalttherapie in ihrem Entstehungskontext in den 1950er und 1960er Jahren durchwegs eine gesellschaftskritische Intention verfolgte, vertrat sie in Aspekten ihrer klassischen Selbsttheorie zumindest latent einen egozentrischen Individualismus, der ein Kernelement unserer globalisierten, kapita-

---

1 Erstveröffentlichung Boeckh (2018b [vgl. Drucknachweise]).

2 Ich möchte mich bei meinen Kolleginnen Rosemarie Wulf und Regine Fresser-Kuby aus der »AG Klinische Theorie der Gestalttherapie« der Deutschen Vereinigung für Gestalttherapie (DVG) herzlich für den intensiven, konstruktiv-kritischen Austausch bedanken.

listischen Konkurrenzgesellschaft ist. Insofern war sie nicht nur kritisch gegenüber einer bürgerlich-autoritären Zwangsmoral, sondern steht in gewisser Weise auch für ein Kernelement der herrschenden Verhältnisse. So betrachtet könnte man sie als rebellisches Kind dieser Verhältnisse bezeichnen. Daher steht es der Gestalttherapie meines Erachtens gut an, sich selbstkritisch mit ihren theoretischen Grundlagen auseinanderzusetzen. Neuere Entwicklungen, vor allem der dialogisch-relationalen Gestalttherapie, wenden sich gegen diese egozentrisch-individualistische Tendenz und machen deutlich, dass Gestalttherapie ohne einen primären Sozial- und Feldbezug nicht denkbar ist. Dieser Gegenpol zum egozentrischen Individualismus ist allerdings auch nicht die Lösung der Polarität, sondern beide Pole müssen integriert werden. Ähnliche Schlussfolgerungen ergeben sich auch, wenn man andere »Spaltungsthemen« in der Gestalttherapie betrachtet.

Das Thema der DVG-Tagung in Schwerin im Mai 2018 »›Spaltung‹ ist auch keine Lösung! Wie kann die Gestalttherapie auf die gesellschaftlichen Herausforderungen reagieren?« fragt nach dem möglichen Beitrag der Gestalttherapie zur Lösung von gesellschaftlichen Problemen, wie sie sich unter anderem durch die Spaltung der Gesellschaft in Arme und Reiche, in Einheimische und Fremde, in Integrierte und Marginalisierte zeigen.

Die Tagung hat sich in einer Vielzahl und Vielgestaltigkeit von Vorträgen, Workshops und anderweitigen Foren dieser Fragestellung gewidmet, die sich zum einen direkt mit politischen und gesellschaftlichen und zum anderen mehr mit therapeutischen Themen, in einigen Fällen aber auch mit dem Zusammenhang beider Themenbereiche beschäftigt hat. Auch wenn die Tagung dabei keine griffigen Patentrezepte für die passende Reaktion der Gestalttherapie auf die gesellschaftlichen Herausforderungen liefern konnte, hat sie für die Thematik der gesellschaftlichen Fragestellungen und der Spaltungen innerhalb unserer Gesellschaft sensibilisiert und deutlich gemacht, dass die in der Therapie im Zentrum stehende Befindlichkeit unserer KlientInnen immer im Rahmen der verschiedenen gesellschaftlichen Felder gesehen werden muss und dass gesellschaftspolitische Neutralität weder für GestalttherapeutInnen noch für KlientInnen möglich ist. Implizit wurde dabei in gewisser Weise auch die Frage gestellt, ob gestalttherapeutisches Handeln im engeren Sinne als eine Lösung gesellschaftlich erzeugter Probleme gesehen werden kann. Darüber hinausgehend ist natürlich auch zu fragen, wie sehr die Gestalttherapie selbst ein Kind der gesellschaftlichen Entwicklung und insofern selbstverständlich auch ein Spiegel ihrer Problematik ist.

Daher lautet meine etwas provokative Antwort auf die im Tagungstitel gestellte Frage: Es ist nicht die Gestalttherapie, sondern es sind die Gestalttherapeutinnen und Gestalttherapeuten, die auf die gesellschaftlichen Herausforderungen reagieren können, die mit zivilgesellschaftlichem und/oder politischem Engagement Einfluss nehmen können, die ihr Augenmerk nicht nur auf die wichtige Frage der wissenschaftlichen und sozialrechtlichen Anerkennung der Gestalttherapie richten sollten[3], sondern sich auch mit ihrem »aufrechten Gang« für gesellschaftspolitische Ziele wie Freiheit, Gerechtigkeit sowie die Aufhebung von Diskriminierung und sozialer Unterprivilegierung aktiv einsetzen können.

Dass hierbei manchmal direkte gestalttherapeutische Hilfe, zum Beispiel bei der Betreuung schwer traumatisierter, geflüchteter Menschen, gefragt ist, bedeutet nicht, dass im engeren Sinne gestalttherapeutische Methoden die Gesellschaft verändern könnten. Auch wenn der Bezug zum Umwelt- und Mitweltfeld für die Gestalttherapie konstitutiv ist, können wir nicht mit typisch gestalttherapeutischem Vorgehen die gesellschaftlichen Probleme lösen. Wir können die Gesellschaft nicht auf den »leeren Stuhl« setzen, sondern müssen uns, wenn wir etwas verändern wollen, in dieser Gesellschaft als verantwortungsbewusste BürgerInnen engagieren. Gestalttherapie kann uns bei diesem Engagement dadurch helfen, dass sie uns mutiger werden lässt, offen für diese Ziele einzustehen, Stellung zu nehmen und uns nicht in falscher Anpassung wegzuducken.

In meinem Tagungsvortrag »Stellung Nehmen – Ethik und sozial verantwortliches Handeln in gestalttherapeutischer Perspektive« habe ich daher zum einen versucht, eine für die Gestalttherapie notwendige Ethik auf der Grundlage der Theorien von Kant, Piaget, Kohlberg und Buber darzustellen bzw. zu entwickeln, die eben nicht nur auf ethische Richtlinien im Kontext der Therapie, sondern auch auf sozial verantwortliches Handeln in den unterschiedlichen sozialen Kontexten ausgerichtet ist (vgl. Boeckh, 2012). Zum anderen habe ich versucht darzustellen, wie sich die Spaltungen in der Gesellschaft in Spaltungen bzw. Polaritäten in der Theorie und Praxis der Gestalttherapie wiederfinden und wie sehr diese Widersprüche in der Gestalttherapie selbst auch ein Produkt gesellschaftlicher Spaltungen und Polaritäten sind. Eine kritische Betrachtung der herrschenden gesellschaftlichen Verhältnisse muss daher meines Erachtens auch eine kritische Betrachtung der Theorie der Gestalttherapie, soweit sie Spiegel dieser Verhältnisse ist, einschließen und kann diese nicht unreflektiert zum Ausgangspunkt von Lösungen machen. Diesen Gedanken möchte ich im Folgenden näher ausführen.

3 Selbstverständlich sollten wir uns dafür einsetzen, dass die Gestalttherapie als ein sehr effektives therapeutisches Verfahren auch Menschen dient, die diese Leistung nicht privat bezahlen können. Hier geht es also nicht nur um das berechtigte Eigeninteresse der TherapeutInnen.

Spaltungen in der Gesellschaft und in der Gestalttherapie

Spaltungen sind nicht nur innerhalb der Gesellschaft festzustellen, sondern spiegeln sich auch in der Theorie der Gestalttherapie wider. Im Folgenden möchte ich auf einige Themen innerhalb der Gestalttherapie-Community eingehen:

- Spaltungen bzw. Polarisierungen in der Gestalttherapie
- »Spaltungen« in der Gesellschaft und die Frage, wie wir als GestalttherapeutInnen darauf eingehen (können)
- Wie hängen die Spaltungen innerhalb der Gestalttherapie und die Spaltungen innerhalb der Gesellschaft zusammen?
- Können diese Spaltungen auch als integrierbare Polaritäten entschlüsselt werden?

Spaltungen bzw. Polaritäten in der Gestalttherapie

Ich möchte einige Themenbereiche in der Theorie der Gestalttherapie aufgreifen, die in den letzten Jahren immer wieder kontrovers diskutiert worden sind, ohne mich dabei speziell auf die AutorInnen zu beziehen, die diese unterschiedlichen Positionen vertreten haben. Ich verzichte ganz bewusst auf die persönliche Zuordnung, weil mir die kontroversen Positionen »in der Sache selbst« zu liegen scheinen und nicht in erster Linie den Vorlieben und Abneigungen einzelner TheoretikerInnen geschuldet sind. Die Spaltung im Sinne einer Polarität zwischen verschiedenen theoretischen und methodologischen Positionen hat ja spätestens seit der von vielen AutorInnen benutzten Unterscheidung zwischen dem Ostküsten- und dem Westküstenstil eine gewisse Tradition in der Entwicklung der Gestalttherapie und zeigt auf diese Weise, dass das Konzept der Polarität nicht nur auf den Gegenstandsbereich der Theorie der Gestalttherapie, sondern ebenso auf sie selbst zutrifft.

Ich habe für meine Betrachtungen zu den Spaltungen in der Theorie der Gestalttherapie vier Themenbereiche ausgewählt, die selbstverständlich nicht die Gesamtheit der Polaritäten abbilden:

1. unterschiedliche Bewertung der Aggression im Kontaktprozess: Ich-Es (Ego-Hunger-Aggression) versus Ich-Du (Empathie/Begegnung)
2. egozentrisches versus relationales Selbstkonzept
3. Spiritualität versus Rationalität
4. phänomenologische Grundhaltung der Gestalttherapie versus »Neue Phänomenologie«

Unterschiedliche Bewertung der Aggression im Kontaktprozess: Ich-Es (Ego-Hunger-Aggression) versus Ich-Du (Empathie/Begegnung)

Das positive Verständnis der Aggression gilt gemeinhin als ein Markenzeichen der Gestalttherapie. So wurde die Infragestellung der Nützlichkeit von Aggression im therapeutischen Prozess fast wie ein Sakrileg betrachtet und befürchtet, dass ein Verzicht darauf die Gestalttherapie zu einem zahnlosen, konfluenten Papiertiger machen würde. Zur Aggression gehört hierbei nicht nur das beherzte, zupackende *aggredi* (das Herangehen), sondern auch die »dentale Aggression« (abbeißen, kauen), also die Zerstörung der Gestalt des jeweils relevanten Objekts.

Theoretischer Hintergrund dafür ist in der Gestalttherapie das Konzept von *Ich-Hunger-Aggression*, nach dem jeder Umweltkontakt nach dem Paradigma von abbeißen, kauen und Assimilation abläuft. Die dentale Aggression und das Zerstören der angeeigneten Umwelt im Prozess des Kauens machen diese erst assimilierbar. Wird etwas aus der Umwelt einfach geschluckt, kommt es zur Bildung von nicht verdaulichen Introjekten.

Was für den Prozess der körperlichen und im übertragenen Sinne partiell auch der geistigen Nahrungsaufnahme zutreffend ist, muss in dieser Form nicht auch für den Kontakt mit der personalen Mitwelt stimmen. Um zwischen beiden Formen des Kontaktes zu unterscheiden, ist Bubers Differenzierung von Ich-Es und Ich-Du essenziell. Während das Konzept von *Ich-Hunger-Aggression* für die Ich-Es-Aspekte im Kontaktprozess geeignet ist, scheint es mir für die personale Begegnung wenig tauglich zu sein. Um Kontaktprozesse mit der personalen Mitwelt zu verstehen, sind meines Erachtens die Konzepte von *Empathie* und *Begegnung* hilfreicher als das Paradigma von *Ich-Hunger-Aggression*. Ich verleibe mir die anderen ja nicht ein, auch wenn ich sie vielleicht »zum Fressen gern« habe.[4]

Im Kontakt erlebe ich die andere Person als ein *Alter Ego*, das heißt, als ein anderes Ich, das in gleicher Subjektivität und Intentionalität wie ich selbst in der Welt ist. Kontakt ist hier eher Berührung, sich selbst im Kontakt mit den anderen spüren, die anderen spüren. Kontakt ist aber auch Begegnung und Entgegnung in der Differenz unterschiedlicher Positionen und Interessen und zugleich der Austausch von Gedanken, das Teilen von Empfindungen und Gefühlen. Ich kann aus einem

4 Selbstverständlich nimmt die Gestalttherapie das Paradigma von *Ich-Hunger-Aggression* nicht wörtlich. Es geht dabei natürlich um die Erfahrungen mit dem/den anderen, die in dieser Weise verarbeitet werden (diesen Hinweis verdanke ich Barbara Laskowska). Gleichwohl wird das genannte Paradigma meines Erachtens dem, was essenziell im Kontakt passiert, nicht oder nur sehr partiell gerecht.

solchen Kontakt erfüllt und inspiriert oder erschöpft, angeregt oder gelangweilt hervorgehen. Hier wird die Sphäre der von Hartmut Rosa (2016) beschriebenen Resonanzen, von dem was im Kontakt bei jedem zum Klingen kommt, berührt. Ich verleibe mir den anderen nicht ein, sondern werde durch die Begegnung mit ihm erweitert, bereichert – oder auch nicht –, ohne seine Gestalt insgesamt oder die seiner Meinungen, Haltungen etc. aggressiv zerstören zu müssen.

Der zwischenmenschliche Kontakt ist bestimmt durch Empathie und Begegnung. *Empathie* ist ein im Wesentlichen unbewusst ablaufender Prozess der Einfühlung in die Befindlichkeit und die Intentionen unserer Mitmenschen. Nur aufgrund dieser Empathie, können wir mit anderen Menschen in Kontakt, in sinnvolle Kommunikation treten. Aufgrund der Empathie verstehen wir die anderen aus deren subjektiver Perspektive. Wir sind sozusagen gleichzeitig in der Perspektive des anderen und in unserer eigenen, der sogenannten Erste-Person-Perspektive[5]. Das heißt, wir benötigen diese Erste-Person-Perspektive für uns selbst und für die anderen, um mit ihnen sinnvoll interagieren zu können. Deutlich wird die Notwendigkeit dieser doppelten Perspektive, wenn wir uns die Kompetenz zum Durchführen von Spielen (z. B. Fußball oder Schach) ansehen. Um an diesen Spielen teilnehmen zu können, muss ich mich ständig auch in die Perspektive der/des anderen versetzen können.

Ein spezielles Thema ist dabei natürlich durch die Frage gegeben, ob wir uns wirklich in die anderen einfühlen können und ob das, was wir für deren Befindlichkeit und Intentionen halten nicht zumindest durch unsere Vorurteile verzerrt wird, also mehr oder weniger Projektion im Sinne von »Ich weiß doch, wie du bist« ist. Das kann prinzipiell nicht objektiv entschieden werden, sondern zeigt sich durch gelingende oder misslingende Kommunikation. Auch die Informationen, die wir über die Spiegelneuronen über den anderen bekommen, sind dabei vor solchen Projektionen nicht gefeit.

Begegnung betont im Gegensatz dazu – wie das Wort schon sagt – die Unterschiede zwischen dem Ich und dem anderen, zwischen Ich und Du. In der Begegnung können die gemeinsamen oder unterschiedlichen Interessen abgeklärt werden, es gibt Gemeinsamkeiten und Unterschiede, Harmonie und Konkurrenz. Beides macht die Begegnung lebendig. Hier sind auch das Herangehen, das Sich-Zeigen, den eigenen Standpunkt deutlich machen, Kampf und Streit möglich. Konfluenz ist dann positiv, wenn beide Seiten übereinstimmen, harmonieren; sie

5 Es handelt sich bei der Empathie nicht um die Zweite-Person-Perspektive des »Du bist«, bei welcher der andere ein Gegenüber ist, sondern um ein Einfühlen in sein »Ich bin«, in seine Erste-Person-Perspektive.

ist aber in dem Moment problematisch, wenn Unterschiede verschleiert werden. Dann ist Begegnung nicht möglich. Beides zusammen, *Empathie* und *Begegnung* ermöglichen erst die sozialen Interaktionen.

Betrachten wir den zwischenmenschlichen Kontakt auf diese Weise als *Empathie* und *Begegnung*, dann ist die Verbesserung des Kontaktes bestimmt nicht in erster Linie durch Aggression zu erreichen. Empathie kann durch Aggression sicherlich nicht gefördert werden. Mutiges Einstehen für den eigenen Standpunkt und die Selbstbehauptung in kontroversen Begegnungen implizieren aber wahrscheinlich auch ein Stück positiver Aggression, die durch den Respekt vor dem anderen als prinzipiell gleichberechtigtem *Alter Ego* gemildert wird.

So erweist sich Aggression im Kontaktprozess als ein partiell sinnvolles Konzept, wenn es um die Ermutigung geht, auf andere zuzugehen und seinen eigenen Standpunkt zu vertreten. Aggression wird aber problematisch, wenn es um Kooperation und gegenseitiges Verstehen geht. Inwieweit Aggression in der Ich-Es-Beziehung dienlich sein kann, hängt unter anderem vom Gegenstand und der Tätigkeit ab. Eine Uhr zu reparieren erfordert ein anderes Herangehen als das Holzhacken.

Egozentrisches versus relationales Selbstkonzept

Das klassische gestalttherapeutische Selbstkonzept ist in erster Linie auf den Prozess des Kontaktes von Organismus und Umwelt bezogen und unterscheidet dabei aus psychoanalytischer Tradition die *Es-*, die *Ich-* und die *Persönlichkeitsfunktion*. Es geht um die Bedürfnisbefriedigung (Es-Funktion) im Organismus-Umwelt-Kontakt, um die Differenzierung von Ich und nicht-Ich (Ich-Funktion) in der Begegnung und schließlich um die Aufrechterhaltung einer persönlichen Identität (Persönlichkeitsfunktion), deren mögliches Erstarren in einer »Persönlichkeit« in der klassischen Gestalttherapie allerdings eher negativ konnotiert ist.

Ziel dieses *Selbst als Prozess* ist die organismische Selbstregulation im Organismus-Umwelt-Feld. Die Umwelt erscheint dabei in ihren für diese Selbstregulation und für die Bedürfnisbefriedigungen des Individuums relevanten Aspekten. Sie erfüllt die Funktion des Selbsterhalts und Wachstums des Organismus, der mit seinen Bedürfnissen im Zentrum des Prozesses steht. Insofern nenne ich dieses Konzept egozentrisch, als es die Bedürfnisse des Organismus und deren Befriedigung – also das Prinzip des Selbsterhalts – gegenüber denen des Feldes, der Umwelt und Mitwelt in den Vordergrund rückt.

Dass wir Teil des Umwelt- bzw. Mitwelt-Feldes sind, dass die Umwelt und die anderen Menschen auch auf Selbsterhalt ausgerichtet sind, gerät dabei manchmal aus der Wahrnehmung. Ökologisches Gewahrsein ist aber in der Interaktion von Organismus und Umwelt genauso wichtig wie in der sozialen Interaktion der Respekt und die Rücksicht gegenüber den anderen und deren Interessen.

Bei genauerer Betrachtung wird allerdings deutlich, dass diese Rücksichtnahme auf die anderen, und sicherlich auch auf die natürliche und gegenständliche Umgebung, eigentlich für die meisten Menschen eine Selbstverständlichkeit zu sein scheint. Ich postuliere daher ergänzend zu den drei bereits genannten Selbstfunktionen eine weitere, die für den Prozess der kreativen Anpassung des Menschen in der Interaktion mit seiner Umwelt bzw. Mitwelt selbstverständlich ist, nämlich die *Sozialfunktion* (oder im weiteren Sinne die Feldfunktion) des *Selbstprozesses*. Diese besteht in der Identifikation mit den relevanten anderen und mit den relevanten Aspekten des Feldes. Nur wenn mir die Perspektive der anderen oder des Feldes oder der Situation selbst-verständlich ist, kann ich sinnvoll damit in Interaktion treten. Das *Selbst* umfasst in dieser Sozialfunktion das Ich und die anderen/das andere.

In gewisser Weise ist die Sozialfunktion verwandt mit dem Freud'schen Überich, weil dieses ein Korrektiv im Interesse der Mitwelt und Umwelt darstellt, das der sozialen Integration triebhafter Strebungen dient. Allerdings ist die Sozialfunktion des *Selbst* im Gegensatz zum Überich, das im Wesentlichen aus unbewussten Introjekten besteht, nicht nur eine durch Prägung bedingte interne Verhaltenssteuerung, sondern beruht vor allem auch auf der Fähigkeit zur Empathie, zur Übernahme der Perspektive des anderen, was eine spontane situative Abstimmung in der sozialen Interaktion ermöglicht.

Die Sozialfunktion erklärt sich allerdings nicht nur aus ihrer Notwendigkeit heraus, sondern aus der Entstehung des *Selbst* aus der sozialen Interaktion, in der es von Beginn an eine dialogische Struktur bzw. Dialogizität und Relationalität aufweist. Buber (1979 [1922]) hat das auf die einfache Formel »Der Mensch wird erst am Du zum Ich« gebracht. Er nimmt – eine wesentliche Erkenntnis Meads – auf sich selbst Bezug aus der Perspektive der relevanten anderen, mit denen identifiziert er sich wahrnimmt, sein Selbstbewusstsein entwickelt – zum Guten oder Schlechten. So betrachtet sind wir in unserer Selbst- und Weltsicht das Produkt vorheriger Interaktionserfahrungen. Wir müssen uns nämlich klarmachen, dass das *Selbst*, das geprägt ist durch frühe(re) Interaktionserfahrungen, seine Mitwelt aufgrund dieser Prägung wahrnimmt und auf sie reagiert. Es enthält also nicht nur Selbstrepräsentanzen im Sinne von »Wer bin ich?« (Persönlichkeitsfunktion), sondern vor allem auch Weltrepräsentanzen im Sinne von »Wer und wie sind die anderen, wie ist die Welt?« Im direkten Kontakt werden diese Repräsentanzen erfahrungs- und handlungsleitend sein, möglicherweise aber auch korrigiert werden.

In der Therapie geht es daher oft darum, die Angemessenheit der Selbst- und Weltbilder zu überprüfen und gegebenenfalls zu überarbeiten. Aufgrund der oft starken emotionalen Verankerung kann dies nur durch korrigierende, positive, emotionale Erfahrungen und nicht einfach durch intellektuelle Einsicht geschehen.

Trotzdem ist natürlich das Ich, das sich auf sich selbst und auf seine Umwelt bezieht, nicht nur geprägt durch den Blick der anderen und in der Identifikation mit diesen anderen, sondern letztlich auch die unhintergehbare Quelle spontaner Erfahrung und Aktion. Daher bilden das Gewahrsein und die spontane Aktion im Hier und Jetzt auch das wesentliche Tor zur Freiheit aus früherer Prägung.

In der Spaltung zwischen einem *egozentrischen Selbstkonzept*, das im Wesentlichen die Es- und die Ich-Funktionen berücksichtigt und einem *relational-dialogischen Selbstkonzept*, das auf einen Ausgleich zwischen den Selbstanteilen (als verinnerlichten anderen) zielt, liegt die Wahrheit bekanntlich nicht im Entweder-oder oder in der Mitte, sondern in der Vermittlung zwischen den verschiedenen Funktionen und Aspekten des *Selbst*, die in einem dialektischen Spannungsverhältnis zueinanderstehen.

Spiritualität versus Rationalität

Gestalttherapie hatte von Beginn an einen mehr oder weniger starken Bezug zu spirituellen Traditionen, zum Beispiel dem Zen-Buddhismus oder anderen Meditationspraktiken. Die für die relationale Gestalttherapie zentrale Arbeit Martin Bubers (1979 [1922]) ist durch seine jüdische Religion geprägt und sieht in der Ich-Du-Begegnung immer auch eine religiös-spirituelle Dimension.

Sosehr sich die meisten GestalttherapeutInnen von konfessionell religiösen Wurzeln abgrenzen, so blühend ist das Spektrum spiritueller Haltungen und zum Beispiel auch schamanischer Praktiken, die mit Gestalttherapie kombiniert werden. Dagegen erhebt sich eine engagierte Front von GestalttherapeutInnen, welche die aufklärerische Tradition der Gestalttherapie gegen die allerorten wabernden transpersonalen bzw. spirituell orientierten Tendenzen zu verteidigen suchen.

Die Frage, ob religiöses oder spirituelles Erleben, zum Beispiel die von Maslow (2005) so bezeichneten *peak experiences* (Grenzerfahrungen, Gipfelerlebnisse), Bestandteil oder Ziel einer gelingenden Therapie sein sollte, was manche spirituell orientierte GestalttherapeutInnen behaupten, ist nur dann mit »Ja« zu beantworten, wenn Heilserwartungen mit der Therapie verknüpft werden. Schnittstellen dazu gibt es in der Gestalttherapie sicherlich: Das Gewahrsein der Prägnanz der Gestalt, das Fritz Perls oft als »Mini-Satori« bezeichnete, durch die Konzentration auf das Erleben im Hier und Jetzt, die ja auch Zentrum vieler spiritueller Praktiken ist und die innere Wandlungen und Durchbrüche vermitteln soll. Sicherlich ist religiöses oder spirituelles Erleben der PatientInnen nicht von der Therapie auszuschließen oder als richtig oder falsch zu beurteilen. Dieses Urteil liegt in deren Ermessen. Sie in spirituellen Praktiken anzuleiten, ist allerdings kein Bestandteil von Therapie.

Spannender finde ich allerdings die Frage, was die Affinität vieler GestalttherapeutInnen zu spirituellen Praktiken und Ideen bewirkt und weshalb sie nicht auf die Wirksamkeit der klassischen gestalttherapeutischen Methoden vertrauen, sondern diese mit transpersonalen oder spirituellen Praktiken vertiefen oder aufwerten müssen. Sind es die Heilserwartungen, die zur *conditio humana* nun einmal als anthropologische Grundausstattung gehören oder die Wünsche, das Schicksal auf mystischem oder magischem Wege beeinflussen zu können? Treffen die Heilserwartungen der PatientInnen auf den fruchtbaren Boden des therapeutischen Größenselbst, das diesen Erwartungen entsprechen möchte? Lässt sich die Therapeutin/der Therapeut gern zum *Guru* (was im Übrigen einfach *Lehrer* heißt) machen? Auffällig finde ich, dass dann, wenn der spirituelle Bereich betreten wird, die Formulierungen eher vage werden, viel von Spüren und Fühlen die Rede ist, es eher bedeutungsschwanger zugeht. Da fällt es den PatientInnen oft nicht leicht zu sagen, dass sie nichts Besonderes empfinden, sie fühlen sich eher genötigt, mitzumachen und in der *sharing*-Runde diese ungeheure Intensität zu beschreiben, die sie erlebt hätten. Dabei wäre es für den therapeutischen Erfolg sicherlich besser gewesen, die PatientInnen hätten einfach mit ihren Worten beschrieben, was sie gerade wirklich erlebten.

Diese Kritik der spirituellen Überhöhung bezieht sich aber selbstverständlich nicht auf tatsächliche religiöse oder spirituelle Erfahrungen. Diese sind sehr wohl von den Alltagserfahrungen zu unterscheiden und haben einen bedeutenden Einfluss auf die Lebenshaltung von Menschen, die dies verspüren. Sie lassen sich allerdings oft auch trotz jahrelanger Übung spiritueller Praktiken nicht bewusst herbeiführen, sondern sie geschehen und sind oft so überwältigend, dass sie heftige, manchmal sogar psychotische Krisen auslösen können. Hier ist dann häufig Unterstützung durch Personen nötig, die diese Phänomene kennen und einordnen können.

Bestimmte Meditationspraktiken, welche die Entwicklung der Persönlichkeit unterstützen, weil sie das Konzentrationsvermögen steigern, die Gelassenheit erhöhen oder einen positiven Einfluss auf die Gesundheit haben, sind sicherlich begleitend zu Therapien zu empfehlen. Hier möchte ich vor allem die ZEN-Meditation erwähnen, weil diese durch die Konzentration auf die körperliche Haltung und den Atemfluss die Erdung fördert und einem psychotischen Abheben eher entgegenwirkt – einer Gefahr, die bei manchen Meditationspraktiken durchaus besteht.

Ziel der meisten spirituellen Wege ist die Erfahrung der »Alleinheit« des überwältigenden Gefühls, dass alles miteinander verbunden ist, dass wir ein Teil dieser Einheit sind, dass alles in ein Erleben von Sinn getaucht ist. Dieses Erleben, was manche ansatzweise in der Natur erfahren können, hat aber auch eine Kehrseite, vor allem dann, wenn ihm mithilfe von Drogen nachgeholfen wird. Nach dem Fest kommt der Kater. Daher beziehen sich ernsthafte spirituelle Wege nicht auf das Erreichen solcher Erlebnisse, sondern sehen den Alltag als Übungsfeld für die Entwicklung ihrer Haltung an.

Einige dieser spirituellen Wege zielen insbesondere darauf ab, das »kleine Ich« loszulassen zugunsten des »inneren göttlichen *Selbst*«. Statt zu sagen »Ich bin Max Mustermann, Realschullehrer, verheiratet, zwei Kinder«, soll der Patient nur noch sagen »Ich bin« und die tiefe Wirkung spüren, die das Loslassen von Identifikationen hat: den eigentlichen Seinsgrund zu spüren. Dass der Patient am nächsten Tag wieder vor seiner Klasse steht, mit seiner Frau über die Erziehung der Kinder streitet und sich überlegen muss, wie er die nächste Rate für sein Einfamilienhaus bezahlen soll, interessiert seinen »Guru« nicht wirklich. Schon C. G. Jung trat dafür ein, dass sich PatientInnen erst damit befassen müssten, ihren Alltag zu bewältigen und ihre Beziehungen angemessen zu leben, bevor sie sich in tiefere Gefilde der Sinnsuche und die Auseinandersetzung mit archetypischen Urkräften einlassen könnten. Vielleicht ist es ja die Sehnsucht nach dem verlorenen Paradies, das wir auch in unserer Kindheit nicht erlebt haben, das die Verlockung dieser Wege ausmacht.

Meine persönliche Schlussfolgerung ist, dass ernsthafte spirituelle oder religiöse Wege daran zu erkennen sind, dass sie nicht nach Instant-Erleuchtung streben, sondern um die Entwicklung einer bewussten, wachen, selbstverantwortlichen Persönlichkeit bemüht sind. Wer diesen Weg einschlägt, missioniert in der Regel auch nicht. Da geht es dann nicht um das Aufblähen des EGO durch die tiefe spirituelle Erfahrung, sondern eher um das Lernen von Bescheidenheit.

Phänomenologische Grundhaltung der Gestalttherapie versus »Neue Phänomenologie«

Eine weitere Spaltung hat sich im Gestalttherapie-Theoriediskurs durch die Diskussion um die »Neue Phänomenologie« ergeben, die meines Erachtens eine einseitige Radikalisierung des phänomenologischen Denkens darstellt, das für die

Gestalttherapie schon immer wesentliche Bedeutung hatte. Was macht die »Neue Phänomenologie« für manche GestalttherapeutInnen so attraktiv, dass sie klassische Gestalttherapie-Konzepte (z. B. das Konzept des Kontaktes) aufgeben?

Phänomenologie ist eine der wesentlichen philosophischen Wurzeln der Gestalttherapie. Die Gestalttherapie bezieht sich dabei aber weniger auf den philosophischen Diskurs über die Ideen der verschiedenen phänomenologischen Philosophen wie Edmund Husserl, dessen Schüler Martin Heidegger oder Maurice Merleau-Ponty, sondern mehr auf eine *phänomenologische Haltung*, die sich auf die unmittelbare Erfahrung konzentriert und versucht, alle Vorannahmen über diese Wahrnehmung auszuklammern, was Husserl (2009) als »Epoché«, als das Ausklammern der Vorannahmen und Konventionen, die unsere Wahrnehmung beeinflussen, bezeichnet hat. Diese unmittelbare Wahrnehmung ist dabei immer die eines Subjekts, sie kann also nicht von diesem getrennt werden und ist immer intentional auf einen Gegenstand bezogen. Dabei kann nur das Intendieren selbst als Bewusstseinsakt erkannt werden, nicht aber der Gegenstand als solcher, der dem Bewusstsein transzendent ist. Das impliziert, dass jeder Bewusstseinsakt aus einer subjektiven Haltung heraus, aus einer Perspektive geschieht, die zwischen zwei oder mehr Subjekten nicht vollkommen identisch sein kann. Insofern berücksichtigt eine phänomenologische Haltung immer die jeweilige subjektive Perspektive des Einzelnen.

Hierin liegt die wesentliche Bedeutung für die Therapie, in der die Sichtweise und das Erleben der Klientin/des Klienten genauso wie diejenigen der Therapeutin/des Therapeuten gleichberechtigt nebeneinanderstehen und daher keine »Deutungshoheit« aufseiten der Therapeutin/des Therapeuten existieren kann. Darüber hinaus ist das phänomenologische Vorgehen vor allem dadurch gekennzeichnet, dass Hypothesen oder Theorien über bestimmte Zusammenhänge immer als prinzipiell hinterfragbare Konstrukte behandelt werden, die jederzeit zugunsten der unmittelbaren Wahrnehmung, des unmittelbaren Erlebens aufgegeben werden können. Dabei ist natürlich zu bedenken, dass diese unmittelbare Wahrnehmung selbst auch immer durch Vorerfahrungen, Vorwissen und Konventionen mitbestimmt ist und dass die »Epoché« ein Prinzip ist, sich davon freizumachen – ohne dieses Ziel jemals wirklich erreichen zu können.

Die Subjektivität und die subjektive Konstruktion von Bewusstseinsinhalten bedürfen meines Erachtens aber der kommunikativen Verständigung zwischen den Subjekten, um nicht zu einer autistischen Weltsicht zu führen. So geht der in Kopenhagen lehrende Phänomenologe Dan Zahavi (2007, S. 70f.), wie auch Merleau-Ponty, zwar davon aus, dass mithilfe der Empathie der andere unmittelbar und nicht nur per Analogieschluss erfahrbar sei, diese Erfahrung des anderen aber nicht identisch sein könne mit der Erfahrung, die der andere von sich selbst hat. Er schreibt,

> »dass ich eine wirkliche Erfahrung des Anderen haben kann und mich nicht mit einem bloßen Schluss begnügen muss, bedeutet keineswegs, dass ich den Anderen genau so erfahre, wie er sich selbst, oder dass mir das Bewusstsein des Anderen zugänglich ist wie mein eigenes« (ebd., S. 71).

Daraus folgt meiner Meinung nach, dass diese unmittelbare phänomenologische Erfahrung des anderen nicht ausreicht, sondern dass eine gleichberechtigte gegenseitige Verständigung über die unterschiedlichen Perspektiven und das unterschiedliche Erleben – also eine gelebte Intersubjektivität oder eine wirkliche Begegnung – notwendiger Bestandteil bzw. Ergänzung einer phänomenologischen Haltung sein muss.

Da die phänomenologische Haltung zu den Grundlagen der Gestalttherapie gehört, muss ein neuer phänomenologischer Ansatz schon sehr stark von der Phänomenologie Husserls und der daraus erwachsenen phänomenologischen Haltung der Gestalttherapie abweichen, um die Gefahr einer Spaltung hervorzurufen. Insofern habe ich mich um das Verständnis der Kerngedanken der »Neuen Phänomenologie«[6] bemüht und versucht zu verstehen, inwieweit sie von dem abweichen, was die phänomenologische Grundlage der Gestalttherapie ist. Schließlich versuche ich zu ermitteln, inwieweit die Auseinandersetzung mit den Konzepten der »Neuen Phänomenologie« der Gestalttherapie helfen kann, ihre eigenen phänomenologischen Grundlagen zu präzisieren.

In der »Neuen Phänomenologie« wird behauptet, dass Husserl und andere Phänomenologen die grundlegende Bedeutung der phänomenologischen Erfahrung noch nicht genügend berücksichtigen würden. Sie seien noch in der »autistischen Verfehlung des abendländischen Geistes« befangen und gingen noch von inneren seelischen Prozessen aus. Die »Neue Phänomenologie« habe dagegen den Subjekt-Begriff im Sinne einer Innenwelt vollständig aufgegeben. An seiner Stelle stehe der Mensch, der von Atmosphären und Gefühlen ergriffen werde und der dann als »Bewussthaber« zu diesem »primitiven Erleben«, von dem er ergriffen wird, Stellung nehmen könne. »Atmosphären, die den Menschen leiblich spürbar ergreifen oder beschleichen, werden in private Gefühle umgedeutet« (Schmitz, 2011, S. 13). Die Vorstellung, dass es eine geistig-seeli-

6 Meine Rezeption der »Neuen Phänomenologie« bezieht sich auf Hermann Schmitz (1999, 2011, 2012).

sche Innenwelt gäbe, hält die »Neue Phänomenologie« daher für ein falsches psychologistisches Konstrukt, das über 2.000 Jahre die europäische Philosophie beherrscht und irregeleitet habe.

Die »Neue Phänomenologie« beschreibt sicherlich Phänomene, die im vor- und halbbewussten Zustand angesiedelt sind, zum Beispiel das Ergriffensein von einer Atmosphäre oder dass einen Gefühle anwehen und überwältigen können. Daraus den Schluss zu ziehen, diese Phänomene hätten eine eigene Wirklichkeit unabhängig von der Person, die sie erlebt, halte ich für eine sehr gewagte Konstruktion. Wir müssten dann doch wieder auf ein animistisches Weltbild oder die griechische Götterwelt zurückgreifen, um die Agenten dieser Gefühle oder Atmosphären ausmachen zu können.

Bemerkenswert ist auch der Leibbegriff der »Neuen Phänomenologie«, der nicht den Körper, sondern den Erlebensraum eines Menschen beschreibt, zu dem also situativ alles gehört, was Teil des leiblichen Erlebens einer Person ist. Dieser Erlebensraum wird durch »Einleibung« erweitert. Der Kontakt mit der Umwelt findet also nicht zwischen dem Organismus und der Umwelt statt, sondern innerhalb des so erweiterten Leibes. Diese Konzepte lassen GestalttherapeutInnen eher an grenzenlose Konfluenz denken als an Kontakt und Begegnung. Die »Neue Phänomenologie« orientiert sich dabei meines Erachtens an der Unmittelbarkeit von ganzheitlicher Erfahrung, die sie ohne konzeptuelle Differenzierung für die Wirklichkeit hält. So ist zum Beispiel die Erfahrung des Schreckens mit all seinen leiblichen Implikationen das Standardparadigma für Erfahrung.

Ich nehme an, dass die meisten Vertreter der »Neuen Phänomenologie« in der Gestalttherapie-Community davon ausgehen, sich rein mit diesen vorbewussten phänomenalen Aspekten zu befassen, die sie mit den Begriffen der »Neuen Phänomenologie« besser als mit den herkömmlichen Gestaltbegriffen beschreiben zu können glauben. Ich denke nicht, dass ihnen die Implikationen für das Menschenbild und die dementsprechenden politischen Haltungen bewusst sind. Meines Erachtens entgeht ihnen, dass der Ausschließlichkeit der Geltung unmittelbarer leiblicher Erfahrung etwas Zentrales fehlt, nämlich die intersubjektive Verständigung über diese Erfahrungen in der realen Begegnung als Grundlage von deren geistiger und sozialer (beides steht ja im engen Zusammenhang) Verarbeitung.

Diese Fokussierung auf eine nicht bewusst kommunikativ verarbeitete primäre (»primitive«) Leiberfahrung führt zur Vorstellung von Menschen, die nicht mehr selbstverantwortliche Agenten ihres Lebens sind, sondern bestimmt werden von Situationen, Atmosphären und von außen kommenden Gefühlen. Demnach müsste dann diese Ich-Auflösung kompensiert werden durch äußere Führung, derer nach Meinung des Gründers der »Neuen Phänomenologie« (Hermann

Schmitz) viele Menschen bedürften bzw. durch einen »Nomos bedeutsamer Situationen« (vgl. Schmitz, 1999). An dieser Einschätzung und nicht an den eher phänomenologischen Fragen hat sich im Übrigen der heftige Disput um die »Neue Phänomenologie« entzündet.

Was als phänomenologische Beschreibung von vorbewussten Erlebenssituationen von großem Interesse sein könnte und die Bedeutung der Herstellung eines bewusst erlebenden, entscheidenden und handelnden *Selbst*/Ich als immer neue Leistung klären könnte, wird hier zu einer Beschreibung des Menschen als Marionette äußerer Situationen, Atmosphären und von außen kommenden Gefühlen, mit der man massenpsychologische Phänomene erklären kann, bei denen – wie wir von Gustave Le Bon (2009 [1911]) wissen – die Funktionen des Neocortex ausgeschaltet sind. Wird diese Beschreibung vorbewusster Erlebenssituationen aber unkritisch zu einer anthropologischen Festlegung über die eigentliche Natur des Menschen, dann kehrt sich eine an sich spannende radikale Phänomenologie in eine Apologie des Autoritarismus um, statt Grundlage für die Förderung und Entwicklung personaler Kompetenz und Selbstverantwortung zu werden. Ich frage mich, ob die Attraktivität dieser impliziten Aspekte der »Neuen Phänomenologie« möglicherweise auch aus einem Bedürfnis nach klaren Vorgaben und dem Wunsch nach Führung stammt, das meines Erachtens auch bei vielen Anhängern von Hellingers (1996) Aufstellungspraxis Pate stand.

Sicherlich ist die phänomenologische Beschreibung, welche die »Neue Phänomenologie« in ihrer Radikalität von den primären, größtenteils vorbewussten Leiberfahrungen liefert, nicht von der Hand zu weisen. Was ihr nach meiner Einschätzung aber fehlt, ist die Betonung der Leistung kommunikativer und geistiger Verarbeitung dieser Erfahrungen, die wiederum die Voraussetzung selbstverantwortlichen Denkens und Handelns ist. Für die Gestalttherapie bedeutet diese Erkenntnis, dass bei allem Primat der unmittelbaren phänomenologischen Erfahrung die intersubjektive, kommunikative geistige Verarbeitung dieser Erfahrungen zentral ist.

Spaltungen in der Gesellschaft

In unserer Gesellschaft ist eine große Anzahl von Spaltungen zu beobachten, die alle aufzuzählen, den Umfang dieses Beitrags überschreiten würde. Insofern konzentriere ich mich auf einige Spaltungen, die in den letzten Jahren besonders augenfällig geworden sind. Stellen wir diese Spaltungen den integrierenden Kräften gegenüber, dann ergeben sich folgende Polaritäten, die zugleich auch wieder Spaltungen zwischen politischen Lagern aufzeigen:

- Reiche/Arme versus sozialer Ausgleich: Die Spaltung zwischen Armen und Reichen prägt sich auch global immer stärker aus.
- Mächtige/Ohnmächtige versus politische Beteiligung aller: Das Gefühl eines unüberwindlichen Machtgefälles wächst nach dem Motto »Die da oben – wir hier unten«.
- Männer/Frauen versus Gendergerechtigkeit: Trotz jahrzehntelangen Kampfes um Gendergerechtigkeit gibt es immer noch keine wirkliche Gleichstellung von Mann und Frau.
- Individualismus/Egoismus versus Gemeinsinn: Individualismus und egozentrische Lebenshaltungen stellen in sich eine soziale Spaltung der Gesellschaft dar, in der soziale Verantwortung und Gemeinsinn in Nischen abgedrängt werden.
- Integrierte/Marginalisierte versus Inklusion: Die Spaltung der Gesellschaft in Integrierte und Marginalisierte nimmt zu.
- Einheimische/Fremde versus Humanismus: Ganz besonders zeigt sich dies in der Spaltung zwischen Einheimischen und Fremden, die am ersichtlichen Wachstum von AfD und Pegida einen deutlichen Zulauf in der Bevölkerung bekommen haben.

Die Frage nach der Reaktion der Gestalttherapie auf diese gesellschaftlichen Herausforderungen ist, wie ich bereits ausgeführt habe, eher eine Frage des politischen und sozialen Engagements der GestalttherapeutInnen, als die Frage danach, ob Gestalttherapie hier direkt Abhilfe schaffen kann. Das ist so, als glaubte man, die genannten gesellschaftlichen Spaltungen hätten psychische Ursachen, die man mit Mitteln der Gestalttherapie bekämpfen könnte. Bedingt gilt das für Rassismus und Fremdenfeindlichkeit, nicht aber für soziale Ungleichheit oder politische Ausgrenzung.

Von daher kann eine therapeutische Methode wie die Gestalttherapie nicht als Lösung der gesamtgesellschaftlichen Probleme angesehen werden. Erstens ist Gestalttherapie eine Form der Psychotherapie, die vor allem von Angehörigen der gebildeten Mittelschicht in Anspruch genommen und praktiziert wird. Ausnahmen davon stellen Tätigkeiten dar, die im Bereich der Sozialarbeit und Sozialpädagogik ausgeübt werden, bei denen auch Mitglieder anderer Gesellschaftsschichten in den Genuss von gestalttherapeutischem Handeln kommen. Zweitens ist Gestalttherapie nicht eine Therapie der Gesellschaft, sondern eine Therapie von Individuen und kleinen Gruppen bzw. in abgewandelter Form auch von Teams und Organisationen.

Auch wenn die Psychoanalyse sich in den 1960er und 1970erJahren dazu aufgeschwungen hat, zu einer Analyse der Charakterdefizite der autoritären Gesellschaft zu werden und erheblich an gesamtkulturellem Einfluss gewonnen hat –

ich erinnere nur an die Schriften von Horst-Eberhard Richter oder Herbert Marcuse –, ist die Analyse der Gesellschaft als Ganzer doch eher von politökonomisch orientierten TheoretikerInnen geleistet worden als von PsychologInnen.

Man kann die Makroebene der Gesellschaft, wie bereits gesagt, nicht gleichsetzen mit der Mikroebene. Um das zu verstehen, muss man sich klarmachen, dass die Gesellschaft nicht einfach ein Aggregat von vielen Personen ist, sondern ein hochkomplexes System, das aus einer Vielzahl von miteinander verbundenen Teilsystemen besteht: Ökonomie, Politik, soziale Systeme, psychische Systeme, Wissenschaft bzw. Technologie, Kultur, Religion etc.

Diese Systeme sind über verschiedene, symbolisch generalisierte Kommunikationsmedien wie Markt und Geld, Macht, Liebe und Verbundenheit, Wahrheit und Wissen etc. vermittelt.[7] Die gesellschaftlichen Teilsysteme sind in ihren Systemgrenzen sehr unterschiedlich. Während das ökonomische System tendenziell global ist, ist das politische tendenziell national oder regional. Die sozialen Systeme, zum Beispiel die Familie oder die Nachbarschaft, sind eher lokal, sie können aber auch im Rahmen sozialstaatlicher Systeme national sein.

Die verschiedenen soziologischen Makrotheorien streiten sich darüber, welches der Teilsysteme für den Gesamtprozess die entscheidende Rolle spielt bzw. wie diese Systeme ineinandergreifen. Entsprechend der verschiedenen Gesellschaftsanalysen gibt es natürlich auch unterschiedliche Ideen darüber, wie die gesellschaftlichen Probleme bewältigt werden können.

---

7 Ein typisches Zeichen für moderne Gesellschaften besteht darin, dass sich zunehmend mehr voneinander partiell unabhängige Teilsysteme ausdifferenzieren (z. B. Religion, Wissenschaft, Kultur, Politik und Ökonomie), die in traditionellen Gesellschaften noch eng miteinander verwoben sind. Während historisch die Differenzierung von Teilsystemen ein Zeichen der progressiven Entwicklungen darstellte (z. B. die Französische Revolution), sind einige Bewegungen des 20. und beginnenden 21. Jahrhunderts gerade durch die Entdifferenzierung der Gesellschaft gekennzeichnet (z. B. die sozialistischen/kommunistischen Revolutionen), bei denen die Differenzierung von Politik und Wirtschaft zugunsten einer Staatswirtschaft aufgegeben wurde, die eine enorme Kontrolle der Gesellschaft durch den Staatsapparat zur Folge hatte. Die Auflösung der Grenze zwischen Religion und Politik vor allem im islamischen Kulturbereich oder die bewusste Zerstörung differenzierter Bildung und Kultur in der chinesischen »Kulturrevolution« sind Merkmale von gesellschaftlichen Bewegungen, die ihre Macht hauptsächlich aus dieser Entdifferenzierung ziehen. Es ist interessant, dass diese Bewegungen in der Regel nicht in den Zentren, sondern in der Peripherie des globalen Weltsystems stattfinden, sozusagen als Besinnung auf die eigenen unabhängigen Kräfte, die eher in weniger differenzierten Gesellschaftsformen (z. B. religiös-feudalen oder klientelistischen Gesellschaftsordnungen) liegen.

Exkurs: 1968 und die Folgen

Die einen sahen in der Macht des Kapitals die Ursache der gesellschaftlichen Probleme, die anderen fanden, dass die Macht des Staatsapparates für die gesellschaftlichen Probleme verantwortlich sei. So zum Beispiel auch die Gründer der Gestalttherapie – allen voran Paul Goodman. Dementsprechend hatten sozialistische oder anarchistische Ideen gesellschaftlicher Veränderung in den Jahren nach 1968 bei vielen Intellektuellen Hochkonjunktur.[8] Die Selbstbefreiung des Individuums als dritter Weg gesellschaftlicher Veränderung wurde vor allem von den VertreterInnen sozialistischer Ideen als individualistischer Eskapismus abgelehnt. Sie waren der Meinung, die Verwertungszusammenhänge des Kapitals seien allemal stärker als eine wie auch immer geartete Form der Selbstbefreiung durch Therapie. Auch diese würde schließlich vermarktet und zum Teil des Systems, dessen Opfer durch Therapie wieder in den Verwertungszusammenhang integriert würden.

Zynisch pointiert könnte man aus dieser Haltung heraus sagen: Was macht das befreite Individuum? Es macht keine Revolution, sondern schwimmt auf der Welle des Edelkonsums und pflegt dabei immer noch seine sozialistischen oder anarchistischen Ideale. Wir sind, so gesehen, nicht Teil der Lösung, sondern Teil des Systems geworden, das diese Probleme erzeugt.

Meines Erachtens gingen bzw. gehen beide Standpunkte entweder im Weg über das revolutionäre politische Engagement und/oder im Weg über die Selbstbefreiung des Individuums in ihrer Radikalität von Heilserwartungen aus, die der Komplexität der modernen Gesellschaften nicht gerecht werden. Gespeist werden solche Heilserwartungen, psychologisch betrachtet, von einem Omnipotenz-Anspruch, der – um es provokativ zu formulieren –, wenn er in der kindlichen Entwicklung nicht sozialverträglich integriert wird, zu narzisstischen Persönlichkeitsstörungen führen kann. Dass sich das auf der politischen Ebene auch beobachten lässt, nämlich die Verführbarkeit der Massen durch Heilsbringer, die als Identifikationsfiguren deren Omnipotenz-Bedürfnisse bedienen, heißt allerdings nicht, dass die Lösung gesellschaftlicher Probleme eine psychologische wäre, auch wenn Le Bons (2009 [1911]) Analyse der Psychologie der Massen bis heute noch zu den besten Erklärungen des Faschismus zählt.

Ich denke, wir sollten uns als GestalttherapeutInnen in aller Bescheidenheit klarmachen, dass wir selbst doch nur sehr begrenzte Möglichkeiten haben, die

8 Hinzu kam ab den 1970er Jahren die Ökologische Bewegung, die vor allem im linksalternativen Milieu ihre Wurzeln hatte.

wir im therapeutischen Bereich und im politischen und sozialen Bereich als engagierte MitbürgerInnen wahrnehmen können. Nicht mehr und nicht weniger.

Doch nun zurück zur gesellschaftlichen Realität. Inzwischen kommen die durch Krieg und Terror und durch die Desintegration nationaler und regionaler Ökonomien vertriebenen Menschen massenhaft in die wohlhabenden Zentren und betreten unsere »Vorgärten«. Die durch die globalen gesellschaftlichen Widersprüche erzeugten Probleme lassen sich nicht mehr an die Peripherie des Systems verdrängen. Die Menschen stehen vor der Haustür, vor unserer Tür. Die Frage von Mitmenschlichkeit gegenüber Abgrenzung stellt sich ganz aktuell und lässt sich nicht mehr so leicht verdrängen. Ehrenamtliches Engagement, Sozialarbeit, Therapie, juristischer Beistand für Geflüchtete und für von Abschiebung bedrohte Menschen ist ein Gebot der Nächstenliebe, des Humanismus. Hier können wir als GestalttherapeutInnen helfen. Die gesamtgesellschaftlichen Probleme lösen wir damit selbstverständlich nicht.

Was wir aus Ländern wie Südafrika aber auch aus vielen anderen Ländern bereits seit Jahrzehnten kennen, nämlich dass Klassen- und Rassengrenzen territorial markiert sind, dass die Mittel- und Oberschichten in *gated communities* leben und die arme Bevölkerung in Townships, Favelas oder Slums haust, wird zunehmend auch zu unserer Wirklichkeit. Das globalisierte Gesellschaftssystem erweist sich inzwischen bei allen Abgrenzungsversuchen wirklich als global.

Zusammenhang zwischen Spaltungen innerhalb der Gestalttherapie und Spaltungen innerhalb der Gesellschaft

Haben die Spaltungen in der Gestalttherapie etwas mit den Spaltungen in der Gesellschaft zu tun und wie gehen wir damit um oder wie können wir damit umgehen? Was die erste Kontroverse zum Thema *Aggression im Kontaktprozess* betrifft und auch die zweite Kontroverse zum *Selbstbegriff*, sehe ich einen deutlichen Zusammenhang zwischen den Spaltungen innerhalb der Gestalttherapie und den gesellschaftlichen Spaltungen. Das gestalttherapeutische Aggressionskonzept geht von einem Individuum aus, das sich in seinem Umweltfeld im Einklang mit den Imperativen seines Selbsterhalts und Wachstums, also entsprechend seiner organismischen Selbstregulation verhält. Der relationalistisch-dialogische Ansatz geht stärker von der Vermittlung der Interessen im sozialen Feld bzw. innerhalb des *Selbst* aus und kann von daher den Aggressionsbegriff nur teilweise als sinnvoll akzeptieren.

Ginge man die bereits beschriebenen gesellschaftlichen Spaltungen einzeln durch, könnte man meinen, dass Abgrenzung, Individualismus, Verteidigung eigener Privilegien, Wahrung eigener Machtpositionen etc. zum egozentrischen

Ansatz der Gestalttherapie *(Ego-Hunger-Aggression)* passen und Humanismus, Gemeinsinn, sozialer Ausgleich und Inklusion eher zum relationalen Ansatz. Diese Polarisierung empfinde ich allerdings als zu pauschalisierend und den vermutlich anderslautenden persönlichen politischen und sozialen Haltungen der VertreterInnen des egozentrischen Ansatzes nicht angemessen. Gleichwohl steckt meines Erachtens ein wahrer Kern in dieser Spaltung innerhalb der Theorie der Gestalttherapie, der die gesellschaftlichen Spaltungen widerspiegelt. Diese Polarisierung ist insofern nicht angemessen, als die VertreterInnen der egozentrischen Haltung davon ausgehen, dass wenn jede/jeder für ihre/seine eigenen Interessen sorgen würde, doch für alle gesorgt sei (was übrigens dem von Adam Smith [1776], dem Begründer der klassischen Nationalökonomie, stammenden Credo der freien Marktwirtschaft entspricht) und davon, dass viele Bedürfnisse nicht rein egoistischer, sondern durchwegs auch sozialer Natur seien.

Zu wünschen, dass es meinen Mitmenschen gut geht, ist selbstverständlich, wenn man von der *Sozialfunktion des Selbst* ausgeht. Dann steht dieses Bedürfnis logischerweise nicht im Widerspruch zu egoistischen Interessen, sondern gleichberechtigt neben diesen. Es geht meines Erachtens ja nicht um die Frage von Egoismus oder Altruismus, sondern darum, beide Haltungen entsprechend den natürlichen Selbstfunktionen miteinander zu verbinden. Was innerhalb von sozialen Gemeinschaften und *Face-to-Face*-Beziehungen selbstverständlich ist, nämlich dass die Interessen von allen Beteiligten berücksichtigt werden, kommt in einer Gesellschaft, in der jede/jeder auf ihren/seinen eigenen Vorteil achten muss, um nicht unterzugehen, verständlicherweise unter die Räder. Charles Darwin (1809–1882) entwickelte seine Evolutionstheorie mit dem Kernkonzept des *survival of the fittest* bekanntlich in der Zeit der stürmischen, frühkapitalistischen Entwicklung Englands. Dass eine tendenziell sozialdemokratische Politik mit ihren sozialpolitischen, gewerkschaftlich orientierten und wirtschaftsregulierenden Kontrollen der Auswüchse des kapitalistischen Systems inzwischen in den meisten westlichen Ländern Standard ist, zeigt, dass der Kapitalismus nur innerhalb dieses politischen Rahmens menschlich verträglich funktionieren kann.[9]

Neben dem politischen Teilsystem hat sich eine Zivilgesellschaft etabliert, die sich zum Beispiel im ehrenamtlichen Engagement und in einer Vielzahl öffentli-

---

9 Diese sozialpolitische Integrationsfunktion ist allerdings durch die exponentielle Globalisierung des kapitalistischen Systems untergraben worden und in vielen Bereichen den neoliberalen Imperativen der Kapitalverwertung gewichen, was eine massive Verstärkung gesellschaftlicher Spaltungen bewirkt hat und im überall aufkeimenden politischen Populismus eine gefährliche Reaktion findet.

cher und halböffentlicher Initiativen zeigt und deutlich macht, dass der Aspekt der *Gemeinschaft* gegenüber dem der liberalen Wirtschafts-*Gesellschaft* und dem *politischen System* eine immer wichtigere Rolle spielt. Auf diese Weise sind in der Politik Elemente des Sozialismus und im zivilgesellschaftlichen Engagement Elemente des Anarchismus verwirklicht, die ein wesentliches Gegengewicht zur kapitalistischen Wirtschaft und zur staatlichen Kontrolle darstellen.

Das von den VertreterInnen der *Aggression* geforderte Standing des unabhängigen und selbstverantwortlichen Individuums, ist insofern ein positiver Beitrag zu einer gesellschaftlichen Entwicklung, die nicht im passiven Warten auf die Segnungen des Sozialstaats erstickt. Umgekehrt ist das relationale Denken der zentrale Hintergrund für ein sozial engagiertes Einstehen für die Werte der Gemeinschaft und Mitverantwortung. Auf diese Weise lässt sich die beschriebene Polarität in positiver Weise zur Synthese bringen.

Was die spirituellen Tendenzen vieler GestalttherapeutInnen angeht, steht dahinter meines Erachtens eine vertiefte Sinnsuche, die in einer Gesellschaft, die unter der Auflösung traditioneller Sinnstrukturen leidet, nachvollziehbar ist. Häufig ist ja eine Gleichzeitigkeit der Ablehnung herkömmlicher, religiöser Bindungen und der Suche nach spirituellen Dimensionen zu beobachten, bei der man sich fragt, weshalb der herkömmliche Glaube nun durch einen anderen Glauben ersetzt werden muss. In den meisten Fällen erscheinen hierbei die spirituellen Systeme rationaler und nicht an Dogmen gebunden zu sein. Dass sie größtenteils mit fremden Kulturen verbunden sind, gibt ihnen natürlich auch die Note der Extravaganz und erlaubt die Projektion von positiven Heilserwartungen.

Dass Therapie immer in der Nähe von Heilserwartungen angesiedelt ist, weiß – glaube ich – jede/jeder, die/der sich selbst ernsthaft prüft. Die Wünsche sind Einssein, nicht mehr getrennt sein, dazuzugehören. Viele spirituell-esoterische Systeme versprechen darüber hinaus nicht nur Sinnfindung bis hin zur Erleuchtung, sondern – mit genügend Übung – auch die Rettung der ganzen Welt. *New Age*, das Zeitalter des Wassermanns, war im letzten Drittel des 20. Jahrhunderts eine solche kollektive Hoffnung. Genauso wie die Vorstellung der Transzendentalen Meditation, dass, wenn die kritische Masse von zehn Prozent von Meditierenden erreicht sei, sich die Welt insgesamt zum Guten entwickeln würde. Ähnliches versprechen die scheinbar naturwissenschaftlich fundierten Erkenntnisse der Quantentherapie und -heilung, die Wunsch und Wirklichkeit in magischer Weise verbinden.

Hier sollte die klassische Gestalttherapie eigentlich ein gutes Gegenmittel darstellen mit ihrem Beharren auf dem, was ist und mit ihrer paradoxen Theorie der Veränderung, die eben nicht mit dem zu Wünschenden einhergeht, sondern mit der Akzeptanz von sich selbst, wie man ist und von der Umwelt, wie sie ist. Aber für viele Menschen bedeutet das eine zu hohe Anforderung.

Schließlich möchte ich noch auf die von vielen AutorInnen monierten, latent autoritären Implikationen in der »Neuen Phänomenologie« eingehen. Hier wird genau wie damals von Hellinger (1996, S. 32f.) das Bedürfnis angesprochen, Teil von »ergreifenden bedeutsamen Situationen« (vgl. Schmitz, 2012) zu werden, statt in die klare und bewusste Erfahrung, in die gleichberechtigte Kommunikation und in die selbstverantwortliche Handlung einzutreten. Es geht hier meines Erachtens um regressive Bedürfnisse, die immer auch einen Sog besitzen.

Können die Spaltungen oder Polaritäten integriert werden?

Den Unterschied zwischen Spaltungen und Polaritäten sehe ich vor allem darin, dass Spaltungen tendenziell die Ganzheit zerstören, während Polaritäten prinzipiell aufeinander bezogene Widersprüche darstellen, die nicht nur zu Spaltungen führen können, sondern eher auch integrierbar sind. Die Widersprüche stellen dabei nicht nur Probleme dar, sondern in erster Linie Entwicklungspotenziale, die – wenn sie als solche verstanden werden – auch für das Ganze genutzt werden können.

Der Spaltungsbegriff ist natürlich in unserem Kontext auch immer verbunden mit dem aus der Psychoanalyse stammenden Konzept des Abwehrmechanismus, in dem Spaltung als unreifer Abwehrmechanismus bezeichnet wird. Dieser Mechanismus stellt eine sehr frühe und undifferenzierte Form der Abwehr psychischer Spannungen dar, der zwischen der idealisierten und der abgewerteten Seite der wichtigsten Bezugspersonen spaltet, um die idealisierte Seite zu retten. Dieser für frühe Störungen (Borderline- und narzisstische Persönlichkeitsstörungen) typische Abwehrmechanismus zeigt sich nicht nur auf der persönlichen Beziehungsebene, sondern auch in gesellschaftspolitischen Auseinandersetzungen. Er aktualisiert sich immer dann, wenn die inneren und äußeren Widersprüche stärker werden, also in persönlichen oder politischen Stresssituationen. Dann führen persönliche bzw. gesellschaftliche Widersprüche tendenziell eher zu Spaltungen, zu Schwarz-Weiß-Denken oder zu unüberbrückbaren Konfrontationen.

Die Überwindung von Spaltungen kann nicht dadurch geschehen, dass wir uns mit der richtigen Seite identifizieren, um die andere schlechtzumachen. Hier laufen wir Gefahr, in die Falle der Projektion zu tappen. Wichtig für die Überwindung von Spaltungen ist die Bereitschaft, die Spannung zwischen den Polaritäten anzuerkennen, auszuhalten und zu einem inneren oder äußeren Dialog zwischen den Polen beizutragen.

Das bedeutet für die Fragestellung des Umgangs mit den Spaltungen in der Gesellschaft und den Spaltungen in der Gestalttherapie zuallererst, die Polaritäten zu entdecken, die zu den Spaltungstendenzen geführt haben und sich auch klarzumachen, dass das Bedürfnis nach Spaltung solange bestehen bleibt, wie es als *Ultima Ratio* zur Rettung der eigenen Position erlebt wird. Erst dann, wenn beide Pole sich gegenseitig in ihrer Unterschiedlichkeit, Widersprüchlichkeit und auch Unvereinbarkeit akzeptieren – ohne den eigenen Standpunkt aufzugeben –, kann aus der Spaltungstendenz eine fruchtbare Polarität werden. Hier können wir aus der Konflikttheorie und den Methoden der Konfliktmoderation lernen.

In allen vier angesprochenen Spaltungen innerhalb der Theorie der Gestalttherapie lassen sich Polaritäten entdecken:

1. unterschiedliche Bewertung der Aggression im Kontaktprozess: Ich-Es (Ego, Hunger, Aggression) versus Ich-Du (Empathie/Begegnung)
2. egozentrisches versus relationales Selbstkonzept
3. Spiritualität versus Rationalität
4. phänomenologische Grundhaltung der Gestalttherapie versus »Neue Phänomenologie«

Diese Polaritäten finden sich auch auf gesellschaftlicher Ebene:

1. Der Kampf, sich in der Konkurrenz aggressiv gegen andere durchzusetzen, ist das Gebot in einer Gesellschaft, deren Kerncredo im *survival of the fittest* besteht. Empathie und Begegnung sind als Gegenpol die Formen des sozialen Kontaktes in sozialen Gemeinschaften, in Freundschaften, Familien, Nachbarschaften etc., ohne die diese Gesellschaft nicht überleben könnte.
2. Das egozentrische Selbstkonzept der klassischen Gestalttherapie, in dem die soziale Funktion des *Selbst* keinen expliziten Platz hat, folgt der gleichen Logik einer leistungsorientierten Konkurrenzgesellschaft, in welcher der Gegenpol von Zugehörigkeit und sozialem Ausgleich wenig Platz hat; Qualitäten, ohne die weder die Kinder noch die Alten noch die sozial Abgehängten überleben könnten.
3. Die Sehnsucht nach Spiritualität in einer immer stärker säkularisierten Welt ohne tieferen Sinnbezug ist in einer Gesellschaft, in der tendenziell das Geld als abstrakte Teilhabe an Konsum und Macht die Stelle sozialer Kernwerte und spirituell-religiöser Bindung eingenommen hat, eine ernst zu nehmende offene Gestalt, die nicht vorschnell durch eine rationalistisch-aufklärerische Haltung desavouiert werden darf, auch wenn die Gefahr, die von irrationalen und fundamentalistischen Strömungen ausgeht, nicht zu unterschätzen ist.

4. Der in der phänomenologischen Grundhaltung der Gestalttherapie tief verankerte Erfahrungsbezug läuft dann, wenn die kommunikative und geistige Verarbeitung dieser Erfahrungen nicht als wesentlicher Gegenpol berücksichtigt wird, Gefahr, Grundlage für eine autoritätsbezogene Selbstaufgabe zu werden, in der die Selbstverantwortung für das eigene Erleben und Handeln anderen überlassen wird. Diese Sorge habe ich allerdings nicht nur bei den Anhängern der »Neuen Phänomenologie«, sondern auch bei all jenen GestalttherapeutInnen, die ihre eigene phänomenologische Sichtweise für die Realität halten, die nicht kommunikativ mit der Sichtweise ihrer KlientInnen abgestimmt werden muss.

So betrachtet korrespondieren die Spaltungen in der Theorie der Gestalttherapie mit den Spaltungen in der Gesellschaft. Es zeigen sich auf beiden Ebenen die Polaritäten, die es auf der gesellschaftlichen Ebene durch politisches und soziales Engagement, auf der individuellen und mikrosozialen Ebene durch die therapeutische Bearbeitung der inneren und äußeren Widersprüche zu vermitteln gilt. Dass die in der Therapie aufscheinenden Widersprüche letztlich gesellschaftliche Widersprüche widerspiegeln bedeutet allerdings nicht – um es noch einmal deutlich zu sagen –, dass die gesellschaftlichen Widersprüche allein therapeutisch gelöst werden könnten.

Schlussfolgerung

Die Spaltungen in der Gesellschaft sind nicht in erster Linie mit den Mitteln der Gestalttherapie zu beheben, sondern durch gesellschaftspolitisches Engagement, was so auch der ethischen Grundhaltung einer dialogisch orientierten Gestalttherapie entspricht. Soziale Verantwortung ist nicht nur Ausdruck einer reifen ethischen Haltung, sondern grundsätzlich als *soziale Funktion* auch Bestandteil des *Selbst* jeder Person. Insofern lautet die therapeutische Frage an die frustrierten, depressiven oder narzisstisch in sich gefangenen KlientInnen nicht nur »Was tust du für dich?«, sondern auch »Was tust du für andere, welche Tätigkeit, könnte für die Gesellschaft, in der du lebst, etwas bringen und dir auf diese Weise wieder Sinn und Selbstbewusstsein vermitteln?«

Gestalttherapeutische Supervision und Coaching[1]

Ein Beitrag zur Humanisierung der Arbeitswelt

Gesellschaftliche Rahmenbedingungen

Zeit für andere – ein knappes Gut?

Unter dem Druck marktwirtschaftlicher Konkurrenz muss Arbeit immer effektiver werden. In kürzerer Zeit muss immer mehr produziert werden. Diesem Gesetz der Marktwirtschaft kann sich auch der sozialwirtschaftliche Bereich nicht entziehen. Immer mehr PatientInnen oder KlientInnen müssen in kürzerer Zeit versorgt werden. In der psychiatrischen Praxis Medikamente zu verordnen, nimmt weniger Zeit in Anspruch, als therapeutische Gespräche zu führen. Sondennahrung im Pflegeheim zu verabreichen geht schneller als das Füttern. Der wirklich kostbare Faktor in der psychosozialen Versorgung ist die Zeit, die Menschen für andere Menschen aufbringen.

Gemeinschaft und Gesellschaft

In der *Gesellschaft* sind die Menschen wesentlich voneinander getrennt, in der *Gemeinschaft* sind sie wesentlich miteinander verbunden, sagte sinngemäß bereits 1887 Ferdinand Tönnies (1855–1936), ein Gründervater der deutschen Soziologie, in seinem wichtigsten Werk *Gemeinschaft und Gesellschaft* (1887, S. 46f.). Die von ihm und in ähnlicher Weise von Max Weber (1864–1920) getroffene Unterscheidung zwischen *Gesellschaft* (d.h. die durch Konkurrenz und Profitstreben

1 Erstveröffentlichung Boeckh (2016 [vgl. Drucknachweise]).

bestimmte Vergesellschaftung über globale Märkte) und *Gemeinschaft* (d. h. die Form der über Werte vermittelten sozialen Beziehungen von Familie, Nachbarschaft, Vereinen etc., vergleichbar mit der heute sogenannten Zivilgesellschaft) hat heute noch Gültigkeit.

Einerseits erzeugt die *Gesellschaft* einen – wenn auch sehr ungleich verteilten (neue Armut!) – materiellen Reichtum, sie löst aber andererseits die herkömmlichen Formen der *Gemeinschaft* und deren tragende Solidarbeziehungen auf. Es sind vor allem die (Groß-)Familien, aber auch andere lokale Unterstützungssysteme wie Nachbarschaft oder kirchliche Gemeinden, die ihre Funktion in den letzten Jahrzehnten eingebüßt haben. Individualisierung und erhöhte regionale Mobilität haben zu diesem Funktionsverlust wesentlich mit beigetragen.

Der Gemeinschaftsbegriff ist durch seinen ideologischen Missbrauch im Dritten Reich in Verruf geraten. Tönnies selbst war expliziter Gegner der Nationalsozialisten und Mitglied der SPD. Von daher steht sein Konzept der *Gemeinschaft* nicht im Verdacht, auf Volkstümelei und Rassismus hin angelegt zu sein.

Sicherlich ist die Auflösung traditioneller Gemeinschaften nicht nur ein Verlust. Die Enge und Starrheit solcher doch meist sehr hierarchischen Gemeinschaftsstrukturen wird kaum jemand vermissen. Gleichzeitig ist aber der Verlust sozialer Integration auch eine Grundlage für viele psychische Störungen, die mit der sozialen Isolation und dem Leistungsdruck der »narzisstischen Individualgesellschaft« zu tun haben.

Professionalisierung, Bürokratisierung und Ökonomisierung sozialer Hilfen – Kolonisierung der Lebenswelt

Öffentliche soziale Institutionen sowie kirchliche und nichtkirchliche Verbände übernehmen die Funktionen der Sozialhilfe, professionalisieren und bürokratisieren die entsprechenden Tätigkeiten. Das erzeugt enorme Kosten, die in Zeiten wirtschaftlicher Krisen von der Gesellschaft vermittelt über den Staat nur begrenzt aufgebracht werden (können). Auch wenn die Sozialleistungsquote – das heißt der Anteil der Sozialausgaben am Bruttosozialprodukt – in der Bundesrepublik in den letzten 55 Jahren von circa 20 auf 30 Prozent gestiegen ist, können diese Ausgaben nicht alle Aufgaben ausreichend finanzieren, die im Rahmen traditioneller Gemeinschaften, insbesondere von der Familie und innerhalb derer vor allem durch die unbezahlte Arbeit der Frauen, geleistet wurden. Heute werden für die Versorgung der älteren Menschen der gehobenen Mittelschicht Frauen aus Polen und anderen Billiglohnländern importiert, die für Dumpingpreise rund um die Uhr arbeiten, während sie selbst in vielen Fällen ihre Kinder und die anderen Familienangehörigen notgedrungen vernachlässigen müssen.

Auch die Institutionen der sozialen Versorgung stehen, obgleich nicht als Profitbetriebe organisiert, unter dem Druck marktwirtschaftlicher Effektivität. PatientInnen werden nach der Operation »blutig« entlassen, die Fallzahlen pro MitarbeiterIn des Allgemeinen Sozialen Dienstes (ASD) gehen in die Höhe. Die Zahl der zu versorgenden HeimbewohnerInnen oder PatientInnen pro MitarbeiterIn steigen, die Verabreichung von Beruhigungsmedikamenten statt Gesprächen und der Einsatz von Windeln statt begleitender Toilettengänge ebenso.

Ein weiteres Problem der Übernahme von Gemeinschaftsaufgaben durch staatliche und parastaatliche Institutionen stellt die Bürokratisierung sozialer Dienste dar. Bürokratische Strukturen staatlicher und parastaatlicher Organisationen haben eine eigene Logik, die nicht nur durch hierarchische Machtstrukturen gekennzeichnet ist, sondern vor allem durch den Grundsatz: Institutionalisierte Strukturen und Prozesse sind den Personen vorgeordnet. Hierarchische Strukturen untergraben die Selbstständigkeit von professionellen HelferInnen, die sich im Zweifelsfalle mehr nach dem richten, was von oben verlangt und erlaubt wird, als nach dem, was für ihre KlientInnen pragmatisch sinnvoll ist. Oder sie verfallen, frustriert durch das Reglement von oben, in die demotivierte Haltung des Dienstes nach Vorschrift.

Von Zeit zu Zeit treffe ich als Supervisor auch auf Einrichtungen, die weniger KlientInnen haben, als sie versorgen könnten. Das hat ebenso wie die häufiger anzutreffenden Versorgungsengpässe mit den bürokratischen Strukturen sozialer Hilfen zu tun, die sich nicht an den aktuellen Bedürfnissen vor Ort, sondern an Gesetzen orientieren, bei denen das Besondere dem Allgemeinen, der Mensch der Institution unterstellt wird.

Der Sozialphilosoph Jürgen Habermas spricht in seiner *Theorie des kommunikativen Handelns* (1981a, b) von einer »Kolonialisierung der Lebenswelt« durch die Systeme von Wirtschaft und Staat. Der ursprünglich von Husserl stammende Begriff der »Lebenswelt« beschreibt einen, vor allem durch gemeinsame Sprache und Kultur bestimmten Raum direkter zwischenmenschlicher Kommunikation, der dem Begriff der Gemeinschaft durchwegs verwandt ist bzw. die Begegnung innerhalb verschiedenster Formen von Gemeinschaft zur Voraussetzung hat.

Geld und *Macht* als die Medien der globalisierten, kapitalistischen Marktwirtschaft und des Staates kolonisieren die sozialen Hilfesysteme, die ursprünglich aus dem gemeinschaftlichen, lebensweltlichen Engagement entstanden sind und prägen ihnen auf die Dauer ihren Stempel auf.

Die wachsende Rolle der Zivilgesellschaft

Verbliebene Formen der Gemeinschaft und neue Formen zivilgesellschaftlichen Engagements müssen die entstandenen Lücken öffentlicher sozialer Versorgung schließen. Das sehen wir derzeit in beeindruckender Weise im Bereich der Flüchtlingsbetreuung, die ohne das breite ehrenamtliche Engagement nicht funktionieren würde. Freiwilliges soziales Engagement kann hier also im Sinne der Zivilgesellschaft eines beitragen, nämlich das, was unter *gesellschaftlichen* Gesichtspunkten am knappsten ist: Zeit für andere. Diese Zeit ist dann nicht ein knappes ökonomisches Gut, sondern Lebensqualität, die ja bekanntlich erst in der sinnvoll handelnden Begegnung mit anderen entsteht. Um Buber (1979 [1922]) sinngemäß zu zitieren: Erst in der Begegnung mit dem Du wird der Mensch zum Ich, zur Person.

Freiwilliges soziales Engagement ist daher nicht ausschließlich als Lückenbüßer für sozialstaatliche Unterversorgung zu sehen, sondern als *Qualität an sich* nicht nur für die »Empfänger«, sondern gerade auch für die, die sich engagieren. Der wahre Reichtum einer solidarischen (Zivil-)Gesellschaft bemisst sich daher nicht in erster Linie am Bruttosozialprodukt, sondern an der Zeit, die wir für andere und mit anderen haben. Hier wird deutlich, dass *Gesellschaft* nicht ohne *Gemeinschaft* funktionieren kann. Das hat vor allem damit zu tun, dass die Logik der Gesellschaft – nämlich dort, wo es geht, Arbeit einzusparen, um die Produkte und Dienstleistungen in der Marktkonkurrenz billiger zu machen – im sozialen Bereich nur bedingt funktioniert. Liebe, Zuwendung und Verbundenheit können nicht durch effektivere Organisation und Technologie ersetzt werden.

Professionalisierte Mitmenschlichkeit oder: Besonderheiten und Risiken der »Beziehungsarbeit«

Zwitterstellung sozialer Dienstleistungen zwischen Profession und Mitmenschlichkeit

Psychotherapie, Supervision und Coaching nehmen wie alle anderen Professionen, die direkt mit der Betreuung von Menschen zu tun haben, eine Zwitterstellung ein. Einerseits sind sie als soziale Unterstützungs- und Beratungsmethoden das Ergebnis einer gesellschaftlichen Entwicklung, in der auch soziale Hilfen arbeitsteilig professionalisiert werden, andererseits behalten sie notgedrungen als Zentrum die Mitmenschlichkeit, ohne die sie letztlich leer und de facto ineffizient blieben.

Die sozial helfenden Menschen, seien es ErzieherInnen, SozialarbeiterInnen, KrankenpflegerInnen, Lehrende, PsychotherapeutInnen oder BeraterInnen müssen sich – wenn sie wirklich helfen wollen – auf die Beziehung mit ihren KlientInnen, SchülerInnen oder PatientInnen einlassen. Alles professionell methodisch Gelernte kann ohne diese grundlegende Beziehung nicht fruchtbar werden.

Was bedeutet »Mitmenschlichkeit« oder »sich auf die Beziehung einlassen« im Gegensatz zu einer professionellen Rolle? Was bedeutet es, dass der andere nicht ein »Fall« fürs »Case Management« ist, sondern ein »Mitmensch«? Ohne diese Frage ethisch beantworten zu wollen, kann man auf jeden Fall sagen, dass es im direkten Kontakt sowieso kaum gelingt, sich auf der Beziehungsebene »rauszuhalten«. Wir werden immer in eine – wie auch immer geartete – Beziehung mit dem anderen Menschen hineingezogen.

Unterschiedliche Qualitäten von Beziehungen

Welche Qualität diese Beziehung hat, hängt natürlich von den jeweils betreuten Personen ab, von deren psychosozialer Entwicklung und den Defiziten innerhalb dieser Entwicklungen und unserer entsprechenden Haltung zu ihnen.

Hilfreich zum Verständnis der unterschiedlichen Phasen der sozialen Beziehungsentwicklung ist das Stufenmodell der psychosozialen Entwicklung von Erik H. Erikson (1993 [1963], S. 247ff.), das in acht Stufen die psychosoziale Entwicklung des Menschen beschreibt. In der ersten, der sensoriell-oralen Phase geht es um die Entwicklung von Urvertrauen bzw. Urmisstrauen als Ergebnis früher Bindung(-sstörungen). Dies ist durch die Untersuchungen der Säuglingsforschung von Daniel Stern (1992 [1985]) und der Bindungsforschung von John Bowlby (1959) empirisch bestätigt. Die Themen und sozialen Konflikte der darauf aufbauenden, folgenden sieben Phasen sind im Gegensatz zur klassischen psychoanalytischen Entwicklungspsychologie stärker auf die Ich- bzw. die Selbstentwicklung im sozialen Kontext fokussiert als auf die sogenannte psychosexuelle Entwicklung, was dem gestalttherapeutischen Ansatz eher entspricht. Allen phasentypischen Konfliktthemen ist gemein, dass die darunterliegenden Themen immer mitschwingen und als Fundament jeweils mitaktualisiert werden können. Die Frage nach der grundlegenden Anerkennung und Akzeptanz in der ersten Phase kommt also zum Beispiel bei einem Leistungs- oder Generativitätsthema immer auch zum Ausdruck.

Da sich die sozialen Beziehungs- bzw. Konfliktmuster im therapeutischen oder allgemein helfenden Kontakt immer mitaktualisieren, bleiben auch die Helfenden hiervon nicht unberührt. In der durch die Spiegelneuronen automatisch aktivierten Resonanz und in der inneren Reaktion darauf, aktualisiert sich bei den Helfenden die Beziehungsthematik der KlientInnen in ähnlicher Weise – aber eben oft nur unbewusst. Bei der Betreuung von Psychiatrie-PraktikantInnen habe ich oft erfahren, dass diese im Kontakt mit Psychosekranken selbst minipsychotische Erlebnisse hatten, mit denen sie nur schwer umgehen konnten. Erst die Erkenntnis, dass die durch die PatientInnen angebotene »frühe Form der Beziehung« auf beiden Seiten – also auch bei den Betreuenden – »frühe Erlebnisformen« aktivierte, half den PraktikantInnen, ihre Erlebnisse richtig zu verstehen und nicht an ihrer eigenen psychischen Gesundheit zu zweifeln. Insofern hinterlässt der Kontakt mit den KlientInnen bei den Helfenden oft Folgen, die ihnen selbst in ihrer Genese unklar sind und manchmal zu wenig hilfreichen Reaktionen und Kompensationsversuchen führen.

»Professionalität« der helfenden Beziehung

Neben den Problemen, die dieses oft unbewusste Eintauchen in die Beziehungsdynamik der KlientInnen mit sich bringt, birgt die Rolle der professionell Helfenden noch andere Anforderungen, die zu einer Reihe von Widersprüchen zwischen mitmenschlicher Begegnung und »professioneller« Beziehung führen können:

- sich Einlassen versus professionelle Distanz
- persönliche Beziehung versus professionelle Beziehung
- Augenhöhe versus Hierarchie
- Individualität versus Rollenkonformität

Sicherlich hilft auf der einen Seite die Einnahme einer »professionellen Haltung« mit klarer Rollenverteilung und entsprechender Fachkompetenz, die nicht nur Fachwissen, sondern auch Zuschreibung von Fachautorität bedeutet, den Helfenden, innerlich mehr Abstand zu wahren und reduziert damit auch die Gefahr der Verstrickung in problematische Beziehungsmuster. Andererseits ist diese »professionelle Rolle« meist auch nur ein Beziehungsmuster, das nicht unbedingt therapeutisch hilfreich ist. In Begriffen der Transaktionsanalyse gesprochen impliziert sie vielfach die Einnahme einer fürsorglichen bis kritischen Eltern-Ich-Haltung, die bei den KlientInnen den angepassten und/oder rebellischen Kind-Ichzustand aktiviert, aber nicht zur Stärkung eines Erwachsenen-Ichzustandes beiträgt. Eine solche »professionelle Rolle« gerät dann bei den Helfenden auf die Dauer zur *déformation professionelle*.

Der Kontakt auf Augenhöhe und das Wagnis einer personalen Begegnung, wie sie dem »professionellen« Verständnis der Gestalttherapie und anderer humanistischer Verfahren entspricht, stärken das Selbstbewusstsein des anderen, machen ihn zu einem gleichwertigen Gegenüber. Das impliziert aber immer auch die Möglichkeit, sich beim Eintauchen in die Welt des anderen darin zu verstricken. Von daher ist im Sinne dieser »Professionalität der Begegnung« Supervision als Möglichkeit der »Abstandnahme« und des Bearbeitens dieser Verstrickung dringend geboten.

Was bei HelferInnen so hängen bleibt – Risiken des Helfens

»Ansteckungsgefahr«

Meine Nachbarin schilderte mir folgende Beobachtung, die sie schon des Öfteren gemacht hatte: »Wenn morgens ein Klient vor deiner Türe steht und wartet, dass du ihn einlässt, wirkt er zumeist matt und sorgenvoll. Du öffnest und wirkst frisch und kräftig. Kommt der Klient nach einer Stunde wieder aus der Haustüre, wirkt er eher frisch und kräftig. Kommst du dann nach einiger Zeit heraus, um nach der Post zu sehen, wirkst hingegen du matt und sorgenvoll.«

Das mit dem Abladen der Sorgen in der Therapie scheint also gut zu klappen. Aber wie kommt es dazu, dass sich der eine entlasten kann und der andere belastet zurückbleibt? Und vor allem: Wie und bei wem entlasten sich die Helfenden?

Beim empathischen Verstehen der KlientInnen tauchen wir in deren Welt ein mit all ihren Widersprüchlichkeiten und Unvereinbarkeiten, die sie belasten. Es gibt verschiedene Arten damit umzugehen. Entweder wir identifizieren uns damit und sind damit genauso gefangen und im Zwiespalt wie die KlientInnen oder wir versuchen, die Schilderung in eine gegenständliche, objektivierende Betrachtung zu verwandeln, die nichts mit uns selbst zu tun hat. Einfühlung oder Betrachtung von außen scheinen mögliche Alternativen, Empathie oder professionelle Distanz eine Frage der Entscheidung zu sein.

Sicherlich gibt es Menschen, die im Leid anderer ertrinken, weil sie sich hochgradig damit identifizieren und solche, die kalt bleiben und scheinbar Distanz wahren können. Trotzdem sind auch die Distanzierten – wie wir aus der Spiegelneuronen-Forschung wissen – nicht frei von sich automatisch vollziehender Empathie. Auch wenn sie ihre spontane Resonanz mit dem Leid des anderen nicht bewusst spüren, wirkt es. Ihre unbewusste Resonanz ist dann aus den mehr oder weniger heftigen (Gegenübertragungs-)Reaktionen zu rekonstruieren. Die Gefahr besteht hierbei darin, dass die eigenen emotionalen Resonanzen abgespalten, verdrängt werden und unbewusst wirken. Von daher ist bei den »Distanzierten« die Gefahr, dass sie emotional durch die Kontakte mit schwierigen PatientInnen belastet werden, erstaunlicherweise oft größer als bei denen, die ihre emotionale Resonanz und ihre entsprechenden Reaktionen spüren.

Eine weitere Gefahr für Helfende liegt darin, sich mit den Problemen ihrer KlientInnen so stark zu identifizieren, dass sie diese unbedingt – auch wenn die KlientInnen das gar nicht wollen – lösen müssen, um sich dadurch selbst zu entlasten. Die Verantwortung gegenüber den KlientInnen besteht darin, Lösungswege aufzuzeigen oder Lösungen mit den KlientInnen gemeinsam zu erarbeiten, aber »wollen« müssen diese es schon selbst. Man kann den Hund bekanntlich nicht zum Jagen tragen. Das ist vielfach der direkte Weg in die chronische Selbstüberforderung.

Burnout

Burnout, das Ausbrennen der Helfenden, geschieht sowohl bei den emotional Distanzierten als auch bei den Empathischen. Es betrifft aber in erster Linie diejenigen, die sehr engagiert sind und sich selbst über erfolgreiches Helfen definieren. Zu Beginn des hohen Engagements steht oft der sogenannte *flow*, bei dem aufgrund einer erhöhten Ausschüttung von belohnenden Botenstoffen die körperliche, geistige und seelische Überforderung nicht gespürt wird. Auf die Dauer aber verwandelt sich der anfängliche Eu-Stress in einen Dis-Stress. Nach dem »Mehr-desselben-Prinzip« wird die Überlastung verstärkt, oft bis zum Zusammenbruch auf allen Ebenen.

Von der Anteilnahme zum Zynismus

Ein häufig zu beobachtender Effekt der Überlastung ist die Distanzierung durch die Einnahme einer zynischen Haltung. Hilflosigkeit verwandelt sich dann nicht in eine gesunde Resignation, das heißt das Erkennen der Beschränktheit meiner Hilfemöglichkeiten, sondern in eine sarkastisch, zynische Distanzierung, die letztlich auch zur Selbstabwertung führt.

Nicht nur die Tendenz zur Übernahme der Haltung und emotionalen Befindlichkeit der KlientInnen ist zentral für die mögliche Belastung von Menschen in helfenden Berufen, sondern auch der Umgang damit. Vielfach ist, wie Paul Watzlawick (1976) sagt, die Lösung das Problem. Der Versuch, die Probleme der KlientInnen zu lösen, um selbst entlastet zu werden, führt oftmals in Verstrickungen, aus denen sich die Helfenden nicht mehr selbst befreien können.

Was hilft den Helfenden?

Supervision kann die Helfenden dabei unterstützen, den verdrängten und abgespaltenen Gefühlen, welche die KlientInnen – oder sollte ich besser sagen die PatientInnen, also die Leidenden – in ihnen auslösen, auf die Spur zu kommen.

Es sind diese oft widersprüchlichen Gefühle, die uns Wege zeigen, auf denen Lösungen möglich sind und offene Gestalten geschlossen werden können (vgl. die Fallbeispiele am Ende des Beitrags).

Was ist und wem nützt Supervision und Coaching?

Supervision und Coaching sind, allgemein formuliert, Beratungsformen, die Menschen, die mit anderen Menschen arbeiten, unterstützen. Historisch betrachtet stammt das *Coaching* aus den Bereichen von Sport und Wirtschaft und zielte ursprünglich auf Selbstoptimierung und Karriere des Coachees. Die *Supervision* dagegen kommt aus dem Bereich der sozialen Arbeit und der Therapie und ist prinzipiell multiperspektivisch. Sie achtet auf die SupervisandInnen, die KlientInnen, das Team und die Organisation. Ziele von Supervision sind:

- Professionalisierung der Arbeit mit den KlientInnen
- Verbesserung der Beziehung zu den KlientInnen
- Orientierung und Auftragsklärung
- Rollenfindung/Rollendefinition in der Zusammenarbeit im Team/der Organisation
- Verbesserung von organisatorischen Abläufen
- Achtung der Befindlichkeit der SupervisandInnen, des Erhalts ihrer Arbeitsfähigkeit und der Freude an ihrer Tätigkeit

Ziele des Coachings sind:

- Unterstützung beim Erreichen von beruflichen und persönlichen Zielen
- Ermittlung und Förderung von Motivation und Selbstvertrauen
- Analyse von Stärken und Potenzialen
- Unterstützung von Projekt- und Teamentwicklung
- Förderung von Management- und Führungsqualitäten

Supervision und Coaching beziehen sich somit nicht nur auf die SupervisandInnen und deren KlientInnen oder die Coachees, sondern auch auf deren weiteres Arbeitsfeld, auf die Teams, die organisatorischen Strukturen und weitere relevante Umweltbedingungen. Hierbei wird deutlich, dass immer auch das »Feld« mitbeachtet werden muss, das zum Teil nicht nur der wesentliche Hintergrund, sondern oft auch der entscheidende Vordergrund ist.

Auch wenn die Begriffe Supervision und Coaching häufig – vor allem, weil sie vielfach mit ähnlichen Methoden arbeiten – synonym verwendet werden, sollten meines Erachtens die Unterschiede in der Zielsetzung bewusst bleiben. Das ist besonders dann wichtig, wenn wir uns mit dem jeweiligen Fokus der Supervision und des Coachings befassen. Auch wenn beide Beratungsformen multiperspektivisch ausgerichtet sind, liegt der Hauptfokus des Coachings doch eher auf Karriere und Leistungsoptimierung von Coachees und Teams, während bei der Supervision eine Verbesserung für alle Beteiligten durch die Fokussierung auf die Beziehungen und die Kooperation im Vordergrund steht. Beides schließt sich selbstverständlich nicht aus.

Gestalttherapie und Supervision bzw. Coaching

Anthropologische Hintergründe und die beiden Paradigmen der Gestalttherapie

Gestalttherapie arbeitet im direkten Kontakt. Supervision als eine Form der Beratung, bei der die KlientInnen, um die es eigentlich geht, nicht anwesend sind, ist gestalttherapeutisch von daher eigentlich ein Unding.

In meiner eigenen Gestalttherapie-Ausbildung war Supervision daher entweder eine Beratung zur richtigen Anwendung von Methoden oder sie wurde schnell zur Therapie der SupervisandInnen, also von mir und meinen AusbildungskollegInnen. Dass Supervision mehr und etwas anderes ist und dass sie mit der Resonanz arbeitet, welche die KlitententInnen bei ihren HelferInnen, BeraterInnen oder TherapeutInnen erzeugt, kann man sich klarmachen, wenn man die Phänomene von Übertragung und Gegenübertragung nicht nur als Störung des Kontaktes, sondern vor allem auch als wesentliche Quelle der Information begreift. Nach meiner Ansicht hat die Gestalttherapie aber auch Potenziale, die solches Arbeiten ermöglichen.

Um zu verstehen, weshalb Supervision notwendig ist und warum sie – in Abwesenheit der KlientInnen, also im *indirekten* Kontakt – überhaupt möglich ist, müssen wir uns einige anthropologische Grundlagen klarmachen. Das reicht dann auch in das Feld der Theorie der Gestalttherapie. Empathisches Teilhaben, also die Fähigkeit, sich in die Lage des anderen hineinzuversetzen und die eigene Resonanz bilden die Voraussetzungen, um helfend tätig zu sein. Sie sind aber gleichzeitig auch der Hintergrund für Belastungen in den helfenden Beziehungen, das heißt sie bedingen also die Notwendigkeit von Supervision. Das, was die KlientInnen bei den Helfenden auslösen, also deren Resonanzen und Gegenübertragungen, ist das, was in der Supervision bearbeitet werden kann, ohne dass dabei die Anwesenheit der KlientInnen notwendig ist.

Voraussetzung der Supervision ist also einerseits die Fähigkeit der Helfenden, die Perspektive ihrer KlientInnen zu übernehmen und sich andererseits ihrer Resonanz auf diese gewahr zu werden.

Anthropologische und gestalttheoretische Grundlagen bei Köhler und Tomasello

Michael Tomasello ist seit 1998 Co-Direktor am Max-Planck-Institut für evolutionäre Anthropologie in Leipzig, wo er das Wolfgang-Köhler-Primaten-Forschungszentrum leitet. Dieses Zentrum ist nicht von ungefähr nach Wolfgang Köhler, dem Mitbegründer der Gestaltpsychologie benannt, der vor etwa 100 Jahren auf Teneriffa seine bahnbrechenden Experimente zum »ganzheitlichen Lernen durch Einsicht« mit Schimpansen durchführte, welche die Theorien der Assoziationspsychologie und ihrer These vom Lernen als Konditionierungsprozess infrage stellte und Lernen als *Gestaltprozess* begriffen hat.

Tomasello untersucht vor allem die Unterschiede im Sozialverhalten von Menschenaffen und jungen Kindern. Er hat festgestellt, dass das Sozialverhalten von Kindern sehr viel ausgeprägter ist als das von Menschenaffen. Bereits Säuglinge interagieren auf einer körperlichen und emotionalen Ebene von Anfang an mit ihren Müttern und sind schon sehr früh – etwa im Alter von einem Jahr – in der Lage, die Intention ihres Gegenübers zu verstehen und seine Perspektive zu übernehmen. Sie können sich in die Handlungsweise von anderen hineinversetzen und diesen bei der Durchführung ihrer zielgerichteten Handlungen helfen. Diesen Perspektivenwechsel können Primaten nicht vollziehen. Die *Fähigkeit zu geteilter Intentionalität und zum Perspektivenwechsel* ist die Grundlage der hohen Kooperationsfähigkeit des Menschen, die evolutionär das Überleben der Menschheit gesichert und sich von daher in der phylogenetischen Entwicklung auch durchgesetzt hat. Die hohe Kooperationsfähigkeit bezieht sich allerdings immer auf die Menschen, mit denen interagiert wird, also auf die In-Group, was die gleichzeitige Entwicklung von Konkurrenz, Kampf und kriegerischer Auseinandersetzung zwischen rivalisierenden Gruppen erklären kann.

Kooperation, die Perspektivenwechsel und gemeinsam geteilte Intention voraussetzt, ist also eine grundlegende menschliche Fähigkeit. Davon ist auch Mead (1969) ausgegangen, der als Voraussetzung für die Teilnahme an komplexen Interaktionen (z. B. im Mannschaftsspiel) die Fähigkeit sieht, sich in die Rollen von allen anderen hineinversetzen zu können, um dann angemessen darauf zu reagieren. Selbstbewusstsein ist somit die Fähigkeit, sich aus der Position von anderen zu sehen.

Relationale und bedürfnisorientierte Gestalttherapie: Ost- und Westküstenstil der Gestalttherapie

Ich weiß nicht, ob es angemessen ist, diesen beiden Stilen einerseits die relationale und andererseits eine mehr auf die Durchsetzung eigener Bedürfnisse und Interessen orientierte Ausrichtung der Gestalttherapie zuzuordnen. Ursprünglich ging es wohl mehr um die vergleichsweise sanftere, integrative Arbeit von Laura Perls (Ostküstenstil) im Vergleich zur harten, konfrontativen Methode von Fritz Perls (Westküstenstil) und den kathartischen Durchbrüchen, auf die er in seiner Arbeit abzielte.

Der Gestaltzyklus der Erfahrung stellt jedenfalls ein am jeweils aktuellen Bedürfnis der Person orientiertes, eher instrumentelles Verhältnis von Person und Umwelt dar. Hier geht es therapeutisch um die Auflösung von Vermeidungsmechanismen und die Förderung des Selbst- und Umwelterlebens mit dem Ziel, das jeweils aktuelle Bedürfnis zu befriedigen.

Die Begegnung zwischen Menschen lässt sich aber nur zum Teil auf eine solche instrumentelle, mit Buber könnte man sagen »Ich-Es«-Beziehung reduzieren. Und diese Reduktion hat, wie Max Horkheimer und Theodor W. Adorno in ihrer Kritik an der modernen Reduktion von Vernunft auf Zweckrationalität nachgewiesen haben, katastrophale Folgen (vgl. Horkheimer, 1991). Das hatte schon Hegel im Kapitel »Herrschaft und Knechtschaft« in seiner *Phänomenologie des Geistes* (1986 [1807], S. 145ff.) treffend beschrieben. Es geht zwischen Menschen um die gegenseitige Anerkennung, ein Bedürfnis, das nicht durch instrumentelles Handeln befriedigt werden kann; denn wirkliche Anerkennung kann letztlich nicht durch Macht erzwungen werden, sie kann einem nur von anderen gegeben werden. Das ist das, was Habermas (1981a, b) als die Ebene der »herrschaftsfreien Kommunikation« bezeichnet, die selbst in durch Machtverhältnisse verzerrten Kommunikationen kontrafaktisch ist, also trotz aller Zwangsstrukturen existiert. Auch wenn der *Herr* den *Knecht* dazu bringen kann, alles für ihn zu tun, wird er ohne dessen Anerkennung seiner Herrschaft letztlich nicht als Herr und ohne Achtung seiner Person nicht als Mensch existieren. Dieses Verhältnis kann man als ein äußeres aber eben auch als ein inneres Verhältnis begreifen, wie das im Übrigen auch Fritz Perls mit seiner Metapher von *Topdog* und *Underdog* tut, die ja in ähnlicher Weise aufeinander bezogen und voneinander abhängig sind.

Demnach ist der Ansatz der relationalen Gestalttherapie stärker auf die Qualität der Beziehung zu anderen und zu sich selbst fokussiert. Hier geht es um gegenseitige *Anerkennung* und nicht in erster Linie um die Durchsetzung egoistischer Interessen. Selbstbewusstsein ist dann die Frucht dieser – verinnerlichten – gegenseitigen Anerkennung (vgl. Wulf & Boeckh, 2013).

Unterschiedliche Zielsetzungen von Coaching und Supervision in den beiden Strömungen der Gestalttherapie

Ich sehe in den Unterschieden zwischen Coaching und Supervision eine deutliche Parallele zu den beiden Grundströmungen der Gestalttherapie: Einerseits die auf dem Konzept der organismischen Selbstregulation basierende Orientierung auf die Durchsetzung eigener Bedürfnisse und Ziele, die beim Coaching im Vordergrund steht und andererseits die auf die Beziehung zielende, relationale Gestalttherapie, die von Beginn an multiperspektivisch angelegt ist und bei der Supervision das Entscheidende ist.

Gestalttherapie kann also zum einen aufgefasst werden als eine Wiederherstellung der organismischen Selbstregulation, die natürlich nicht nur physiologisch zu verstehen ist, sondern den Menschen mit all seinen biologischen, sozialen, seelischen und geistigen Bedürfnissen sieht. Der Mensch als ein auf Kooperation angelegtes Wesen wird dabei mit der rein instrumentellen Haltung gegenüber der Umwelt und Mitwelt nur zum Teil beschrieben. Demgegenüber sind aber die Rücksicht auf andere und die Kooperation mit anderen genauso eine Notwendigkeit und ein Bedürfnis wie die Durchsetzung der egoistischen Bedürfnisse. Die Rechnung von Smith (1776), wonach in der liberalen Marktwirtschaft, in der jeder nach seinem Vorteil strebt, eine »unsichtbare Hand« die Verhältnisse so ordnet, dass für alle bestens gesorgt ist, wenn jeder sein Schäfchen ins Trockene bringt, geht nicht wirklich auf.

Gestalttherapeutisches Handeln sollte daher nicht nur die Verbesserung der Durchsetzung eigener Bedürfnisse fokussieren, sondern auch die soziale und die ökologische Integration der KlientInnen. Diese Seite der gestalttherapeutischen

Arbeit steht vor allem bei den relationalen und bei den ökologischen GestalttherapeutInnen im Vordergrund. Sozialökologisches Denken macht mit dem *Feldbegriff* der Gestalttherapie ernst. Hier ist das Umweltfeld nicht nur als Rohstofflager für die Befriedigung eigener Bedürfnisse gedacht, sondern bekommt eine eigene Wertigkeit und verlangt einen respektvollen und nachhaltigen Umgang. Dem Einzelnen kann es langfristig nur gut gehen, wenn es auch allen anderen gut geht und wenn die von ihm genutzte Natur sich wieder erholen kann.

Die Gestalt des persönlichen Bedürfnisses und die Gestalt des Feldes

Wenn sich das Konzept der organismischen Selbstregulation nur auf die Selbstregulation der einzelnen Person bezieht, dann geht es bei der Wiederherstellung der Homöostase durch die Interaktion mit der Umwelt um das Schließen einer Bedürfnis-Gestalt auf Kosten der Umwelt und der Mitwelt. Sind diese Umwelt und Mitwelt aber selbst in ihren Bedürfnissen eine Gestalt, die Vordergrund wird und möglicherweise in Konkurrenz zur Gestalt des personalen Bedürfnisses tritt, dann geht es um Interessenabgleich und Konfliktmoderation oder Mediation, das heißt um Vermittlung. Hier ist nicht mehr die Zweckrationalität, die instrumentelle Vernunft gefragt, sondern eine Vernunft, die dem Hegel'schen Verständnis in seiner *Jenenser Philosophie des Geistes* (1986 [1805/1806], S. 270ff.) folgt und sinngemäß den Geist als eine Organisation von Mitten versteht, in der die Spaltung von Subjekt und Objekt aufgehoben ist.

Kann man demnach von der »Gestalt des Feldes« sprechen? Was meint diese Metapher? Das ist systemisch so gedacht, als würde man bei der grundlegenden Differenz von System und Umwelt vom System der Umwelt sprechen. Das macht natürlich keinen Sinn, zeigt aber ein Problem auf, das durch die Differenzierung von System und Umwelt per se gesetzt ist, nämlich eine implizite Priorisierung des Systems vor der Umwelt. Diese Priorisierung widerspricht aber sowohl der Haltung von Intersubjektivität im zwischenmenschlichen Kontakt als auch der Sichtweise einer ökologisch verträglichen Umweltbeziehung.

Mit der Metapher der »Gestalt des Feldes« ist daher gemeint, die Personen und Gruppen und natürlich auch die Belange der Natur innerhalb des Feldes in ähnlicher Weise zu respektieren und zu schützen wie die der SupervisandInnen, Coachees oder KlientInnen. Es geht also auf der personalen Ebene um den Unterschied zwischen Subjekt-Objekt-Beziehung und Subjekt-Subjekt-Beziehung, also um Intersubjektivität im wörtlichen Sinne und auf der ökologischen Ebene um Umweltverträglichkeit. Hier ist Supervision, weil sie jeweils die Interessen aller beteiligten Personen und Gruppen miteinbezieht, schon immer näher an der intersubjektiven Grundhaltung als das Coaching, das sein Augenmerk eher auf die einseitige Verbesserung der Position des Coachees richtet.

In der Supervision stehen sowohl die KlientInnen der SupervisandInnen, deren professionelles Verhalten den KlientInnen gegenüber als auch die SupervisandInnen selbst im Vordergrund. Sowohl die Beziehung der KlientInnen zu ihrer Umwelt, die Beziehung zwischen den KlientInnen und den SupervisandInnen als auch die Beziehung zwischen den SupervisandInnen und ihrem Arbeitsumfeld (Team/Organisation) sind gleichermaßen Gegenstand der Supervision. Die Gestalt des Feldes reicht aber noch weiter. Sie bezieht den gesamtgesellschaftlichen Rahmen, die politischen und kulturellen Bedingungen mit ein, wie wir am folgenden Beispiel sehen können.

Supervision mit SozialarbeiterInnen in der Flüchtlingsarbeit

Wie bedeutsam die verschiedenen Aspekte des Feldes für die SupervisandInnen und damit für die supervisorische Arbeit sind, zeigt das folgende Beispiel der Supervision mit SozialarbeiterInnen, die für Geflüchtete und AsylbewerberInnen in einem größeren Landkreis in Südwestdeutschland zuständig sind.

Nicht nur die plötzlich enorm wachsende Zahl von Flüchtlingen und AsylbewerberInnen, welche die Verwaltungsstrukturen relativ unvorbereitet traf, sondern auch der Charakter der staatlichen Behörden mit ihren häufig starren Strukturen, die den Anforderungen im Einzelfall vielfach nicht gerecht werden können, wirken sich auf die Arbeit der SozialarbeiterInnen aus. Sie können oft da nicht helfen, wo sie es gerne täten, weil die Verwaltungsmühlen langsam und ohne Rücksicht auf die Bedürfnisse der Einzelnen mahlen. Sie sind im Wesentlichen mit Verwaltungsaufgaben beschäftigt und nicht mit sozialer Betreuung.

Am konkreten Beispiel dieses Landkreises wird auch deutlich, dass die vielfältigen Aufgaben der Versorgung und Integration der Flüchtlinge zu großen Teilen durch zivilgesellschaftliches Engagement von Ehrenamtlichen geleistet werden. Dabei klappt die Zusammenarbeit an der Schnittstelle zwischen staatlicher Versorgung und Ehrenamt meist erstaunlich gut, manchmal ist sie aber auch aufgrund der unterschiedlichen Motivation von ehrenamtlichen und hauptamtlichen HelferInnen spannungsreich und problematisch.

Themen die dabei von den SupervisandInnen eingebracht werden, sind:

1. Schlechte Ausstattung und organisatorisches Chaos:
   - ➢ Unterkünfte z. T. in miserablem Zustand
   - ➢ Schlüssel (eine SozialarbeiterIn-Stelle pro 100 Geflüchtete)
   - ➢ rasche Ausweitung der Stellen entsprechend den steigenden Flüchtlingszahlen
   - ➢ fehlende Büros
   - ➢ fehlende Computer und Diensttelefone
   - ➢ keine vernünftige Einarbeitung
2. Hierarchische Behördenstrukturen:
   - ➢ Teamarbeit oft nicht gewünscht
   - ➢ Orientierung an Vorschriften statt am Bedarf
   - ➢ Geflüchtete werden trotz unterschiedlicher ethnischer oder religiöser Hintergründe zusammen untergebracht.
3. HausmeisterInnen und HeimleiterInnen zeigen oft abwertende Vorurteile gegenüber den Geflüchteten:
   - ➢ »Die sollen doch froh sein, dass sie überhaupt …«
   - ➢ »Wer hier Supervision braucht, versteht sein Handwerk nicht.«
   - ➢ »Von wegen traumatisiert. Die tun doch nur so, um ihre Interessen durchzusetzen.«
   - ➢ Wachpersonal z. T. mit rassistischen Vorurteilen
4. Bezug zu den zuständigen Behörden (BAMF, Jobcenter, Sozialamt etc.) ist oft problematisch:
   - ➢ Ständige Veränderung der gesetzlichen Rahmenbedingungen erschwert Sozialarbeit mit längerer Perspektive.
   - ➢ Behörden arbeiten zu langsam und sind mehr an Vorschriften als am Bedarf orientiert.
   - ➢ Behörden schotten sich ab, sind oft telefonisch nicht erreichbar.
   - ➢ Geflüchtete haben zeitweise kein Geld.
   - ➢ Geld vom Jobcenter wird nur an das Familienoberhaupt ausgezahlt.
5. Probleme bei/mit den Geflüchteten:
   - ➢ Perspektivlosigkeit wegen unnötiger Wartezeiten/drohender Abschiebung führt zu Depression und zunehmender Aggression untereinander.
   - ➢ kulturelle Probleme (z. B. Männer machen keine »Frauenarbeit«)
   - ➢ Sprachprobleme, zu wenig geeignete ÜbersetzerInnen
   - ➢ z. T. tätliche Konflikte zwischen Flüchtlingsgruppen
   - ➢ Schwarzfahren als häufigstes Delikt
   - ➢ religiöse Anführer agitieren
   - ➢ Integrationsangebote werden z. T. nicht angenommen.

6. Zusammenarbeit mit ehrenamtlichen HelferInnen, den Kirchen und Gemeinden vor Ort:
   - z. T. schwierig, obwohl notwendig und oft auch sehr hilfreich
   - Ehrenamtliche agieren z. T. ohne Absprache und wenden sich im Konfliktfall manchmal gleich an Behörden oder Vorgesetzte, was die Zusammenarbeit mit den Behörden oft erschwert.
   - Ehrenamtliche orientieren sich mehr an ihren eigenen Ideen als am Bedarf der Geflüchteten.
   - Konkurrenz zwischen verschiedenen Gruppen von Ehrenamtlichen
   - Gemeinden sind z. T. sehr kooperativ und z. T. eher ablehnend.
   - Kirchengemeinden verhalten sich in der Regel unterstützend.
7. Probleme der SozialarbeiterInnen:
   - massive Arbeitsüberlastung/Überstunden (»Wenn ich mich an vorgeschriebene Arbeitszeiten halte, kann ich die Aufgaben nicht erfüllen.« »Ich muss doch froh sein, dass ich überhaupt eine Stelle bekommen habe. Daher darf ich nicht auf die Zeit sehen.« »Ich habe zu wenig Zeit für die eigene Familie wegen der Überstunden.«)
   - Die meisten SozialarbeiterInnen sind schlecht für ihre Arbeit ausgebildet.
   - Aufgrund schlechter Kooperation mit der vorgesetzten Behörde und anderen Behörden wird viel Zeit vergeudet.
   - mehr Verwaltungstätigkeit (Anträge stellen etc.) als sozialpädagogische Betreuung, was dem eigenen Berufsverständnis widerspricht
   - Probleme mit Abgrenzung gegenüber den schweren Schicksalen der Geflüchteten
   - Schwanken zwischen Aufopferung und Zynismus
   - Viele SozialarbeiterInnen sprechen nicht mit ihren Familienangehörigen, Freunden und Bekannten über ihre Arbeit mit den Geflüchteten, weil sie deren positive oder negative Vorurteile fürchten.
   - Ein Teil der neu eingestellten SozialarbeiterInnen kündigt wegen Überlastung innerhalb des ersten halben Jahres.

Wobei kann die Supervision hier überhaupt helfen, ohne komplett im Lamento zu versinken?

- Die SozialarbeiterInnen kommen aus ihrer Vereinzelung heraus und erkennen den strukturellen Hintergrund ihrer Probleme.
- Sie können sich über die eigene seelische Belastung aussprechen.
- Die Förderung der gegenseitigen Unterstützung wird möglich.

- Sie können die eigenen Grenzen erkennen und lernen, diese zu beachten.
- Sie können lernen, ein realistisches Bild jenseits von negativen oder positiven Vorurteilen zu entwickeln.
- Für die SozialarbeiterInnen ist es hilfreich, sich sowohl in die Situation der Geflüchteten hineinzuversetzen, als auch die Probleme aus der Perspektive der MitarbeiterInnen von anderen zuständigen Behörden zu betrachten.
- In ihrer Solidarität mit den von ihnen betreuten geflüchteten Menschen ist es besonders wichtig, sich über die Belastungen durch die gesellschaftlichen Spannungen aussprechen zu können, weil dies häufig im Freundes- und Bekanntenkreis nicht mehr möglich ist (insbesondere nach Vorkommnissen von Gewalttaten wie z. B. am 24. Juli 2016 in Reutlingen[2]).

Besondere Eignung gestalttherapeutischer Methoden für die Supervision

Von gestalttherapeutischen Methoden zu sprechen, ist sicherlich etwas problematisch, da sich Gestalttherapie nicht auf Methoden und Techniken reduzieren lässt, sondern vielmehr für bestimmte Grundhaltungen steht. Ich verwende diesen Begriff im Kontext von Supervision und Coaching trotzdem, um die Herkunft der natürlich von gestalttherapeutischen Grundhaltungen getragenen methodischen Vorgehensweisen aus dem primär therapeutischen Verfahren heraus kenntlich zu machen.

Supervision oder: Der Umgang mit unterschiedlichen Perspektiven

Die supervisorische Sichtweise ist zwar entsprechend des Konzepts der externen Supervision – die Supervisorin/der Supervisor sollte nicht aus dem gleichen Organisationszusammenhang stammen wie die SupervisandInnen – ein Blick von außen, also ein »Überblick«. Sicherlich bietet die Externalität der Supervisorin/des Supervisors eine gewisse Gewähr dafür, dass deren Blick nicht durch Rollenüberschneidungen getrübt ist. Sie garantiert aber letztlich keine wirkliche

---

2 Der Bewohner einer Asylantenunterkunft brachte seine Arbeitskollegin auf offener Straße mit einem Döner-Messer um und verletzte auf der Flucht noch mehrere Passanten. Diese Beziehungstat eines bereits vorher wegen aggressiven Verhaltens auffälligen jungen Mannes wurde in weiten Teilen der Öffentlichkeit sofort als für Asylanten typisches Verhalten gebrandmarkt.

Objektivität, denn dieser supervisorische Blick ist gleichzeitig auch ein persönlicher Blick, eine subjektive Konstruktion[3]. Insofern besteht eine wesentliche Aufgabe der Supervision darin, die eingefahrenen Sichtweisen und Denkmuster der SupervisandInnen deutlich zu machen und gegebenenfalls in Frage zu stellen, um anderen Perspektiven und Sichtweisen, zum Beispiel denen der KlientInnen, Raum zu geben.

Sichtweisen sind Festlegungen, die praktische machtvolle Konsequenzen haben können. Zum Beispiel ist die Feststellung einer Kindeswohlgefährdung die Grundlage für die Entscheidung über die Inobhutnahme eines Kindes. Oder die Feststellung einer Selbst- oder Fremdgefährdung ist von zentraler Bedeutung für die Zwangseinweisung in eine psychiatrische Einrichtung. Aber auch weniger entscheidende Einschätzungen (z. B. psychiatrische Diagnosen) können in ihrer Konsequenz drastische Auswirkungen haben. Denn, was wir für wirklich halten, bestimmt wirksam unser Verhalten: »If men define situations as real, they are real in their consequences«, besagt das sogenannte »Thomas-Theorem«[4] zutreffend.

Sichtweisen werden nicht nur durch Diagnostikmanuale vorgegeben, die Personen je nach beobachteter Symptomatik besondere Störungen zuordnen. Hier besteht die Grundkonstruktion darin, Verhalten als Ausdruck einer bestimmten Persönlichkeitsstruktur bzw. Persönlichkeitsstörung oder einer länger anhaltenden Reaktion auf besondere Lebensumstände zu definieren und nicht als momentane Reaktion auf eine aktuelle Situation. Außerdem werden Sichtweisen auch durch hierarchische Positionen oder Meinungsführer *(opinionleader)* bestimmt, die aufgrund ihres Status innerhalb eines Teams, einer Gruppe oder einer Organisation die Deutungshoheit besitzen, an die sich die anderen anlehnen.

Für SupervisorInnen ist es daher häufig von besonderem Interesse, sowohl abweichende Ideen und Meinungen zu hören oder Gegenthesen zu formulieren als auch den Perspektiven der KlientInnen Raum zu geben, um eingefahrene Sichtweisen und entsprechende Handlungsmuster infrage zu stellen. Eine besondere Art der konstruktiven Infragestellung von eingefahrenen Sichtweisen ist das sogenannte »Motiv-Reframing«. Hierbei wird nicht das beobachtete Verhalten einer Person hinterfragt, sondern das ihr für dieses Verhalten unterstellte Motiv.

---

3 Diese subjektive Konstruktion der Supervisorin/des Supervisors ist natürlich nicht willkürlich, sondern wesentlich auch durch deren professionelle Sozialisation bestimmt.

4 Der amerikanische Soziologe und Sozialpsychologe William Isaac Thomas entwickelte dieses Axiom zusammen mit Dorothy Swaine Thomas 1928 (W. I. Thomas & D. S. Thomas, 1928, S. 572). Der Begriff »Thomas-Theorem« wurde im Anschluss daran von Robert K. Merton (1938) geprägt (vgl. auch S. 32, Fn. 4 in diesem Buch).

Wird zum Beispiel statt eines Rachemotivs Hilflosigkeit oder statt Feindseligkeit Angst unterstellt, ist die Reaktion auf diese Person eine ganz andere.

Die Gestalttherapie hat diesem Problem der richtigen oder falschen Sichtweise und der entsprechenden Praxis eine ganz andere Wendung gegeben. Sie versucht erst gar nicht, über die Richtigkeit von bestimmten Deutungen oder Sichtweisen zu streiten, sondern sieht diese als Haltungen der beteiligten Personen aus deren jeweiligen Interessenlagen begründet. Insofern kann für die Gestalttherapie Supervision nicht bedeuten, die unverzerrte Sichtweise von außen einzunehmen, sondern methodisch die verschiedenen Perspektiven der Beteiligten.[5] Hier hat sich verständlicherweise die Arbeit mit den »leeren Stühlen« sehr bewährt, die eine gute Unterstützung für einen solchen Perspektivenwechsel darstellen kann. Denn bei dieser Arbeit geht es nicht nur um das Verständnis der Sichtweisen der anderen, sondern auch um deren Interessen und Gefühle. Dieses leibhaftige Verstehen der unterschiedlichen Interessen mit allen Sinnen in einer »Arbeit mit dem leeren Stuhl«, einer Aufstellung oder einem Rollenspiel kann dann die Grundlage für einen kreativen Lösungsprozess sein.

Da die SupervisandInnen in bestimmten organisatorischen Zusammenhängen tätig sind, ist bei der Supervision eine Einbeziehung der Ziele und Vorgaben der Organisationen wichtig, weil diese die materiellen und strukturellen Rahmenbedingungen des Handelns der SupervisandInnen darstellen, die oft von entscheidender Bedeutung sind und nicht übergangen werden können – auch wenn sie manchmal in problematischer Weise einschränkend wirken.

Effektivität gestalttherapeutischer Methoden im Rahmen von Supervision und Coaching

Die gestalttherapeutischen Methoden sind *erfahrungsbezogen, experimentell* und *existenziell.* Aus diesem Grund helfen sie im Rahmen des Coachings und der Supervision aus der rein kognitiven Reflexion herauszukommen und die emotionalen und körperlich-physiologischen Befindlichkeiten aller Beteiligten mit einzubeziehen. Supervision und Coaching erlauben nicht nur die Analyse komplexer Situationen, sondern sie helfen auch Lösungen zu finden und zu erproben.

Die Förderung des Gewahrseins, die Bearbeitung von Vermeidungsmechanismen und Polaritäten, die Amplifikation und Expressionsförderung sowie

5 Die Rolle der Supervisorin/des Supervisors ist hierbei gleichzeitig die einer/eines »Beteiligten«, mit ihrer/seiner eigenen Haltung und Resonanz und auch die einer Moderatorin/eines Moderators des methodischen Prozesses.

verschiedene Methoden, welche die Dynamik des Feldes fokussieren (z. B. die »Arbeit mit dem leeren Stuhl«), Rollenspiele und Aufstellungen können bei der Klärung und Bearbeitung der Anliegen sinnvoll eingesetzt werden. Hierbei geht es in keinem Fall darum, aus der Supervision eine Therapie zu machen, sondern darum, dass auch für Supervisions- und Coaching-Anliegen aus der Gestalttherapie stammende Methoden hilfreich sein können.

Besonders effektiv ist hierbei die »Arbeit mit dem leeren Stuhl«:

- Der »leere Stuhl« kann nicht anwesende Personen (z. B. KlientInnen, MitarbeiterInnen, Vorgesetzte) repräsentieren.
- Das Einnehmen der Perspektive der/des anderen durch das Besetzen des »leeren Stuhls« kann das intuitive Wissen um deren/dessen Befindlichkeit, Gefühle, Gedanken bewusst in den Vordergrund treten lassen.
- Polare Strebungen können in ihrer jeweiligen Reinform gespürt werden statt in einer lähmenden, gegenseitigen Blockierung.
- Dialoge zwischen inneren Polaritäten und mit nicht anwesenden Personen können geführt werden.
- Wichtig dabei ist, dass nicht nur die verbale, gedankliche Ebene aktualisiert wird, sondern auch Gefühle, körperliche Empfindungen und Handlungsimpulse gespürt und ausgedrückt werden.

Beispiele gestalttherapeutischer Supervisions- und Coaching-Arbeit

Coaching eines Managers eines Großbetriebes – Dialogarbeit mit dem »leeren Stuhl«

Ein Manager in der Einkaufsabteilung eines Großbetriebes kommt nach einer halbjährigen Krankheitspause in meine Praxis. Ihm wurde von seinem Vorgesetzten ein Coaching nahegelegt, damit er nicht wieder in einen Burnout rutscht. Prinzipiell macht ihm seine Arbeit Spaß. Sein Gehalt richtet sich jedoch ausschließlich nach den Erfolgen, die er bei den ständigen harten Preisverhandlungen mit den Zulieferern erzielt, was ihn allerdings zunehmend stresst.

Die Ziele, sich einerseits zu schonen und andererseits volle Leistung zubringen, sind offensichtlich widersprüchlich. Autoritär und leistungsorientiert erzogen, ist er innerlich immer stärker auf der Leistungsseite und gefährdet damit wieder seine Gesundheit. Kompensatorische Maßnahmen wie Sport und gesunde Lebensführung greifen aufgrund des Stresses nur teilweise. Aus dieser Zwickmühle gibt es daher nur einen Ausweg, nämlich das Gespräch mit dem Chef zu suchen, um gesundheitsverträgliche Arbeitsanforderungen zu vereinbaren.

In einer Dialogarbeit mit dem »leeren Stuhl« zeigt sich dann, worin das eigentliche Problem liegt. Der von dem Manager gespielte Chef hat nichts Bedrohliches an sich, er scheint eher verständnisvoll und kooperativ zu sein. In seiner eigenen Rolle als Angestellter bringt er diesem Chef gegenüber allerdings fast keinen Ton heraus. Er kann seine Anliegen und Wünsche kaum formulieren, fühlt sich ihm gegenüber schwach und klein. Es wird deutlich, dass er die strengen Eltern, vor allem seinen Vater, auf seinen Chef projiziert. In der folgenden Dialogarbeit mit dem Vater kann er dann endlich äußern, wie sehr ihm dessen Leistungsdruck Angst gemacht hat und wie sehr er sich Anerkennung gewünscht hätte, die er von ihm nie bekommen hat.

Dem scheinbar unlösbaren Problem, einerseits Leistung zu zeigen und andererseits auf seine Gesundheit zu achten, lag also eine Autoritätsangst zugrunde, die in der Dialogarbeit mit dem »leeren Stuhl« erfolgreich bearbeitet werden konnte. Das zeigt, dass in Coaching-Anliegen zwar die besonderen Wünsche des Coachees im Vordergrund stehen, die Lösungen aber häufig in einer Verbesserung der sozialen Interaktion liegen.

Supervision einer Mitarbeiterin der sozialpädagogischen Familienhilfe – Aufstellung mit »leeren Stühlen«

Die Mitarbeiterin eines Teams der sozialpädagogischen Familienhilfe (SPFH) berichtet in der Supervision über eine alleinerziehende Mutter, die sie im Rahmen der Familienhilfe seit einem Jahr zweimal wöchentlich besucht, nachdem die Mutter von zwei Kindern (drei und sechs Jahre alt) aus einer Alkoholentzugstherapie entlassen worden war. Diese Therapie war eine Auflage des Jugendamtes, um eine Inobhutnahme der Kinder zu vermeiden. Die zuständige Mitarbeiterin des Jugendamtes hatte die Abstinenz der Klientin für unsicher gehalten und daher die SPFH angeordnet.

Nachdem die Familienhilfe über längere Zeit gut gelaufen sei, die Mutter sich stabilisiert habe und es den Kindern auch offensichtlich (nach Aussage der Lehrerin und der Erzieherin) besser ging, habe die Mutter in den letzten Wochen mehrere Termine abgesagt. Bei einem Termin habe die Familienhelferin auch den Eindruck gehabt, die Klientin habe wieder getrunken. Sie habe das aber nicht angesprochen, sondern gefragt, ob sie ihren Verdacht auf einen Rückfall der Jugendamtsmitarbeiterin melden oder lieber noch warten solle. Für die Meldung spräche, dass der Alkoholkonsum ja schließlich der Grund für die Maßnahme gewesen sei, dagegen spräche ihre Befürchtung, die Jugendamtsmitarbeiterin würde dann sofort die Kinder in Obhut nehmen, was das mühsam aufgebaute Vertrauensverhältnis mit der Mutter endgültig zerstören würde.

Ich verkniff es mir, das Verhalten der Familienhelferin als typische Co-Abhängigkeit zu bezeichnen und moralisierend auf die Folgen eines nicht unterbrochenen Alkohol-Rückfalls für das Kindeswohl hinzuweisen. Ich hatte den Eindruck, dass ich auf diese Weise ein typisches *Topdog-Underdog*-Spiel eröffnen würde, das bekanntermaßen nicht viel bringt, außer dass sich die Positionen eskalierend verstärken. Ebenso unterließ ich es nachzufragen, ob die Jugendamtsmitarbeiterin sie möglicherweise an ihre strenge Mutter erinnerte. Aus einer Supervision ungefragt eine Therapie zu machen und die SupervisandInnen mit wilden Deutungen über die Verursachung ihrer Arbeitsprobleme mit ihrem persönlichen Hintergrund zu konfrontieren, ist ein leider viel zu häufig anzutreffender Kunstfehler in der Supervision.

Stattdessen entschied ich mich, der Familienhelferin eine Aufstellungsarbeit mit »leeren Stühlen« vorzuschlagen. Ich bat sie, die Stühle als Repräsentanten aller am System beteiligten Personen in der von ihr erlebten räumlichen Beziehung zueinander aufzustellen und nacheinander dann selbst in die verschiedenen Rollen zu wechseln.

Den Stuhl der Jugendamtsmitarbeiterin stellte sie ganz weit weg. Ihren eigenen Stuhl stellte sie zwischen den der Jugendamtsmitarbeiterin und den der Mutter, aber sehr nah neben die Mutter. Die Stühle der Kinder stellte sie gegenüber denen der Mutter auf. Auf meine Frage, wo der Alkohol zu positionieren sei, stellte sie diesen hinter den Stuhl der Mutter, sodass er für diese in Griffweite war, aber von niemand gesehen werden konnte.

Anschließend ließ ich sie auf den verschiedenen Stühlen Platz nehmen und die jeweilige Befindlichkeit aus der Perspektive der Beteiligten formulieren.

In der Rolle der Kinder beklagte die Familienhelferin die zunehmende Gereiztheit und Unzuverlässigkeit der Mutter, die oft wie abwesend sei. In der Rolle der Mutter versuchte sie zu bagatellisieren und Normalität vorzutäuschen mit einer gleichzeitig immer stärker werdenden Sucht nach Alkohol. Den Kindern gegenüber befand sie sich in einem Wechselbad zwischen Liebe und genervt sein. Darüber, dass die Familienhelferin zwischen ihr und dem Jugendamt stand, war sie sehr froh, erlebte aber doch den enormen Druck von dieser Seite, der das Alkoholproblem noch verstärkte. In der Rolle der Jugendamtsmitarbeiterin fühlte sie sich »außen vor« und bemerkte zunehmendes Misstrauen gegenüber der Familienhelferin. Am schlimmsten war für sie aber die eigene Rolle als Familienhelferin: Gegenüber den Kindern hatte sie Schuldgefühle, gegenüber dem Alkohol war sie machtlos, gegenüber der Jugendamtsmitarbeiterin hatte sie ein schlechtes Gewissen bei gleichzeitigem Zorn auf deren Härte und gegenüber der Mutter schwankte sie zwischen Einfühlung und massivem Ärger.

Meine nächste Frage war, ob sie sich eine andere Position suchen wolle.

Aus einem spontanen Impuls heraus wechselte sie auf die Seite der Kinder und öffnete sich gegenüber der Jugendamtsmitarbeiterin. Sie positionierte sich jetzt mit mehr Abstand zur Mutter. So hatte sie den Eindruck, diese im Interesse der Kinder mit ihrem Alkoholproblem konfrontieren zu können und die Jugendamtsmitarbeiterin nicht mehr als Bedrohung, sondern als Unterstützung zu erleben, um der Mutter bei ihrem Alkohol-Rückfall schnell und fachlich kompetent helfen zu können.

In der nächsten Supervisionssitzung, sechs Wochen später, berichtet sie, sie habe die Mutter mit ihrem Rückfall konfrontiert. Diese sei zuerst sehr abweisend gewesen und habe alles geleugnet. Beim nächsten Besuch sei sie dann aber »zusammengebrochen«, habe ihren Rückfall zugegeben und die Ausweglosigkeit ihrer Situation erkannt. Schließlich sei sie auch bereit gewesen, erneut stationäre therapeutische Hilfe (mit Unterstützung des Jugendamtes) in einer Einrichtung anzunehmen, in die sie die Kinder mitnehmen konnte.

Sicherlich hätte das Ganze auch anders ausgehen können. Die Befürchtungen der Familienhelferin, ein komplettes Zumachen der Mutter und letztlich die Inobhutnahme der Kinder, hätten eintreffen können. Ohne die Konfrontation der Mutter mit ihrem Alkoholproblem wäre das aber mit Sicherheit eingetreten. Außerdem wäre die Leidenszeit für die Kinder und die Mutter selbst erheblich verlängert worden.

Methodisches Vorgehen in der Supervision

An diesem Beispiel mit Bezug auf das methodische Vorgehen in der Supervision will ich deutlich machen, dass mithilfe einer Mischung von Aufstellungsarbeit und der Arbeit mit »leeren Stühlen« ein erfahrungsbezogener, experimenteller Analyse- und Lösungsweg beschritten werden kann, der in seinem erlebten Ergebnis für die Supervisandin viel eindrücklicher ist und mehr Zustimmung findet als ein moralisierender Vortrag über co-abhängiges Verhalten.

Die Familienhelferin hatte Angst, die Beziehung zu ihrer Klientin zu gefährden, wenn sie den verdeckten Alkohol-Rückfall thematisiert. Sie hatte zudem Angst, dass die Kinder der Klientin in Obhut genommen werden könnten, wenn der Rückfall der Jugendamtsmitarbeiterin bekannt würde. Diese Ängste sind die Ängste der Klientin, welche die Familienhelferin empathisch übernommen hatte. Das heißt, die Familienhelferin war in ihrer empathischen Gegenübertragung gefangen, sie hatte sich die Ängste und Wünsche ihrer Klientin zu eigen gemacht, war mit ihnen konfluent geworden. So wichtig die Empathie bzw. die empathische Gegenübertragung zum Verständnis der Klientin und deren Impulsen ist, so problematisch ist das Agieren aus dieser unbewussten Empathie heraus. Jegliches Vermeiden von Konfrontation, das Gefühl von Hilflosigkeit und das geflissentliche Übersehen von Warnzeichen bei der Familienhelferin waren die Folgen.

Gestalttherapeutisch kann man hier von Konfluenz als zentralem Vermeidungsmechanismus sprechen, die bekanntlich am besten dadurch aufgelöst werden kann, dass eine klare Unterscheidung von Ich und Du, von Innen und Außen, von wünschenswert und real erfolgt. Nicht zufällig spielt in diesem Fall der Alkohol eine wichtige Rolle. Alkohol ist ja bekanntlich nicht nur Lösungsmittel für zu strenge Überich-Impulse, sondern vernebelt allgemein die unangenehmen Grenzen zwischen Wunsch und Wirklichkeit, zwischen Sollen und Sein, zwischen Wollen und Können, zwischen dem Ich und den anderen.

Eine Frage, die ich in Supervisionen in diesem Zusammenhang gerne stelle, lautet: »Was würden Sie am liebsten machen, wenn Sie in dieser Situation nicht professionell handeln müssten?« Dann kommen oft die Impulse der SupervisandInnen zum Vorschein, die im Prinzip notwendig wären, um die Lösung herbeizuführen. Es sind meist ärgerliche, aggressive, ablehnende oder abwertende Gegenübertragungsanteile, also gefühlsmäßige Reaktionen der SupervisandInnen, die diese sich nicht zugestehen, die von ihnen für unprofessionell gehalten werden oder die nicht als verständnisvoll und hilfreich gesehen werden.

Sicherlich sind solche Impulse, wenn sie unreflektiert agiert werden, nicht geeignet, Lösungen herbeizuführen. Der Klientin wütend zu sagen, »Sie machen mit ihrem Rückfall alles kaputt, was ich mühsam mit Ihnen aufgebaut habe«, wäre zwar der ehrliche, direkte Ausdruck der Empfindung der Familienhelferin, würde aber von der Klientin als persönliche Abwertung erlebt werden und zu deren Distanzierung bzw. zu massiven Schuldgefühlen führen. Zudem würde es deutlich machen, wie sehr die Familienhelferin im konfluenten »Wir« (»was ich mühsam mit Ihnen aufgebaut habe«) steckt.

Der Klientin aber zu sagen, »Offenbar war es Ihnen nicht möglich, in Ihrer Situation ohne Alkohol auszukommen und es ist jetzt Ihre Entscheidung, ob Sie noch einmal eine Therapie machen, um dann Ihr Leben mit Ihren Kindern ohne Alkohol meistern zu können. Andernfalls wird es vermutlich über kurz oder lang zu einer Inobhutnahme Ihrer Kinder kommen«, konfrontiert die Klientin mit dem Rückfall. Sie wird aber nicht beschuldigt, sondern bekommt die Möglichkeit, sich selbstverantwortlich angesichts möglicher Konsequenzen zu entscheiden. Diese Äußerung erfordert Abstandnahme, eine Lösung aus der Konfluenz.

Der Ärger der Familienhelferin über die Klientin deutet hier schon in die richtige Richtung. Er hilft bei der Lösung aus dem Gefühl der empathischen Verbundenheit. Der Ärger hilft der Familienhelferin dabei, auf Abstand zu ihrer Klientin zu gehen, eine klare Unterscheidung von Ich und Nicht-Ich zu treffen und eine Lösung aus dem konfluenten »Wir« zu finden, was nötig ist, um mögliche Lösungen, in diesem Fall die Konfrontation mit dem Rückfall, in Angriff nehmen zu können.

Die gleichzeitig weiter bestehende Empathie der Familienhelferin sorgt dafür, dass die Abgrenzung und Konfrontation von der Klientin nicht als feindselige Akte, sondern als hilfreiche Unterstützung erlebt werden können. Dies ist immer wieder eine Gratwanderung, die nur dann gelingen kann, wenn die eigenen Impulse angenommen und nicht verdrängt werden, wenn sich, wie in unserem Fallbeispiel, die Familienhelferin sowohl ihrer Empathie als auch ihres Ärgers bewusst ist.

Fallsupervision mit dem TherapeutInnen-Team einer psychiatrischen Station – Der »wissende Stuhl«

In Fallsupervisionen mache ich nach einiger Zeit des Austausches über die Klientin/den Klienten gerne den Vorschlag, die Person, über die gesprochen wird, mit einem »leeren Stuhl« zu repräsentieren, auf den sich dann die SupervisandInnen setzen können. Es geht darum, sich in die Klientin/den Klienten hineinzuversetzen und aus deren/dessen Perspektive auf sich wirken zu lassen, was zuvor von den Anwesenden über die Klientin/den Klienten in deren/dessen Abwesenheit geäußert wurde.

Erstaunlicherweise unterscheidet sich das, was die SupervisandInnen vorher gedacht hatten, oft nicht nur in der Intensität des Erlebens, sondern auch inhaltlich, deutlich von dem, was sie dann auf dem »leeren Stuhl« erleben, seien es Gedanken, Empfindungen, Gefühle oder Bilder, die plötzlich kommen.

Diese Form der Identifikation der SupervisandInnen mit ihren KlientInnen – das können im Übrigen auch abstrakte Entitäten (z. B. Organisationen, Teams, Konflikte etc.) sein – führt aber nicht nur bei der Supervisandin/dem Supervisanden, die/der sich in die Person ihrer Klientin/seines Klienten hineinversetzt (im wahrsten Sinne des Wortes) zu umfänglichen Erkenntnissen und leibhaftem Verstehen, sondern erzeugt auch bei den anderen Beteiligten Resonanzen bzw. Gegenübertragungen, die sehr eindrücklich sind.

Fallbesprechung mit dem Therapeutinnen-Team einer psychiatrischen Station

Die Stationsärztin schildert den Fall einer circa 40-jährigen Patientin mit akuter Suizidalität bei bestehender Borderline-Persönlichkeitsstörung vor dem Hintergrund früher sexueller Missbrauchserfahrungen. Sie berichtet dabei nicht nur von der aktuellen Symptomatik, sondern auch von den gegenwärtigen Lebensumständen und deren Entwicklung in den letzten Jahren.

Danach erzählen die Mitglieder des Stationsteams, die Ergotherapeutin, die Kunsttherapeutin und die Bewegungstherapeutin, ausführlich über ihre konkreten Erfahrungen in der therapeutischen Arbeit mit der Patientin. Diese vor allem auch durch persönliche Eindrücke vertieften Berichte lassen ein sehr dichtes Bild von der Befindlichkeit der Patientin und deren Entwicklung in den letzten Wochen entstehen und eben auch von den Reaktionen der Beteiligten darauf, die von nah bis distanziert, von besorgt bis genervt reichen.

Darüber hinaus plädiert eine Therapeutin dafür, nun endlich einmal eine »richtige Traumatherapie« mit der Patientin zu beginnen. Es wird nicht ganz klar, was sie damit meint. Ich vermute aber, dass es ihr um eine eher konfrontative Bearbeitung des auslösenden Traumas geht.

Auf dem »leeren Stuhl« sitzend erlebt die Stationsärztin in der Runde der Therapeutinnen überwältigende Zuwendung, die sie sonst nie erlebt hätte und die ihr unglaublich wohltue. Eine zweite Therapeutin erlebt im Gegensatz dazu auf dem »leeren Stuhl« die Supervisionsgruppe als Bedrohung, vor der sie sich in Acht nehmen muss und tendenziell zurückzieht. Eine dritte Therapeutin fühlt sich auf dem »leeren Stuhl« sehr angespannt, spürt sich selbst körperlich nur vom Kopf bis zur Brust und dann von den Knien abwärts. Bei den neben ihr sitzenden Teilnehmerinnen löst sie sowohl ein Gefühl von Beklommenheit und Scheu als auch von Fürsorglichkeit aus. In dem Maße, in dem die Therapeutin auf dem »leeren Stuhl« über ihre Empfindungen spricht, verliert sie ihre innere Anspannung, wird offener und freier, was die neben ihr sitzenden Kolleginnen fast als Erlösung erleben.

Das Ergebnis der Supervision ist, dass erstens die bisherige therapeutische Haltung vorsichtiger Zuwendung bei gleichzeitigem Respektieren der Distanzwünsche der Patientin zu einer weiteren Öffnung führen kann, dass jedoch zweitens die Bearbeitung der traumatischen Hintergründe nur von der Patientin selbst initiiert werden kann. Jeder Versuch dies zu forcieren würde als Retraumatisierung erlebt werden.

Das vorher von den Therapeutinnen berichtete Genervtsein durch die Patientin und auch der Wunsch, nun endlich einmal »richtige Traumatherapie« mit ihr zu machen, sind durch die Identifikation mit ihr vollständig verschwunden und haben sich in geduldige und respektvolle Zuwendung gewandelt.

Offensichtlich hat das konkrete Erleben der Befindlichkeit der Patientin auf dem »leeren Stuhl« nicht nur Klarheit über deren widersprüchliche Impulse und Wünsche gebracht, sondern auch dazu geholfen, eine klare und hilfreiche therapeutische Haltung ihr gegenüber zu finden.

Schlussbemerkung

Supervision und Coaching als Beratungsformate zur Unterstützung von Menschen in helfenden Berufen machen deutlich, dass der soziale Feldbezug gegenüber einer rein individualistischen Orientierung unabdingbar ist. Hier muss die *Gestalt des Feldes* genauso in den Fokus genommen werden wie die *Gestalt des persönlichen Bedürfnisses*. Die Gestalttherapie hat sicherlich – nicht nur im Rahmen von Supervision und Coaching – nach wie vor ein Potenzial zur Humanisierung der Arbeits- und Lebenswelt, sie muss sich aber auch an deren veränderte Herausforderungen kreativ anpassen.

Die Befreiung des Individuums aus hergebrachten normativen Zwängen, für welche die Gestalttherapie in den 1960er und 1970er und vielleicht auch noch in den 1980er Jahren stand und die sie für die Nachkriegsgeneration so attraktiv machte, hat unter anderem mit zu einer Situation geführt, in der Selbstoptimierung, Beziehungsunfähigkeit, Identitätsdiffusion und soziale Isolation die Probleme darstellen, die sich vermehrt in Symptomen wie Depression, Burnout, Borderline-Persönlichkeitsstörung und narzisstischen Störungen zeigen.

Die genannten Schattenseiten des modernen Individualismus sind allerdings keine Frage der persönlichen Vorliebe oder Abneigung, sondern ein Produkt des rasanten gesellschaftlichen Wandels, in dem sich die Ökonomisierung in der Persönlichkeitsstruktur selbst und den Formen sozialer Kommunikation niederschlägt.

Mir geht es nicht um eine reaktionäre Wende hin zu autoritären Gemeinschaftsstrukturen, sondern ich plädiere für eine Förderung lebensweltlicher Zusammenhänge und lebendiger Formen von Gemeinschaft, in denen Menschen sozial engagiert und kommunikativ miteinander verbunden sind. Hierfür setzt sich im Übrigen auch der Altmeister der Gestalttherapie, Erving Polster, in seinem jüngsten Buch *Beyond Therapy. Igniting Life Focus Community Movements* (2015) explizit ein.

Das vielfache zivilgesellschaftliche Engagement, das sich gerade heute im Zusammenhang mit der Flüchtlingsthematik zeigt, beweist, dass eine Orientierung auf gemeinschaftliches Engagement kein alter Zopf ist, den es abzuschneiden gilt, sondern in der prosozialen Natur des Menschen liegt. Wobei man gerechterweise sagen muss, dass die an Gruppenegoismen orientierte Abschottung und Fremdenfeindlichkeit leider auch zur phylogenetisch entwickelten anthropologischen Grundausstattung gehören, aber nicht zu einer modernen, aufgeklärten, humanistisch weltbürgerlichen Haltung.

Bezogen auf die Gestalttherapie bedeutet das, dass sie zu dieser Entwicklung einer lebendigen, gemeinschaftsbezogenen Lebenswelt beitragen kann, wenn sie ihre Beziehungsorientierung und ihre sozial integrative Seite weiterentwickelt und kultiviert und dabei gleichzeitig aber ihren traditionellen individualistischen Egozentrismus relativiert.

Das gemeinsam in Angriff zu nehmen – *Ich und Du, Hier und Jetzt* –, darin besteht meines Erachtens das revolutionäre Potenzial einer Gestalttherapie, die Beziehung und Gemeinschaft genauso ernst nimmt wie die individuellen Bedürfnisse und deren Befriedigung – eine Gestalttherapie, in der diese beiden Anliegen ihrer Eltern, Laura und Fritz Perls, gleichwertig gefördert werden.

IV
Gestalttherapie und andere humanistische Therapieverfahren

»Humanität ist der Charakter unsers Geschlechts; er ist uns aber nur in Anlagen angeboren und muß uns eigentlich angebildet werden. Wir bringen ihn nicht fertig auf die Welt mit; auf der Welt aber soll er das Ziel unseres Bestrebens, die Summe unserer Übungen, unser Wert sein.«

J. G. Herder (1794)

Gestalttherapie und ihre dialektische Entwicklung im Verhältnis zu anderen humanistischen Therapieverfahren[1]

Eine Fallvignette aus der Gestalttherapie

Stellen Sie sich vor, sie kommen wegen eines immer wiederkehrenden Angstgefühls in die Therapie und es entwickelt sich nach einiger Zeit zwischen Ihnen (K) und Ihrem Therapeuten/Ihrer Therapeutin (T) folgender Dialog:

K: Ich spüre immer wieder so eine bedrückende Ängstlichkeit.
T: Wie spüren Sie dies denn genau?
K: Am stärksten ist so ein Kloßgefühl im Hals.
T: Können Sie das näher beschreiben?
K: Es drückt so und brennt irgendwie.
T: Können Sie sich mit diesem Kloßgefühl identifizieren?
K: Was, ich soll dieses Gefühl sein?
T: Wie würde es Ihnen gehen, wenn Sie dieses Gefühl wären?
K: Ich würde mich scheußlich fühlen.
T: Könnten Sie diesem Gefühl Ihre Stimme geben und als dieses Kloßgefühl sprechen?
K: Ich fühle mich ängstlich und unter Druck.
T: Wem möchten Sie das sagen?
K: Meiner Mutter.
T: Stellen Sie sich vor, sie sitzt Ihnen auf diesem Stuhl gegenüber und Sie sagen das zu ihr.
K: Du machst mir Angst und setzt mich unter Druck.
T: Können Sie das als Wunsch an die Mutter formulieren?

---

1 Erstveröffentlichung Boeckh (2014a [vgl. Drucknachweise]).

K: Mutter, hör bitte endlich auf, mich unter Druck zu setzen, das macht mir Angst.

T: Könnten Sie jetzt auf den Stuhl Ihrer Mutter wechseln und sich selbst darauf antworten?

K: *(wechselt den Stuhl, ist jetzt in der Rolle der Mutter)* Wenn du auch nie machst, was für dich gut ist.

T: Jetzt gehen Sie wieder auf ihren eigenen Stuhl.

K: Ich glaube, ich weiß selbst, was für mich gut ist.

K: *(als Mutter)* Da bin ich mir gar nicht so sicher. Ich mache mir solche Sorgen um dich.

K: Ich glaube, du brauchst dir keine Sorgen mehr zu machen. Ich bin jetzt erwachsen.

K: *(als Mutter)* Bist du dir wirklich sicher?

K: Ja, völlig.

T: Wie geht es Ihrem Hals? Spüren Sie noch den Kloß?

K: *(erstaunt)* Nein, der ist verschwunden. Ich fühle mich sehr gut.

Wenn Sie so etwas erleben, können Sie sich sicher sein: Das ist Gestalttherapie. Was ist hier passiert – und warum in aller Welt soll es hilfreich sein, als »Kloß im Hals« mit einem »leeren Stuhl« zu sprechen? (vgl. Boeckh, 2006, S. 9f.). Hier werden die emotionale Befindlichkeit der Angst, die Körper(miss)empfindung »Kloß im Hals« und die Störungen in der Beziehung mit der Mutter in einer erlebnisorientierten Weise miteinander in Verbindung und schließlich in einer experimentellen Dialogarbeit zu einer befriedigenden Lösung gebracht. Die Missempfindung und das Angstgefühl sind verschwunden, nachdem sich die Klientin gegenüber der Mutter selbstverantwortlich positioniert hat.

Als ich dieses Beispiel einer Psychodramatherapeutin zu lesen gab, sagte sie mir: »Das ist doch genauso gut Psychodrama und nicht nur klassische Gestalttherapie«. Eine ähnliche Antwort hätte mir vielleicht auch eine Körpertherapeutin oder ein Körpertherapeut gegeben. Wir sehen also, dass einige humanistischen Verfahren sich in ihrem methodischen Vorgehen nicht sonderlich voneinander unterscheiden, da zum Beispiel die Methode der Dialogarbeit mit dem »leeren Stuhl« ursprünglich aus dem Psychodrama stammt und das erlebnisorientierte und experimentelle Vorgehen den meisten humanistischen Verfahren vertraut ist.

An dieser kurzen Therapievignette wird deutlich, dass die Gestalttherapie von dem ausgeht, was hier und jetzt im Vordergrund des Erlebens steht, dass sie Körper, Gefühle, geistige und soziale Prozesse miteinander verbindet und dass sie dabei experimentell vorgeht.[2] Dies tut sie im Vertrauen auf die Selbstregulationskraft des Organismus, die das in den Vordergrund der Aufmerksamkeit rückt, was zur Selbsterhaltung und -entfaltung notwendig ist. Eine zentrale Methode der Gestalttherapie in der Arbeit mit körperlichen Symptomen genauso wie in der Arbeit mit Vermeidungsmechanismen, problematischen Gefühlen, Selbstanteilen oder Bezugspersonen ist es, sich mit dem, was »stört«, zu identifizieren und dadurch seine Botschaft zu verstehen – statt es einfach »los sein« zu wollen. Erst wenn ich mich in meinem Sosein annehme, kann ich mich verändern. Hierbei spielt das Gewahrsein im Hier und Jetzt im Kontakt mit sich und anderen die zentralste Rolle.

Zielsetzung dieses Beitrags

In diesem Beitrag geht es darum, wichtige Elemente der Gestalttherapie in Bezug auf andere humanistische Psychotherapieverfahren zu erläutern und die Entwicklung der Gestalttherapie in den letzten sechs Jahrzehnten in einigen wesentlichen Aspekten darzustellen. Nach der Darstellung der gestalttherapeutischen Motivationstheorie und der sich daraus ergebenden therapeutischen Vorgehensweise möchte ich die spezifischen Unterschiede zwischen der Gestalttherapie und den anderen humanistischen Verfahren skizzieren. Daraus entwickelt sich eine Reihe von spezifischen Widersprüchen von therapeutischen Zielen und Stilen, die ich als notwendige dialektische Polaritäten des therapeutischen Handelns zu entschlüsseln versuche. So sind Empathie und Konfrontation, soziale Beziehung und Individualität, Anerkennung und Aggression, körperliche und psychische bzw. geistige Prozesse in der Therapie keine sich ausschließenden Widersprüche, sondern sie setzen sich letztlich gegenseitig in ihrer Polarität voraus.

Neue Therapieverfahren entwickelten sich dementsprechend häufig als Antithesen zu bestehenden Verfahren oder als Synthesen von polaren Therapiemethoden. Diese dialektische Entwicklung lässt sich auch in der Gestalttherapie verfolgen, deren Entwicklung nicht nur in der Ausdifferenzierung neuer Praxisfelder – zum Beispiel der gestalttherapeutischen Kinder- und Jugendtherapie mit ihrer Hauptvertreterin Violet Oaklender (2013), der gestalttherapeutischen Körpertherapie von James Kepner (2005), der Gestaltpädagogik (Burow, 1988), der gestaltorientierten Supervision sowie Coaching und Organisationsentwicklung – zu sehen ist, sondern vor allem auch in der Fokussierung auf neue oder theore-

2 Sicherlich ist mit einer derart kurzen Sequenz keine Therapie abgeschlossen. Aber es ist ein erster Schritt getan, auf dem aufgebaut werden kann.

tisch weniger beleuchtete Dimensionen. Dies betrifft vor allem die Diagnostik, die Beziehungsdimension, das Verständnis des *Selbst* und die aus diesen neuen Erkenntnissen resultierenden Veränderungen der Methode, also des gestalttherapeutischen Handelns.

Die Motivationstheorie der »organismischen Selbstregulation« als Kernstück der Gestalttherapie

Die Gestalttherapie verfügt im Reigen der anderen Verfahren der humanistischen Psychotherapien vielleicht über das klarste Konzept der Motivation, das vor allem auf der Theorie der »organismischen Selbstregulation«[3] basiert. Diese Theorie der *organismischen Selbstregulation im Organismus-Umwelt-Feld* ist ein Kernstück der Gestalttherapie. Der Organismus zielt von sich aus auf den Zustand der Homöostase, er weiß von selbst, was er braucht. Die darauf basierende Bildung von Bedürfnis-Gestalten und deren Schließung durch den auf Befriedigung dieses Bedürfnisses zielenden Kontakt des Organismus mit der Umwelt, wird als Kontaktzyklus der Erfahrung bezeichnet:

- Ein innerer oder äußerer Impuls stört die Homöostase, das organismische Gleichgewicht.
- Diese Störung wird als Bedürfnis wahrgenommen, das auf die Wiederherstellung der Homöostase zielt.
- Die für die Befriedigung dieses Bedürfnisses relevante Umwelt/Mitwelt wird Vordergrund des Gewahrseins.
- Im Kontakt/Austausch mit der bedürfnisrelevanten Umwelt befriedigt der Organismus sein Bedürfnis und kehrt zur Homöostase zurück. Die Gestalt ist geschlossen.

Bezogen auf den Umwelt- bzw. Mitwelt-Kontakt können hierbei Vorkontakt, Hauptkontakt und Nachkontakt unterschieden werden. Diese Arten des Kon-

3 Der Begriff der »organismischen Selbstregulation« stammt von dem Gestaltpsychologen und Physiologen Kurt Goldstein (2014 [1934]). In der Gestalttherapie wird der Organismusbegriff nicht biologistisch verwendet, er macht aber die biologisch-physiologischen Wurzeln und Bezüge psychischer und auch geistiger Prozess deutlich. Insofern ist die »organismische Selbstregulation« eher paradigmatisch zu verstehen und somit durchaus auch auf die Person als geistig-seelische und soziale Entität in ihrer Selbstregulation im Umwelt- und Mitweltfeld übertragbar.

taktes können an verschiedenen Stellen unterbrochen sein. Die Unterbrechungen bzw. Kontaktvermeidungen dienen dabei in der Regel der sozialen Anpassung und werden auf die Dauer zu automatisierten Vermeidungsmechanismen, die ein befriedigendes Leben der Person im Kontakt mit ihrer Umwelt verhindern. Gestalttherapie zielt daher auf die Aufhebung der Kontaktvermeidungen.

Diese auf eine Behebung des Mangels orientierte Motivationstheorie der auf die Homöostase zielenden organismischen Selbstregulation erweiterte Abraham Maslow (2005), ein wesentlicher Mitbegründer der humanistischen Psychotherapie, um die wachstumsorientierten Motive, die sich nicht auf die Behebung von Mangelsituationen reduzieren lassen. Seine Motivationstheorie (vgl. ebd.) schließt die verschiedenen menschlichen Existenzebenen ein und bezieht sich nicht nur auf die Motivation zur Befriedigung der physiologischen Grundbedürfnisse, die im Wesentlichen mit dem Homöostase-Modell erklärt werden können. Mit dem Homöostase-Modell stimmt er insoweit überein, als er genauso wie die Gestalttherapie konstatiert, dass Bedürfnisse, die befriedigt sind, als solche verschwinden, um dann anderen bzw. höheren Bedürfnissen Platz zu machen: Den physiologischen Bedürfnissen folgen die Sicherheitsbedürfnisse, diesen wiederum die Bedürfnisse nach Zugehörigkeit und Liebe, gefolgt vom Bedürfnis nach Achtung und schließlich dem nach Selbstverwirklichung (ebd., S. 62ff.). Dieses »höhere« Bedürfnis nach Selbstverwirklichung gilt für die meisten humanistischen Verfahren als der zentrale Motivationsgrund.

Bei Carl Rogers (1973) ist es zum Beispiel die »Selbstaktualisierungstendenz«, das heißt die jedem Lebewesen innewohnende Tendenz, sich unter den gegebenen Umständen optimal zu entfalten. Alfried Längle (2013) beschreibt in seiner existenzanalytischen Motivationstheorie vier Grundmotivationen. Er fügt dabei – deutlich an Maslow (2005) orientiert – der von Viktor Frankl (2007) beschriebenen höchsten Motivation zum Sinn die Motivationen zum physischen Überleben, der psychischen Lebenslust und der personalen Authentizität hinzu (vgl. Längle, 2013, S. 64f.). Andere humanistische Verfahren haben meines Wissens keine erkennbar ausformulierten Motivationstheorien.

Die Gestalttherapie verzichtet im Gegensatz zu Maslows (2005) Ansatz auf die konkrete Benennung von unterschiedlichen Bedürfnissen und auf eine hierarchische Ausdifferenzierung von Motivationsebenen. Sie geht im Sinne der Gestaltpsychologie davon aus, dass jede geschlossene Gestalt, jedes befriedigte Bedürfnis als Figur im Hintergrund verschwindet und einer neuen Bedürfnis-Figur Raum gibt, die sich aus der situativen Befindlichkeit des Organismus im Kontakt mit seinem Umweltfeld ergibt. Dabei wird durch die Befriedigung der Bedürfnisse im Kontakt zwischen dem Organismus und der Umwelt nicht nur die *Homöostase* wiederhergestellt, sondern zugleich vollzieht sich durch die Assimilation von Umweltanteilen auch das *Wachstum* des Organismus, sei es rein physiologisch oder im übertragenen Sinne auch psychologisch und geistig. Die Gestalttherapie unterscheidet also nicht wie Maslow zwischen Mangel- und Wachstumsbedürfnissen. Das für sie zentrale Homöostase- bzw. Wachstums-Modell der Motivation stammt zwar ursprünglich aus der Physiologie und hat seine Wurzeln letztlich auch in diesem Körperbezug, der Leibgebundenheit, es wird aber eher paradigmatisch als allgemeines Modell verstanden.

Bedürfnisse sind nach der Vorstellung der Gestalttherapie nicht vorgegeben. Sie entstehen im Kontakt zwischen dem Organismus und seinem Umweltfeld und sind somit auch das Ergebnis der Interaktion zwischen beiden als Prozess einer »schöpferischen Anpassung«.

Dieses Motivationskonzept der Gestalttherapie hat wesentliche Auswirkungen auf die therapeutische Praxis, die sich als Unterstützung dieser organismischen Selbstregulation versteht und diese nicht etwa deutend auffasst (wie die Psychoanalyse Symptome als Ausdruck von kategorial vorgegebenen Triebkonflikten ansieht) oder psychoedukativ vorgeht (wie die Verhaltenstherapie). In dieser Hinsicht steht die Gestalttherapie der klientzentrierten Therapie recht nahe, die den Selbstentfaltungsprozess eher durch Anteilnahme begleitet als ihn zu bearbeiten. Unterschiede gibt es hier natürlich im methodischen Repertoire. Die Gestalttherapie ist wesentlich experimenteller, handlungs- und körperbezogener als die klientzentrierte Therapie.

Methodisches Vorgehen in der Gestalttherapie

Die Frage ist, wie Veränderung in der Therapie überhaupt funktionieren kann. Hier hat sich die sogenannte »Paradoxe Theorie der Veränderung« (Beisser 1970, S. 77–88) für die Gestalttherapie als gangbarster Weg erwiesen: Versuche nicht anders zu sein, als du bist, sondern gewahr zu werden, was du erlebst, willst, tust oder vermeidest. Versuche dies alles ganz bewusst zu erleben, ohne es verändern zu wollen. Identifiziere dich mit deinem Erleben, deinem Wollen, deinem Tun, deinen Vermeidungen. Erst dann ist der Weg frei für eine mögliche Veränderung.

Diese methodische Grundhaltung lässt sich durch verschiedene sogenannte Experimente verstärken. Innere Widersprüche können in der Arbeit mit »leeren Stühlen« als Polaritäten miteinander in Dialog gebracht werden. Wünschen, die undeutlich oft nur als körperliche Symptome gespürt werden, kann Platz und Stimme gegeben werden. Die Lösung liegt meist nicht in den bewusst verfolgten Zielen, so oder so zu sein oder nicht mehr zu sein, sondern sie ergibt sich von selbst, wenn die inneren bzw. äußeren Widersprüche Raum bekommen, reinszeniert werden. An dieser Stelle zeigt sich eine große methodische Nähe zum Psychodrama. Das in der Verhaltenstherapie vorherrschende Paradigma des Konditionierens und des Lernens am Erfolg bei von außen oder innen vorgegebenen Zielen wird hier ersetzt durch das Dekonditionieren bzw. Entautomatisieren, wie Laura Perls es nennt. Widersprüchliche innere Strebungen, zum Beispiel zwischen Durchsetzung und Anpassung, werden in bewusster dialogischer Arbeit, die vor allem auch die Gefühlsebene einbezieht, zu neuen kreativen Lösungen gebracht.

Die vorher bewusst angestrebte Lösung erweist sich dann oft als Teil des Problems. Nach problematischen Trennungen kommen Menschen häufig mit dem Wunsch in die Therapie, zukünftig alleine glücklich zu werden, autonom zu leben oder Beziehungen als gefährliche Abhängigkeit zu vermeiden. Das Ergebnis der Therapie ist dann nicht selten die Wiederentdeckung des Wunschs nach Liebe und Geborgenheit und das Eingehen einer neuen Beziehung, in der mehr auf eine Balance von Autonomie und Abhängigkeit geachtet wird.

Diese Lösungen sind allerdings nicht das Ergebnis eines zielgerichteten Bemühens, sondern ergeben sich von selbst. Dieses Von-Selbst – man könnte es fast als die adlige Form des *Selbst* bezeichnen – hat die für die Theorie der Gestalttherapie so wichtige *Tendenz zur guten Gestalt* als Grundlage. Diese in der Gestaltpsychologie sogenannte *Prägnanztendenz* – das bedeutet, dass immer das für den Organismus wesentlichste Bedürfnis und die entsprechende Umwelt und Mitwelt zum Vordergrund werden – sorgt als *organismische Selbstregulation* dafür, dass die Person, wenn sie sich den eigenen Wahrnehmungen, dem eigenen Erleben, den eigenen Gefühlen gegenüber öffnet, immer klarer weiß, was sie möchte und braucht, was ihr Angst macht, wie sie die Befriedigung ihrer Bedürfnisse unterbricht und vermeidet. Die »Tendenz zur guten Gestalt«, zum persönlichen Wachstum liegt in der Person selbst. Diese von Kurt Goldstein (2014 [1934]) gestalttheoretisch ausdifferenzierte »Theorie der organismischen Selbstregulation« klingt natürlich sehr biologistisch und bedarf dringend einer Erweiterung in Richtung auf den seelisch-geistigen Bereich. Motive des Verhaltens und Handelns liegen selbstverständlich nicht nur in physiologischen Mangelzuständen (Hunger, Durst etc.), sondern auch in allen kulturell geprägten und geformten Lebensbereichen, die nicht primär mit dem physiologischen Überleben zu tun haben, auch wenn Fritz Perls in seinem ersten Theoriewerk *Das Ich, der Hunger und die Aggression. Die Anfänge der Gestalttherapie* (1982 [1969]) den »Selbsterhalt« als primäres Motiv benannt hat. Dieses *Selbst*, das dort nach Selbsterhalt trachtet, ist natürlich nicht nur ein biologischer Organismus, sondern auch ein kulturelles, geistiges, seelisches Wesen, das im Laufe seines Lebens Wünsche, Ziele und Werthaltungen entwickelt, denen es gerecht werden möchte. Die »Selbstverwirklichung« als Bedürfnis ist ohne diese kulturelle Dimension nicht vorstellbar. Hier gibt es dann auch Berührungspunkte mit der Logotherapie und der Existenzanalyse, für die dieser Bereich der Sinnhaftigkeit existenziell ist. In Bezug auf das methodische Vorgehen der Gestalttherapie, hat die Frage, ob es sich bei der Klientin/dem Klienten um physiologische Grundbedürfnisse handelt oder um die Selbstverwirklichung in einem kulturellen Kontext, nur sekundäre Bedeutung. In jedem Fall ist es wichtig, nichts für die Klientin/den Klienten zu wollen, sondern eher GeburtshelferIn in ihrem/seinem Selbsterkundungsprozess zu sein. Das Gewahrwerden der eigenen Vermeidungsmechanismen ist daher für die KlientInnen sicherlich zielführender, weil ihnen dadurch deutlich wird, dass sie es sind, die sich im Wege stehen, statt einen vergeblichen Kampf mit den äußeren oder inneren Umständen aufzunehmen, die für die Ursache des Übels gehalten werden.

So zeichnet sich von selbst ein Weg für das methodische Vorgehen in der Gestalttherapie: Die Klientin/der Klient wird aufgefordert, ihrem/seinem Erleben, ihren/seinen Wünschen und Bedürfnissen nachzuspüren, zu beachten, was sie/er für oder gegen deren Erfüllung tut und die aufkommenden inneren Widersprüche in eine konstruktive Auseinandersetzung zu bringen. Die Rolle der Therapeutin/des Therapeuten ist dabei die eines einfühlsamen, wachen Gegenübers, das die eigenen Beobachtungen wiedergibt und erlebnisaktivierende Experimente anleitet, aber eben nicht nur Expertin/Experte ist, sondern auch ein persönliches Gegenüber in einem Dialog auf Augenhöhe.

Die Arbeit an der Beziehung zu sich und anderen in der Gestalttherapie

Mit anderen Verfahren teilt die Gestalttherapie implizit ein Konzept von sozialer Beziehung (z. B. mit dem Psychodrama, aber auch mit der Transaktionsanalyse und der Existenzanalyse/Logotherapie), das methodisch relevant in ihrer Praxis umgesetzt wird, in ihrer klassischen Theorie allerdings meines Erachtens nicht ausreichend ausformuliert ist. Die für die Gestalttherapie typische Dialogarbeit mit »leeren Stühlen«, die gegenwärtige, vergangene oder auch zukünftige äußere und innere Konflikte (Selbstanteile!) bearbeitet, ist eine sehr effektive experimentelle Methode der Beziehungsarbeit und der Bearbeitung innerer Konflikte. Die »Arbeit mit dem leeren Stuhl« erlaubt es, sich ein beliebiges Gegenüber konkret vorzustellen, zu ihm zu sprechen, sich durch Platzwechsel mit ihm zu identifizie ren und sich so unbewusste Kenntnisse über dessen Haltung bewusst zu machen, Projektionen als solche zu erkennen und loszulassen. Die Inszenierung innerer Konflikte ermöglicht es, verschiedene Anteile in ihrer Unterschiedlichkeit zu spüren und in der Dialogarbeit zu neuen inneren Konstellationen zu gelangen, verdrängte Bedürfnisse zu integrieren, Introjekte zu erkennen und aufzugeben (vgl. Staemmler, 1995).

Während die Theorie der Gestalttherapie meist das Individuum, den Organismus ins Zentrum seiner bedürfnisrelevanten Umwelt stellt, wird mit dieser psychodramatischen, experimentellen Methode der Gestalttherapie die Beziehung zu sich und anderen fokussiert und bearbeitet.

Das Verhältnis der Gestalttherapie zu anderen humanistischen Therapieverfahren

Logotherapie und Existenzanalyse

Die Gestalttherapie ist vor allem psychodynamisch orientiert. Sinn, Werte und Willensentscheidungen spielen bei ihr keine so große Rolle wie Gefühle und Bedürfnisse. Die Ermittlung von Bedürfnissen in der organismischen Selbstregulation und die Untersuchung und Bearbeitung der Unterbrechung ihrer Befriedigung (Kontaktunterbrechungen, Vermeidungsmechanismen) sind in der Gestalttherapie zentraler als in der Logotherapie bzw. in der Existenzanalyse, obgleich der neuere Ansatz der Personalen Existenzanalyse von Längle (2013) – im Unterschied zur klassischen Logotherapie Frankls (1946) – diese stärker körperbezogenen und psychodynamischen Faktoren zunehmend einbezieht.

Klientzentrierter Ansatz der Gesprächstherapie

Während der klientzentrierte Ansatz von Rogers (1973) das akzeptierende Spiegeln der Äußerungen und emotionalen Befindlichkeiten der KlientInnen als Einladung derselben zu einem positiven Selbstbezug in den Vordergrund stellt, geht die Gestalttherapie dialogorientierter vor und riskiert auch die konstruktive Konfrontation mit den KlientInnen. Gestalttherapie ist so betrachtet stärker auf Begegnung und authentischen Kontakt ausgerichtet und weniger empathisch akzeptierend. Beide Richtungen gehen davon aus, dass es um die Selbstentfaltung und nicht um die Veränderung der KlientInnen geht. Beide fokussieren auf das

Gewahrsein im Hier und Jetzt und beide richten ihr Gewahrsein vor allem auch auf die Gefühle. Während die Gestalttherapie, ähnlich wie die körperorientierten Verfahren, eher auf die körperlichen Befindlichkeiten und die körperlichen Impulse achtet, bleiben diese bei der klientzentrierten Therapie eher Hintergrund. Während für die klientzentrierte Therapie das Gespräch das zentrale Medium ist, arbeitet die Gestalttherapie häufig mit experimentellen Methoden.

Psychodrama

Im Psychodrama steht der Mensch als Akteur im sozialen Feld, als Rollenspieler im Vordergrund. Es besteht eine große Schnittmenge mit dem feldtheoretischen Hintergrund der Gestalttherapie, der Beziehung zwischen Organismus und Umwelt bzw. Mitwelt. Die äußeren und die verinnerlichten sozialen Beziehungen, die ja auch für die Entwicklung des *Selbst* und der Selbstbeziehung entscheidend sind (vgl. Wulf & Boeckh, 2013, S. 29f.), werden von der Gestalttherapie ähnlich wie vom Psychodrama methodisch erlebnisorientiert aktualisiert und bearbeitet. Das Psychodrama als Re-Inszenierung problematischer Lebens- und Beziehungssituationen mit der Erarbeitung einer neuen, zufriedenstellenden Lösung ist dem experimentellen Vorgehen der Gestalttherapie sehr verwandt und hat für manche Gestaltexperimente Pate gestanden. Eine der wichtigsten Methoden der Gestalttherapie – die »Arbeit mit dem leeren Stuhl« – stammt ja bekanntlich ursprünglich aus dem Psychodrama. Inzwischen ist mit der Skulptur- und Aufstellungsarbeit – einer Weiterentwicklung ursprünglich psychodramatischer Methoden im Rahmen der systemischen Therapie – noch ein differenziertes methodisches Instrument der Analyse und Bearbeitung von Beziehungs- und Selbstthemen entstanden, das von vielen GestalttherapeutInnen genutzt wird. Was allerdings im Psychodrama im Gegensatz zur Gestalttherapie meines Wissens nicht explizit formuliert wurde, ist eine Motivationstheorie, wie sie mit der »Theorie der organismischen Selbstregulation« in der Gestalttherapie gegeben ist.

Körpertherapie

Die Gestalttherapie versteht den Körper nicht als getrennt vom seelischen und geistigen Erleben und Handeln. Wilhelm Reichs (2006 [1933] Konzept des »Charakterpanzers« als chronische muskuläre Anspannung zur Abwehr von

Triebkonflikten stand für das gestalttherapeutische Konzept der Retroflexion als vor allem körperliche Form der Kontaktvermeidung Pate. Diese Rückwendung der auf Kontakt ausgerichteten, aggressiven Handlungsenergie gegen sich selbst ist in ihrer Grundlage ein körperliches Geschehen. Die Gestalttherapie bezieht körperliche Haltungen, Gestik, Mimik und Impulse in ihre Arbeit ein. Das Gewahrwerden dieser körperlichen Befindlichkeiten und der entsprechenden Impulse und die Wahrnehmung der in körperlichen Symptomen und Spannungen erlebten inneren Widersprüche von Impulsen und Vermeidungen sind das zentrale Anliegen der Gestalttherapie.

Eine in der psychosomatischen Arbeit oft verwendete Methode ist es, dem schmerzenden Körperteil oder auch den nicht gespürten Teilen des Körpers Ausdruck und Stimme zu geben, körperliche Widersprüche in einen Dialog zu bringen, gehemmter Expression zum körperlich aktiven Ausdruck zu verhelfen und Druck, den die Klientin/der Klient sich selbst macht, gegen einen äußeren Gegenstand zu richten. Hierbei kann sich die körperliche Erlebnisebene auch mit der seelischen Ebene oder der sozialen Beziehungsebene abwechseln: Der Konflikt zwischen Kopf und Bauch kann plötzlich zum innerseelischen Konflikt zwischen *Topdog* und *Underdog* werden und dieser innere Konflikt vermag seine Herkunft in einem Konflikt mit den Eltern zu zeigen.

Seelisches, Soziales, Geistiges und Körperliches bleiben in der methodischen Arbeit der Gestalttherapie miteinander verbunden. Die Gefahr rein körperbezogenen Vorgehens, welches das *Spüren* und das *acting out* in den Vordergrund stellt und dieses nicht ausreichend mit der Geschichte der Klientin/des Klienten, mit ihren/seinen seelischen und sozialen Bezügen verbindet, wird damit vermieden.[4] Das für die Bioenergetik zentrale Typisieren nach Kategorien der psychoanalytischen Entwicklungspsychologie stellt bei aller Affinität zu den Reich'schen Wurzeln dieses Verfahrens für die Gestalttherapie keinen gangbaren Weg dar. Zum einen ist mit dieser kategorialen Zuordnung zu Entwicklungsphasen therapeutisch meist wenig gewonnen, zum anderen geht die Gestalttherapie davon aus, dass es keine richtigen und falschen Haltungen oder Impulse gibt, sondern dass der Organismus von selbst weiß, was er braucht und es daher eher darum geht, die eigene Befindlichkeit deutlicher zu erleben, den Impulsen und Hemmungen nachzuspüren und damit zu experimentieren.

4 Waren diese rein körperbezogenen Vorgehensweisen bei Wilhelm Reich (2006 [1933]) und Alexander Lowen (1979) noch dominant, wird die Integration auf seelischer Ebene in den neueren körpertherapeutischen Verfahren inzwischen immer stärker berücksichtigt (diesen Hinweis verdanke ich Werner Eberwein).

Transaktionsanalyse

Eric Berne (2006 [1961]), der Gründer der Transaktionsanalyse, hatte nicht nur eine psychoanalytische Ausbildung, auch seine Konzepte sind – wie unschwer zu erkennen ist – dem Strukturmodell der Psychoanalyse entlehnt. Es, Ich und Überich sind in sogenannte Ich-Zustände verwandelt, die je nach Situation und Vorprägung das Handeln und Erleben ganzheitlich bestimmen. Das Kind-Ich, dem Es verwandt, ist eher triebgesteuert oder in der Angst vor Konflikten angepasst an elterliche Erwartungen. Das Eltern-Ich, das dem Überich gleicht, ist die kontrollierende, kritische oder auch fürsorgliche Instanz. Das Erwachsenen-Ich schließlich entspricht der Freud'schen Ich-Instanz, die wie ein rationaler Computer zwischen den Ansprüchen vermittelt und realitätsbezogen vernünftiges Kommunizieren und Handeln ermöglicht.

Was den Ansatz Bernes allerdings von der Psychoanalyse unterscheidet, ist sein klarer Bezug auf soziale Transaktionen. Sind in der Psychoanalyse die sozialen Konflikte bei der Triebentwicklung und Ausformung der Triebabwehr immer der zentrale *Hintergrund*, so ist dieses Beziehungsgeschehen in der Transaktionsanalyse der zentrale *Vordergrund*. In der Gestalttherapie ist diese Beziehungsdimension in ihrem dialogischen Element ja auch immer wesentlich und speziell für die Entwicklung der Vermeidungsmechanismen – ähnlich wie in der Psychoanalyse – bedeutender Hintergrund, der in der Bearbeitung dieser Vermeidungen oft zum zentralen Vordergrund wird. Die Schematisierung der Ich-Zustände, die durch die Aufteilung des Kind-Ichs in das angepasste, das rebellische und das freie Kind und durch die Aufteilung des Eltern-Ichs in das kritische und das fürsorgliche Eltern-Ich noch differenziert werden, macht die Transaktionsanalyse zu einem handlichen Analysewerkzeug von Transaktionen zwischen diesen verschiedenen Zuständen, die dann mehr oder weniger harmonisch (parallele Transaktionen) oder problematisch (Überkreuz-Transaktionen) ablaufen können. Für die Bewertung dieser Abläufe hat die Transaktionsanalyse noch eine spezielle Theorie der sogenannten »Spiele« entwickelt, die sich speziell mit den verschiedenen Ausformungen problematischer Interaktionsmuster nach dem Schema des Drama-Dreiecks *Retter – Verfolger – Opfer* beschäftigen. Mit dieser Spielanalyse ist die Möglichkeit gegeben, solche verunglückten Interaktionen zu durchschauen und zum Teil auch zu verändern.

Der Vorteil der Schematisierung von Ich-Zuständen und Interaktionsspielen besteht sicherlich darin, problematische Kommunikationen schneller zu durchschauen. Der Nachteil liegt in einer kategorialen Festlegung, die dem Zustand einer Person und den Interaktionen zwischen Personen oft nicht wirklich gerecht wird. Da ist die gestalttherapeutische Dialogarbeit, sei es in der therapeutischen Beziehung, zwischen PartnerInnen in einer Gruppe, einem Team oder auch mittels des »leeren Stuhls« oftmals hilfreicher, weil sie näher am konkreten Erleben ist. Die Prägung von Menschen, die sie vor allem in der frühen Kindheit erfahren, wird in der Transaktionsanalyse durch die »Skriptanalyse« aufgedeckt. Welcher Ich-Zustand in welcher Ausprägung später dominant ist und das Selbstgefühl bestimmt, kann nicht nur durch die Ich-Zustand-Analyse, sondern auch durch die Analyse prägender »Antreiber« und »Einschärfungen« ermittelt werden. »Sei nicht so!« oder »Fall nicht auf!«, aber auch »Nur deine Leistung zählt, nicht du!« und »Sei nicht!« determinieren das Lebensgefühl einer Person und ihre Handlungsmotive. Hier besteht eine große Nähe zur Gestalttherapie, die ja auch von Lebensskripten und deren Veränderung spricht.

Unterschiede und Gemeinsamkeiten von Gestalttherapie und humanistischen Therapieverfahren

Jede der im Bereich der humanistischen Psychotherapien angesiedelten Therapieformen ist aus dem Unbehagen mit den Defiziten früherer Verfahren – meist der Psychoanalyse oder den lerntheoretischen Ansätzen, also der Verhaltenstherapie – entstanden. Die Kritik bezieht sich bei der Psychoanalyse auf die Reduktion des seelischen Geschehens auf die Triebdynamik und das entsprechende Ausblenden von geistigen Prozessen und der Sinn-Dimension, auf das Fehlen des Körperbezugs in der Therapie, auf das Ausblenden der Beziehungsdimension in der Therapie und in seelischen Prozessen überhaupt. Bei den lerntheoretischen Ansätzen verweist die Kritik eher auf das manipulative Vorgehen beim klassischen oder operanten Konditionieren und auf die mangelnde Reflexion der therapeutischen Beziehungsdimension.

Jede dieser humanistischen Psychotherapieformen betont einen oder mehrere dieser vernachlässigten Dimensionen und entwickelt dazu Theorien und besondere therapeutische Methoden, die oftmals auch große Verwandtschaft mit den ursprünglich kritisierten Verfahren aufweisen. Die Intention der Gründer der neuen Therapieformen war es immer, eine effektivere Methode zu entwickeln. Im Laufe der letzten Jahrzehnte haben diese Verfahren ihren Pioniergeist aber oft zugunsten einer Kanonisierung der Methoden aufgegeben, haben nach Abgrenzung und Identität des eigenen Verfahrens gesucht und es den PraktikerInnen überlassen, nach einer sinnvollen Integration der verschiedenen Ansätze zu suchen. Auch die Integration kann dann manchmal zur kanonisierten Methode werden.

Vor diesem Hintergrund ist das Ansinnen der VertreterInnen humanistischer Verfahren, einen gemeinsamen Antrag auf wissenschaftliche und sozialrechtliche Anerkennung zu stellen, eine gute Möglichkeit, wieder auf die Intention der Pioniere zurückzukommen, eine bessere, umfassendere und effektivere Therapie zu kreieren. Es kann also nicht darum gehen, die Identität der einzelnen Schulen zu schärfen und sie stärker voneinander abzugrenzen. Vielmehr gilt es, das Verbindende zu betonen und die Unterschiedlichkeiten der Ausformung als Bereicherungen zu integrieren. Außerdem kann es nicht um die Überlegung gehen, ob *organismische Selbstregulation*, *Selbstaktualisierung*, *Selbstverwirklichung* oder *Werte* die eigentlichen Motive des Handelns darstellen; stattdessen sind alle diese Motive als Ausdruck ein und derselben Person in ihrem jeweiligen Feldkontext zu begreifen. Diese Dialektik von Körper und Geist, Leib und Seele ist genauso Teil der *conditio humana* wie die Dialektik von Individuum und sozialem Beziehungsgefüge, das die Person in ihrem Sosein und in ihrem Selbstbezug geprägt hat, und auf das sie sich in ihrer ganz besonderen Art bezieht. So könnte man eine Reihe von scheinbaren Widersprüchen – besser gesagt: Polaritäten – in und zwischen den Therapieschulen aufzählen, die dadurch entstehen, dass der Fokus der jeweiligen Schule jeweils stärker auf einen der beiden Pole ausgerichtet ist, welche die Ausformungen einer in sich widersprüchlichen, also dialektischen Gestalt sind.

Auf welche Polaritäten fokussieren die verschiedenen humanistischen Therapieverfahren?

Folgende scheinbare Gegensatzpaare sind klassische Spannungsfelder, deren dialektische Pole notwendig aufeinander bezogen und miteinander verschränkt sind:

- Körper/Leib versus Geist/Seele
- Hier und Jetzt versus Gewordensein und Zukunftsbezug
- Tun/Erleben versus Nachdenken/Reflexion
- Bewusstheit/Gewahrsein versus Wissen/Erinnerung
- Vordergrund versus Hintergrund
- Identifikation versus Selbstdistanzierung
- Begegnung/Konfrontation versus Empathie
- Aggression versus Anerkennung
- Autonomie versus Bindung
- Individuum versus soziales Beziehungsgefüge/Feld

- Egoismus versus Altruismus
- Selbstverantwortung versus soziale Verantwortung

Sowohl zwischen den einzelnen Therapieschulen als auch innerhalb dieser Schulen kann die Betonung des einen oder des anderen Pols vorherrschend sein. Es wäre vermutlich möglich, die Entwicklung der Therapierichtungen als einen dialektischen Prozess zwischen diesen Polen zu begreifen. So ist zum Beispiel Reichs *Körpertherapie* als Kontrapunkt zur leibfernen Praxis der Psychoanalyse aus dieser hervorgegangen. Die *Logotherapie* wiederum setzt mit ihrer Fokussierung auf Sinn, Werte und soziale Verantwortung einen Gegenpol zur Orientierung an biologischen Grundbedürfnissen und Trieben. Die *Transaktionsanalyse* stellt ähnlich dem *Psychodrama* den Aspekt der sozialen Interaktion gegenüber der Fokussierung auf das Individuum in den Vordergrund. Die *klientzentrierte Therapie* vertraut auf das Gute im Menschen, das sich in einem sozialen Rahmen der Empathie und Akzeptanz von selbst entfaltet, gegen jede Vorstellung notwendiger Triebregulation oder konditionierender Anpassung. Jede Entwicklung einer neuen Therapierichtung scheint so eine Antwort auf den Mangel der vorherigen zu sein.

Der Fokus der Gestalttherapie

Interessant ist dabei natürlich, dass die dialektische Bewegung zwischen diesen Polen nicht nur jeweils neue Therapieschulen hervorbringt, sondern dass solche Spannungsfelder auch innerhalb der einzelnen Schulen auftauchen und notwendig zu einer Weiterentwicklung der Theorien und Methoden führen – sicherlich auch in Abhängigkeit vom soziokulturellen Wandel der Gesellschaft, auf deren Probleme die verschiedenen Therapierichtungen Antworten darstellen.[5]

Wenn wir die Gestalttherapie unter diesem Gesichtspunkt betrachten, dann fällt auf, dass sie in ihrer klassischen Form, vor allem im Fritz Perls zugeschriebenen sogenannten *Westküstenstil*, jeweils den ersten Pol (Körper/Leib, Hier und Jetzt, Tun/Erleben, Aggression etc.) betont, während der auf seine Frau Laura

5 Es ist nicht mehr der »autoritäre Charakter« mit seiner angepasst zwanghaften oder schizoiden Struktur und seinem »weiblichen« Pendant im hysterischen oder depressiven Charakter, sondern es sind die oft wenig integrierten, fragilen Borderline-Charaktere oder die narzisstisch-depressiven und dependenten Charaktere, die therapeutische Hilfe brauchen.

Perls zurückzuführende *Ostküstenstil* und die später entwickelte *relationale, dialogische Gestalttherapie* (vgl. im Folgenden) ähnlich der klientzentrierten Therapie von Rogers stärker den jeweils zweiten Pol (Empathie, Anerkennung, Bindung etc.) fokussiert.

Das ego- und abgrenzungsfokussierte »Ich bin ich und du bist du« des klassischen Westküstenstils der Gestalttherapie ist als therapeutische Zielrichtung sicherlich sinnvoll für KlientInnen, die sich nicht abgrenzen können, die nach den Regeln anderer handeln, die keine Verantwortung für sich übernehmen – also KlientInnen, die unklar und »konfluent« sind, die ihre eigenen Interessen weder kennen noch wahrnehmen, die egoistische Motive allenfalls bei anderen feststellen und dann bekämpfen und im Zweifelsfall Kontakt und Auseinandersetzungen eher vermeiden, Differenzen nivellieren, sich zurücknehmen, ihre Energie in »ungefährlichen« Terrains ausagieren oder gegen die eigene Person richten. Bei diesen KlientInnen können die von der Gestalttherapie beschriebenen Vermeidungsmechanismen bzw. Kontaktunterbrechungen einzeln oder in Kombination beobachtet werden:

- *Desensibilisierung:* Ausblenden des Gewahrseins eigener Empfindungen, Gefühle und Bedürfnisse
- *Introjektion:* ungeprüfte Übernahme von Verhaltensnormen anderer
- *Projektion:* Erkennen (und Bekämpfen) eigener »Schattenseiten« bei anderen
- *Deflexion:* Ablenkung der Energie von der bedürfnisrelevanten Umwelt auf »ungefährliche« Ziele
- *Retroflexion:* Rückwendung der aktiven Handlungsenergie gegen die eigene Person
- *Egotismus:* Reflexion statt Handlung
- *Konfluenz:* Auflösung der Grenzen zwischen sich und anderen oder – als innere Konfluenz – zwischen widersprüchlichen inneren Strebungen

Polaritäten der Therapiestile und ihre Integration

Es geht aber nicht nur um die Zielsetzung der Therapie, sondern auch um die Therapiestile, mit denen diese Ziele erreicht werden können, um die Methoden, die Wege zum Ziel. Hier können wir auch wieder entsprechende Polaritäten ausmachen:

- konfrontierend versus akzeptierend
- aktiv reagierend versus erklärend/verstehend

- authentisch begegnend versus empathisch
- aktionsfördernd/erlebnisfördernd versus gesprächsorientiert/kognitiv
- abgegrenzt versus fürsorglich
- führend/direktiv versus folgend

Auch wenn die Ich-Stärkung und der authentische Selbstausdruck wesentliche Ziele für die zuvor genannten KlientInnen sind, brauchen gerade auch diese von ihren TherapeutInnen empathisches Wohlwollen, um sich aus dem Schneckenhaus ihrer Vermeidungen herauszuwagen. Das Therapieziel der/des selbstverantwortlichen, aktiv im eigenen Interesse handelnden Klientin/Klienten erfordert ein akzeptierendes, empathisches Klima, in dem die ersten Schritte in dieser Richtung gewagt werden können. Die Methode, die Klientin/den Klienten »hängen zu lassen«, um so ihre/seine Selbstverantwortung zu provozieren, gehört in die Asservatenkammer der frühen Gestalttherapie. Diese problematische Seite des Westküstenstils hat dem Ruf der Gestalttherapie geschadet. Dieser Ansatz erzieht meines Erachtens eher zum rücksichtslosen Narzissmus als zu einer reifen Persönlichkeit.

Sicherlich ist der Grundsatz, den KlientInnen nichts abzunehmen, was diese selbst können, sinnvoll. Er darf aber nicht mit Lieblosigkeit verwechselt werden. Auch Frank Farrely (übrigens ein Schüler von Carl Rogers), der Meister des provokativen Therapiestils, war in seiner Grundhaltung immer liebevoll unterstützend. Umgekehrt ist der von Laura Perls und Erving und Miriam Polster zuerst vertretene Ostküstenstil eher unterstützend und empathisch. Diese Stilrichtung wurde unter anderem von Gary Yontef (1999), Lynne Jacobs, Richard Hycner und Gordon Wheeler zur sogenannten *relationalen Gestalttherapie* weiterentwickelt. Hier steht weniger die Förderung der Durchsetzung der eigenen Interessen als die heilsame therapeutische Beziehung im Vordergrund. Stark beeinflusst von den Gedanken Bubers hat diese Richtung der Gestalttherapie später auch in Deutschland Anhänger gefunden, zu deren prominentesten Vertretern Erhard Doubrawa, Achim Votsmeier-Röhr und Frank Staemmler zählen (vgl. Doubrawa & Staemmler, 2003 [1999]).

Entsprechend heftig ist auch eine Debatte um das Aggressionskonzept der Gestalttherapie entstanden. War in der klassischen Gestalttherapie das *aggredi* ein zentraler, positiv besetzter Teil der Problemlösung, dessen Förderung bei der aktiven Auseinandersetzung der Klientin/des Klienten mit ihrer/seiner Umwelt ein dringendes Ziel war, so ist dieses Konzept von den RelationalistInnen, den VertreterInnen einer dialogischen Gestalttherapie zunehmend infrage gestellt worden (vgl. Staemmler, 2008; Blankertz, 2010, 2013; Fehrmann, 2013; Boeckh,

2013; DVG, 2013b). Die/der gehemmte, ängstliche, depressive Patientin/Patient, deren/dessen Expressivität und Durchsetzungsfähigkeit es zu fördern gilt, braucht nicht nur einen unterstützenden, empathischen, therapeutischen Beziehungsraum, in dem sie/er ihre/seine Potenziale entfalten kann, sondern es sind zunehmend auch andere Störungsmuster, unter anderem sogenannte Frühstörungen wie die Narzissmus- und Borderline-Persönlichkeitsstörungen, die einen anderen bindungsorientierteren therapeutischen Ansatz verlangen.

Greenberg (2003) hat in seinem Ansatz der auf Emotion fokussierten Therapie (EFT) die Methoden der klientzentrierten Therapie mit den Methoden der Gestalttherapie zusammengeführt und auf diese Weise eine Verbindung der Pole von Empathie und Begegnung, von Anerkennung und Konfrontation hergestellt (vgl. Greenberg et al., 2003). Diese Verbindung gelingt aber nicht durch einen goldenen Mittelweg – ein bisschen Anerkennung und ein bisschen Konfrontation –, sondern nur in der dialektischen Bewegung von der These »Anerkennung und Empathie« über die Antithese »Konfrontation mit dem traumatisch Erlebten« bis hin zur Synthese »Integration der Persönlichkeit«. Nur auf der Basis empathischer Anerkennung kann konfrontierende Begegnung fruchtbar werden. Mit Greenbergs Ansatz ist meines Erachtens eine wirkliche Synthese dieser Polaritäten gelungen.

Dialektische Entwicklung der Gestalttherapie

So wie sich die verschiedenen Therapieformen dialektisch jeweils als Antithese zu bestehenden Verfahren oder als Synthese aus den Polaritäten bestehender Verfahren herausgebildet haben, hat sich auch die Gestalttherapie selbst im Laufe der Jahrzehnte dialektisch in Polsprüngen (antithetisch) oder integrativ (synthetisch) weiterentwickelt.

Die Entwicklung der relationalen oder dialogischen Gestalttherapie stellt einen solchen Polsprung dar. Hierbei ist der Fokus auf dem Hier und Jetzt geblieben; mit der dafür typischen Formel »Ich und Du im Hier und Jetzt« als Programm. Die heilende Kraft der therapeutischen Beziehung wurde gegenüber dem *acting out* und der Ich-Stärkung bei der Durchsetzung der eigenen Bedürfnisse in den Vordergrund gestellt. Infolgedessen wurde die *positive Aggression*, einst Markenzeichen der Gestalttherapie, infrage gestellt. Das Buber'sche »Ich-Du« wurde gegenüber dem »Ich-Es« als Kernqualität der Gestalttherapie hervorgehoben, obgleich Buber bekanntlich betonte, dass Psychotherapie beide Qualitäten einschließen müsse. Der Therapeut sei nicht nur begegnender Mitmensch, sondern notwendigerweise auch beurteilender und leitender Fachmann (vgl. Buber, 1993, S. 153ff.).

In der *Diagnostik-Diskussion* der 1990er Jahre ist die Differenz zwischen der klassischen und der relationalen Gestalttherapie besonders deutlich geworden. Die VertreterInnen der klassischen Gestalttherapie versuchten, die in den Diagnostikmanualen im Wesentlichen deskriptiv beschriebenen Störungen durch den Rekurs auf das Konzept der Kontaktunterbrechungen gestalttherapeutisch zu erklären (vgl. Müller, 1999), während dies für VertreterInnen der relationalen, dialogischen Gestalttherapie als typisches »Ich-Es«-Verhalten gar nicht möglich schien. Nach deren Meinung durften nur im Gespräch mit der Klientin/dem Klienten gemeinsam phänomenologisch Störungen benannt werden, die dann auch als situativ bezogen und veränderbar gelten mussten. Besonders an dieser Stelle wird deutlich, dass die relationale, dialogische Gestalttherapie mit ihrer Fixierung auf die therapeutische Beziehung die früheren, die Persönlichkeit der Klientin/des Klienten prägenden Erfahrungen im Hintergrund belässt, vermutlich um nicht dem Verdikt zu verfallen, sich aus dem Hier und Jetzt gelöst zu haben.

Erving Polster (1987) hat dagegen in seiner Arbeit die *biografische Dimension* integriert. Das Hier und Jetzt der therapeutischen Situation wurde so von der Ausschließlichkeit der Fokussierung auf das real Gegenwärtige zu einem Brennglas, in dem die gesamte Lebensspanne eines Menschen gegenwärtig werden kann und in dem auch die Ressourcen der Vergangenheit und die Zukunftshoffnungen zum Tragen kommen können. In der praktischen gestalttherapeutischen Arbeit war es mehr oder weniger schon immer üblich, auf Kindheitserlebnisse zu rekurrieren, was aber auch den Beigeschmack hatte, sich in ausgetretene Pfade der Psychoanalyse zurückzubewegen, statt in der Kraft des Erlebens und Handelns im Hier und Jetzt zu bleiben.

Entscheidend hierfür ist auch die im Wesentlichen auf den Kontakt im Hier und Jetzt ausgerichtete *Selbsttheorie der Gestalttherapie*. Das *Selbst* ist nach Fritz Perls die »Kontaktgrenze in Aktion« (Perls et al., 1985 [1979], S. 17). Er unterscheidet dabei drei Funktionen:

- Es-Funktion, das heißt das System der Bedürfnisse
- Ich-Funktion, das heißt die jeweils aktuelle Fähigkeit zwischen Ich und Nicht-Ich zu unterscheiden
- Persönlichkeitsfunktion, das heißt die Einstellungen in interpersonellen Beziehungen und das Bild von sich selbst als Person

Da die Persönlichkeitsfunktion des *Selbst* in der klassischen Gestalttherapie in dem schlechten Ruf steht, für die Starrheit der neurotischen Persönlichkeit verantwortlich zu sein, wird ihre positive Funktion als Erfahrungshintergrund und Struktur der Person in ihrem Weltbezug oft unterschätzt.

In einer gestalttherapeutischen Selbsttheorie, welche die Persönlichkeitsfunktion des *Selbst* als Hintergrund der persönlichen Lebenserfahrungen ernst nimmt und sich nicht nur auf die Ich-Funktion (Selbstbehauptung und Abgrenzung) und die Es-Funktion (organismische Selbstregulation durch die Bedürfnisbefriedigung) konzentriert, kann die Bearbeitung von frühen und früheren problematischen Beziehungserfahrungen, die in der Persönlichkeitsfunktion des *Selbst* aufgehoben sind, zentraler Bestandteil des therapeutischen Arbeitens werden (vgl. Boeckh, 2011). Was immer schon gestalttherapeutische Praxis war – der Rekurs auf frühe(re) positive Lebenserfahrungen oder die dialogische Bearbeitung problematischer früher(er) Beziehungserfahrungen (z. B. mithilfe der »Methode des leeren Stuhls« oder anderer psychodramatischer Techniken) – kann so aus der gestalttherapeutischen Theorie der Persönlichkeitsfunktion begründet werden.

Auf diese Weise könnte in der Praxis der Gestalttherapie die Polarität zwischen der auf Selbstbehauptung und Bedürfnisbefriedigung ausgerichteten klassischen Westküsten-Gestalttherapie und der relational-dialogischen Gestalttherapie mit dem Fokus auf die heilende therapeutische Beziehung – »Ich und du im Hier und Jetzt« – zu einer sinnvollen Synthese gelangen. Und zwar nicht nur durch die Stärkung der Es-Funktion (Förderung der Bedürfnisbefriedigung durch die Bearbeitung von Vermeidungen) und durch die Stärkung der Ich-Funktion (klare Ich-Grenzen fördern als Voraussetzung für gelingende Kontakte), sondern auch durch die Stärkung der Persönlichkeitsfunktion (Bearbeitung von frühen oder früheren problematischen Beziehungen als Grundlage einer Verbesserung der Selbstbeziehung).

Diese Arbeit ist nur im Rahmen einer heilsamen, empathisch anerkennenden, therapeutischen Beziehung möglich. Hier sind dann auch Diagnosen problematischer Selbststrukturen und Beziehungsmuster hilfreich und müssen in keiner Weise die therapeutische Beziehung stören, die sowohl eine Begegnung auf Augenhöhe darstellt als auch den diagnostischen Blick und die professionelle Anleitung umfasst. Wenn sich die Gestalttherapie in dieser Weise integriert, hat sie beste Voraussetzungen, auch im Rahmen der humanistischen Therapieverfahren vorbildlich integrativ zu wirken.

Gestalttherapie und Psychodrama[1]

Einleitung

Psychodrama und Gestalttherapie zählen zu den humanistischen Therapieformen. Beide sind etwa im gleichen Zeitraum – Mitte des letzten Jahrhunderts – entstanden. Sowohl Fritz und Laura Perls als auch Jacob Levy Moreno, die Gründer dieser Therapieverfahren, waren europäische Juden, die in die USA emigrieren mussten. Moreno und Fritz Perls wurden sehr stark vom Theater beeinflusst. Beide haben sich mit der Psychoanalyse auseinandergesetzt und letztlich von dieser abgegrenzt. Gestalttherapie und Psychodrama sind im Gegensatz zur Psychoanalyse eher handlungsorientiert und auf die Begegnung im Hier und Jetzt bezogen. Die zentrale Differenz beider Therapieformen liegt in ihrem unterschiedlichen Fokus. Bei der Gestalttherapie ist dieser Fokus stärker auf das Individuum und seine Bedürfnisse orientiert, beim Psychodrama stärker auf die sozialen Bezüge in der Gruppe.

Ich vertrete die Hauptthese, dass gerade die Unterschiedlichkeit im Fokus beider Verfahren diese füreinander fruchtbar werden lassen kann. Das gestalttherapeutische Konzept der *organismischen Selbstregulation im Organismus-Umwelt-Feld* stellt eine basale Motivationstheorie dar, die ihre Ergänzung in der Rollen- und Beziehungstheorie des Psychodramas finden kann und bereits früh gefunden hat. So hatte das Psychodrama schon zu Fritz Perls Zeiten Einfluss auf die Methodik der Gestalttherapie. Die »Arbeit mit dem leeren Stuhl« als »Monodrama« oder »Monotherapie« stammt ursprünglich aus dem methodischen Repertoire des Psychodramas (vgl. Perls, 1976, S. 105ff.). Einen ähnlich direkten Einfluss der Gestalttherapie auf das Psychodrama kann ich nicht erkennen, obgleich das Konzept der *organismischen*

1 Erstveröffentlichung Boeckh (2014b [vgl. Drucknachweise]).

Selbstregulation als Tendenz zum *Schließen offener Gestalten* meines Erachtens eine fruchtbare motivationstheoretische Ergänzung des Psychodramas darstellen könnte. Da sowohl die Gestalttherapie als auch das Psychodrama von einem grundsätzlich humanistischen Menschenbild und Therapieverständnis ausgehen, nämlich der kreativen Selbstentfaltung in sozialer Bezogenheit, besteht von den gemeinsamen Grundwerten her eine generelle Anschlussfähigkeit. Diese sehe ich übrigens auch zu anderen humanistischen Verfahren und teilweise zum systemischen Ansatz.

Das Psychodrama weist eine unglaubliche Vielfalt von Methoden und Techniken auf, um das innere und äußere Beziehungsgeschehen erlebbar und im aktiven Handeln wandelbar zu machen. Insofern läuft es Gefahr, im Reigen der therapeutischen Verfahren als Reservoir für Methoden und Techniken genutzt und zum Teil auf diese Techniken reduziert zu werden (z. B. in manchen Formen der »Aufstellungspraxis«). Diese Einschätzung und Nutzung des Psychodramas wird seinem zugrunde liegenden Welt- und Menschenbild häufig nicht gerecht. Dasselbe Schicksal teilt das Psychodrama übrigens mit der Gestalttherapie, deren Methoden teilweise von anderen Therapieformen übernommen wurden, ohne das Menschenbild und das Therapieverständnis, auf denen der Ansatz beruht zu berücksichtigen und ohne die Herkunft der Arbeitsweise aus der Gestalttherapie kenntlich zu machen.

Im Folgenden möchte ich die Wurzeln und die theoretischen und methodischen Grundlagen der Gestalttherapie kurz skizzieren, um sie dann in Bezug zum Psychodrama zu setzen.

Wurzeln und Grundkonzepte der Gestalttherapie

Die Gestalttherapie verbindet Konzepte der Gestaltpsychologie, der Psychoanalyse, der Sozialpsychologie Lewins, der Begegnungsphilosophie Bubers, der Phänomenologie Husserls, des Existenzialismus und des Zen-Buddhismus. Nachfolgend möchte ich auf einige dieser Wurzeln eingehen und daran gestalttherapeutische Grundkonzepte verdeutlichen.

Gestaltpsychologie, Gestalttherapie und das Konzept der organismischen Selbstregulation

Die Gestaltpsychologie, der die Gestalttherapie ihren Namen verdankt, ist ursprünglich eine Psychologie der Wahrnehmung. Sie geht im Gegensatz zur Assoziationspsychologie und deren Abbildtheorie davon aus, dass Wahrnehmung immer ganzheitlich auf das Erkennen sinnhafter Ganzheiten, also auf Gestalten ausgerichtet ist – und insofern einen aktiven Gestaltbildungsprozess darstellt. Fritz Perls lernte sie bei Kurt Goldstein, einem Neurologen und führenden Vertreter der Gestaltpsychologie in Frankfurt kennen, dessen Assistent er 1926 wurde. Von Goldstein stammt auch das »Konzept der organismischen Selbstregulation«, das für die Konzeption der Gestalttherapie grundlegend ist. Hierbei werden die Konzepte der Organisation von Wahrnehmung (die Figur-Grund-Bildung, die Tendenz zur Bildung prägnanter Gestalten etc.) auf den Selbsterhaltungsprozess des Organismus im Umweltfeld übertragen. Die Gestaltbildung ist ein Prozess, der sich nicht nur bei der Wahrnehmung, sondern in allen Lebensvorgängen vollzieht. Die für den Erhalt und das Wachstum des Organismus wesentlichen Bedürfnisse und die für deren Befriedigung relevante Umwelt sind offene Gestalten, die prägnant werden mit einer Tendenz zum Schließen dieser offenen Gestalten durch einen befriedigenden Kontakt und Austausch des Organismus mit der Umwelt. Gestaltbildung und das Schließen der Gestalt vollziehen sich in Abhängigkeit von der Bedürfnislage des Organismus in einem Prozess der kreativen Anpassung.

Von der Psychoanalyse zur Gestalttherapie

Die Begründerin und der Begründer der Gestalttherapie, Laura und Fritz Perls, waren ursprünglich PsychoanalytikerIn. (Fritz Perls hat u. a. Karen Horney und Wilhelm Reich analysiert.) Sie mussten als deutsche Juden das Land verlassen und gingen 1934 zunächst nach Südafrika. Hier entstand das Grundlagenwerk *Ego, Hunger and Aggression. The Beginning of Gestalt Therapy* (1978 [1942]) von Fritz Perls, das sich kritisch mit der Psychoanalyse auseinandersetzt und besonders die positive Bedeutung der oralen Aggression für den Selbsterhalt betont. 1946 emigrierten sie in die USA, wo in Zusammenarbeit mit dem Journalisten Paul Goodman und dem Psychologen Ralph Hefferline das Grundlagenwerk *Gestalt Therapy. Exitement and Growth in Human Personality* entstand (Perls et al., 1951).

Der zentrale Unterschied zwischen Gestalttherapie und Psychoanalyse ist nicht nur die Abkehr von einer kategorial festgelegten Triebtheorie hin zu einem Konzept der *organismischen Selbstregulation* (vgl. oben), sondern auch eine entsprechende Veränderung der Theorie psychischer oder psychosomatischer Störungen, des therapeutischen Settings und der therapeutischen Methoden.

Ging die Psychoanalyse davon aus, dass libidinöse bzw. aggressive Triebe in einer entwicklungspsychologisch festgelegten Abfolge unbewusst das Handeln motivieren, so stellen das Konzept der *organismischen Selbstregulation* und das Konzept der *kreativen Anpassung*, das im Übrigen eine enge Verwandtschaft mit den im Psychodrama wichtigen Grundgedanken der *Kreativität* und *Spontaneität* aufweist (von Ameln et al., 2004, S. 208f.), offene Motivationskonzepte dar, die der jeweiligen Befindlichkeit der Person in ihrem jeweiligen Umweltkontext angepasst sind. Dementsprechend wird auch davon ausgegangen, dass nicht die Therapeutin/der Therapeut weiß, was der Patientin/dem Patienten fehlt, sondern dass durch die Förderung des Gewahrseins für die eigene Befindlichkeit und die situativen Bedingungen und Möglichkeiten das zum Vordergrund wird, was die Patientin/der Patient braucht und wie sie/er es im Kontakt mit der Umwelt bekommen kann bzw. es zu bekommen vermeiden kann. Das Konzept der *Vermeidungsmechanismen* ist dabei dem psychoanalytischen Konzept der *Abwehrmechanismen* relativ ähnlich und verrät die gemeinsamen Wurzeln beider Verfahren.

Da es der Gestalttherapie darum geht, die durch verschiedene Formen der Vermeidung blockierte Selbstregulation wieder freizulegen, ist die Therapie keine in erster Linie auf Erinnern und Verstehen gerichtete Methode wie die Psychoanalyse, sondern eher aktionsorientiert. Während bei der Analyse das Aufsteigen von unbewussten Impulsen und Erinnerungen in einem passiven Erlebenszustand gefördert wird, soll in der Gestalttherapie das Bedürfnis, das von selbst Vordergrund wird, als *offene Gestalt* prägnant werden. Ziel ist das *Schließen der Gestalt* durch die Befriedigung des Bedürfnisses im Kontakt und Austausch mit der Umwelt. Es geht bei der Gestalttherapie also zuerst um das *Erleben*, das *Gewahrsein* des Bedürfnisses und der für dessen Befriedigung relevanten Umwelt. Dieses wird durch erlebnisaktivierende Methoden (zu denen selbstverständlich auch Psychodramamethoden gehören) in all ihren körperlichen, seelischen und geistigen Aspekten gefördert. Die dann aufsteigenden Impulse werden, soweit dies möglich und sinnvoll ist, in Handlungen umgesetzt. So kann Problematisches nicht nur bewusst werden, sondern im Erleben und Handeln auch gelöst und integriert werden.

Während in der Psychoanalyse die Zielsetzung lautet »Wo *Es* war, soll *Ich* werden, wo Unbewusstes herrschte, soll Bewusstsein entstehen«, so ist das Ziel in der Gestalttherapie, die blockierte Selbstregulation des Organismus im Umweltfeld wieder in Fluss zu bekommen. Das *Selbst* als Hauptakteur dieses Prozesses wird nicht wie das *Ich* in der Psychoanalyse als eine Vermittlungsinstanz zwischen den größtenteils unbewussten Triebimpulsen des *Es*, der Kontrollinstanz des *Überichs* und den Ansprüchen der Realität gesehen, sondern als Prozess der Selbstregulation an der Kontaktgrenze von Organismus und Umwelt: »Das Selbst ist die

Kontaktgrenze in Aktion« (Perls et al., 1985 [1979], S. 17). Der Fokus liegt also mehr auf dem jeweils aktuellen Prozess als auf der Struktur.

Zum therapeutischen Prozess der Psychoanalyse gehört die Deutung der Triebimpulse und ihrer Abwehr einschließlich der Widerstände gegen diese Deutung. Die therapeutische Beziehung wird als Übertragungsbeziehung verstanden. Die Gestalttherapie deutet nicht. Die KlientInnen erleben und schildern ihre Wirklichkeit, die TherapeutInnen erleben und berichten ihre Wirklichkeit. Jede/jeder in ihrer/seiner eigenen phänomenologischen Wahrnehmung. So entsteht eine Beziehung auf Augenhöhe und wird zum Raum der gemeinsamen Begegnung. Der Unterschied zwischen den Rollen der TherapeutInnen und der KlientInnen besteht darin, dass es um die Anliegen der KlientInnen geht und nicht um die der TherapeutInnen. Das Unbewusste ist in der Gestalttherapie nicht das, was tief im Inneren der KlientInnen verborgen ist, sondern das, was für die anderen sichtbar, für die KlientInnen selbst aber verborgen ist: ihr blinder Fleck.

Sicherlich geht auch die Gestalttherapie davon aus, dass es das Phänomen der Übertragung prägender Beziehungserfahrungen auf die therapeutische Beziehung gibt. Sie versteht dieses Phänomen aber nicht in erster Linie als eine zu fördernde Erkenntnisquelle, sondern als Störung des Kontaktes, die es zu bearbeiten gilt. Während die Psychoanalyse psychische Störungen als Fixierung auf bzw. als Regression in die Abwehr prägenitaler oder genitaler Triebkonflikte begreift, sieht die Gestalttherapie zwar auch den Hintergrund von blockierenden Vermeidungsmechanismen in frühe(re)n Konfliktsituationen, aber im Vordergrund stehen die Blockierungen und Probleme im Hier und Jetzt. Zu deren Bearbeitung kann es hilfreich sein, diese prägenden früheren Konfliktsituationen wieder in den Vordergrund zu bringen und sie zum Beispiel mit Psychodramamethoden zu reinszenieren und zu bearbeiten. Seelische oder psychosomatische Störungen werden dabei aber vor allem als missglückte Lösungsversuche angesehen, als Versuche, die *offenen Gestalten* zu schließen. Dies führt, von der Psychoanalyse als Wiederholungszwang beschrieben, zur Wiederkehr der immer gleichen Lebens- und Beziehungsprobleme.

Insgesamt hatte die Psychoanalyse offensichtlich einen starken Einfluss auf die Gestalttherapie. Der grundsätzliche Unterschied zwischen den beiden Ansätzen liegt dabei meines Erachtens im Aufgeben einer ausdifferenzierten Triebtheorie zugunsten des Konzepts der *organismischen Selbstregulation*. Die Triebtheorie als linear-kausale Motivationstheorie wird hier zugunsten einer systemisch-kybernetischen Selbstregulationstheorie aufgegeben. Das hat zur Folge, dass die Gestalttherapie prozessorientierter, stärker auf das Hier und Jetzt bezogen, phänomenologischer, erlebnis- und handlungsorientierter sowie begegnungs- und kontaktorientierter ist als die klassische Psychoanalyse. Neuere Entwicklungen der Psychoanalyse, vor allem der intersubjektiven Psychoanalyse (vgl. Stolorow et al., 1996 [1987]), sind hier einen ähnlichen Weg gegangen.

Gestalttherapie und die Feldtheorie Lewins

Kurt Lewin gehört zu den Gestaltpsychologen, deren Einfluss prägend für die Gestalttherapie war. Besonders seine Feldtheorie (1963) hatte einen deutlichen Einfluss auf die Gestalttherapie. Ohne die besondere Verschränkung von Organismus und Umweltfeld ist Gestalttherapie nicht vorstellbar. *Feld* bedeutet dabei nicht einfach die objektiven Kontextbedingungen – seien diese sozial, kulturell, wirtschaftlich etc. –, sondern mit *Feld* sind die für Personen subjektiv relevanten Situationsbedingungen gemeint, die in der gleichen äußeren Situation für verschiedene Menschen höchst unterschiedlich sein können. Der Feldbegriff macht deutlich, dass die isolierte Betrachtung eines Organismus, das heißt einer Person, nicht möglich ist. Daher ist für die Gestalttherapie die kleinste Einheit nicht der Organismus (die Person[2]), sondern das Organismus-(Person)-Umwelt-Feld. Dies ist meines Erachtens vergleichbar mit dem Begriff des »sozialen Atoms« im Psychodrama bzw. in der Soziometrie (vgl. Stadler & Kern, 2010, S. 176ff.). Während das »Soziale Atom« als kleinste soziale Einheit vor allem auf das soziale Beziehungsgeflecht Bezug nimmt, in das jede Person notwendig eingebettet ist (ebd., S. 177), kann das Organismus-Umwelt-Feld seine primär biologische Herkunft nicht leugnen. In der Gestalttherapie ist damit aber immer auch das soziale und kulturelle Feld gemeint.

Der Gestaltzyklus

Der Prozess der Selbstregulation des Organismus in der Interaktion mit seiner Umwelt wird auch als *Gestaltzyklus* (vgl. Nevis, 1988) bezeichnet. Die Bearbeitung der Störung dieses Prozesses ist das Kernstück der Gestalttherapie. Vielfach wird dieser Zyklus auch als Welle dargestellt, was insbesondere das Ansteigen und

---

2 Obwohl die Gestalttherapie Menschen als Einheiten von biologischen, sozialen, seelischen und geistigen Prozessen begreift, neigt sie in ihrer Sprache oft zu biologischen Begriffen wie Organismus-Umwelt-Feld. Diese schließen aber die anderen Ebenen jeweils mit ein. Insofern ist hier oft eher das Person-Mitwelt-Feld gemeint.

Abebben von Energie im Kontakt von Organismus und Umwelt bzw. von Person und Mitwelt zu veranschaulichen hilft.

Dieser Gestaltzyklus kann entsprechend des Prozesses der Nahrungsaufnahme als Aneignungsprozess aufgefasst werden, in dem sich die Person bzw. der Organismus das aus der Umwelt holt, was sie/er zu ihrer/seiner Bedürfnisbefriedigung braucht. Der Gestaltzyklus kann aber auch als ein Begegnungs- und Austauschprozess gesehen werden, in dem sich Menschen das geben, was sie füreinander sein und geben wollen und das voneinander nehmen, was sie brauchen. Ersteres macht die Umwelt notgedrungen zum Objekt, letzteres kennzeichnet die Begegnung von Subjekten. Ein Unterschied, den Buber in seiner Begegnungsphilosophie als »Ich-Es« und als »Ich-Du« (1979 [1922]) gekennzeichnet hat. Beides hat seine Berechtigung und Notwendigkeit (vgl. Traverso, 2011).

Homöostase und Wachstum im Gestaltzyklus

Die externe oder interne Störung des organismischen Gleichgewichts, also der Homöostase, bewirkt eine Differenzierung des Organismus-Umwelt-Feldes. Dies führt zur Bewusstwerdung eines Bedürfnisses und der für dessen Befriedigung relevanten Umwelt, also zur Öffnung einer Gestalt, die Vordergrund wird. Der Organismus mobilisiert Energie, mit deren Hilfe er in Kontakt und Austausch mit der bedürfnisrelevanten Umwelt tritt. Ist das Bedürfnis befriedigt, der Organismus gesättigt, die Gestalt geschlossen, dann kommt es zum Rückzug. Die Homöostase ist wiederhergestellt, die Differenz von Organismus und Umwelt hat sich wieder in Indifferenz aufgelöst.

Dieser Prozess der *organismischen Selbstregulation* ist auf der einen Seite sicherlich rein biologisch zu verstehen, zum Beispiel trinken wir, wenn wir Durst haben oder essen, wenn wir Hunger haben. Auf der anderen Seite kann man diesen Selbstregulationsprozess aber auch im übertragenen Sinne auf alle Kontaktprozesse des Individuums mit seiner Umwelt bzw. Mitwelt übertragen, die der Befriedigung von Bedürfnissen bzw. der Selbstentfaltung einer Person dienen. Wie bei der Befriedigung biologischer Bedürfnisse ist auch bei sozialen Bedürfnissen die Wiederherstellung der Homöostase, das heißt eines Zustandes der Ausgeglichenheit, in der Regel gleichzeitig mit Entwicklungs- und Wachstumsprozessen verbunden.

Unterbrechung des Gestaltzyklus durch Vermeidungsmechanismen

Der Gestaltzyklus kann durch verschiedene Vermeidungsmechanismen bzw. Kontaktstörungen unterbrochen werden.

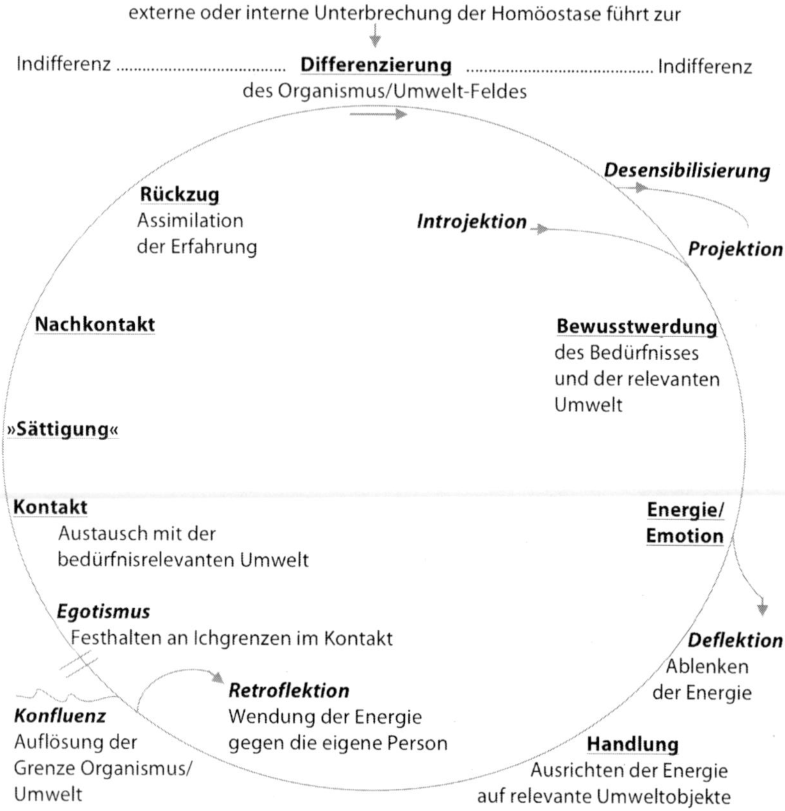

Abb. 1: Der Gestaltzyklus (Phasen; Vermeidungsmechanismen/Kontaktstörungen)

- *Desensibilisierung* verhindert das Bewusstwerden von Empfindungen und damit auch von Bedürfnissen.
- *Introjektion* von äußeren sozialen Erwartungen überlagert die Wahrnehmung eigener Bedürfnisse, Haltungen und Impulse
- *Projektion* auf andere Personen, führt zu deren Idealisierung oder Abwertung von anderen und verhindert damit die Bewusstwerdung dieser Bedürfnisse, Haltungen oder Impulse bei sich selbst.
- *Deflektion*, das heißt die Ablenkung der Handlungsenergie auf andere Tätigkeiten, führt zu fruchtloser Aktivität.
- *Umweltkontaktvermeidung* führt zu Spannungen und in extremen Fällen zu Selbstverletzung oder Suizid.

- *Konfluenz* ist das negative Verschwimmen mit der Umwelt/Mitwelt an der Kontaktgrenze: »wir« statt »ich« und »du«. Es vermeidet die wirkliche Begegnung in der Unterschiedenheit.
- *Egotismus* ist die Vermeidung des vollen Kontaktes durch das Festhalten an den Ichgrenzen, die Vermeidung von Hingabe und Wandlung im sich Einlassen auf den vollen Kontakt.

Bearbeitung der Vermeidungsmechanismen als zentrale Aufgabe der Gestalttherapie

Die Aufgabe der Therapie besteht deshalb in der Wiederherstellung des Gestaltprozesses bzw. des Gestaltzyklus durch die Bewusstwerdung der Vermeidungen und – wo es sinnvoll ist – durch deren Auflösung. Verschiedene Methoden helfen bei dieser Bearbeitung:

- Die *Gewahrseinsförderung* dient der Aufhebung der Desensibilisierung und damit der Bewusstwerdung der eigenen Wünsche und Impulse.
- Das *Überprüfen von Verhaltensvorschriften,* von Introjekten, von Sollen und Müssen führt zum Wollen und Können.
- Die *Identifikation mit Projektionen* hilft bei der Integration des eigenen projizierten Schattens und damit bei der Integration der Person.
- Das Aufgeben der Deflektion durch *Konzentration* lässt die Energie wieder in den befriedigenden Austausch mit der Umwelt fließen.
- Die gegen die eigene Person gerichtete Energie wird aus der Retroflektion in *positive Aggression* umgewandelt, das heißt, sich herausnehmen, was man braucht, die Dinge in Angriff nehmen, auf andere zugehen, *aggredi,* die Welt verändern und nach eigenen Vorstellungen gestalten.
- Die *klare Differenzierung von Ich und Welt,* die Lösung aus der Konfluenz, führt zu prägnanter Begegnung.
- Die *Hingabe und das Loslassen* vom Ich durch die Aufgabe des Egotismus in der Phase des vollen Kontaktes führen zu Wandlung und Wachstum.
- Die Bedeutung der Nachkontaktphase darf nicht unterschätzt werden. Sie dient der *Assimilation gemachter Erfahrungen,* von dem was man sich im Kontakt mit der Umwelt »einverleibt« hat und ist Voraussetzung für das persönliche Wachstum.

Die verschiedenen Vermeidungsmechanismen blockieren nicht nur die Gestaltprozesse und damit die Bedürfnisbefriedigung, sondern dien(t)en, wie man unschwer erkennen kann, der sozialen Anpassung. Sie stellen eine Automatisierung einer früh(er)en sozialen Anpassung dar. Sie sind daher oft nur aus frühe(re)n sozialen Kontexten erklärbar, in denen sie sinnvoll waren. Aus diesem Grund führt die Bearbeitung dieser, in gegenwärtigen Kontexten oft nicht mehr sinnvollen Vermeidungen oft in frühe(re) soziale Szenarien.

An dieser Stelle des Therapieprozesses können Methoden des Psychodramas wunderbar zum Einsatz gebracht werden. Das Nachspielen dieser prägenden Erfahrungen, die zur Verfestigung von Vermeidungsmechanismen geführt haben, kann in der »Surplus-Realität«[3] des Psychodramas einerseits eine leibhaftige Bewusstwerdung und dadurch eine Distanzierung und Befreiung ermöglichen, wie dies Morenos bekanntes Credo »Every true second time is the liberation from the first« (1980 [1946], S. 28; [»Jedes wahre zweite Mal ist die Befreiung vom ersten«]) ausdrückt, andererseits können im Rahmen des Spiels auch neue adäquatere Lösungen erprobt werden.

Schnittstellen von Gestalttherapie und Psychodrama

Bedeutet dies, dass aus der Perspektive der Gestalttherapie das Psychodrama eine Art Hilfsmethode bei der Bearbeitung von Vermeidungsmechanismen darstellt? Das wäre sicherlich viel zu kurz gegriffen. Meines Erachtens wird hier etwas anderes deutlich, nämlich die soziale Dimension seelischer Blockaden. Hier ist das Psychodrama sicherlich keine Hilfsmethode, sondern in ihrem ureigenen Element.

Wenn wir die Beziehungsdynamik des sozialen Feldes in ihrer dramatischen Entfaltung als Vordergrund, als zentrale Gestalt ansehen, dann ist die Bedürfnislage der beteiligten Einzelnen der Hintergrund. Die Einzelnen spielen ihre Rolle in dem gemeinsamen Stück. Umgekehrt ist das Drama, in dem die Einzelnen spielen, der Hintergrund für die Entfaltung der Individuen. Es ist gleichsam wie ein Vexierbild, bei dem einmal die Person und ein andermal das »Spiel« Vordergrund ist. Die Pole dieser Dialektik von Rolle und Person, von sozialen Spielregeln und Individualität können sicherlich nicht einfach der auf das Individuum zentrierten Gestalttherapie und dem auf die soziale Dimension orientierten Psychodrama zugeordnet werden. So wie die Gestalttherapie das »Feld« in seiner konstituti-

3 Der von Moreno (vgl. 1980 [1946]) geprägte Begriff der »Surplus-Realität« *(surplus-reality)* im Psychodrama beschreibt einen Modus der Erfahrung oder einen symbolischen Lebensraum, der die subjektive und objektive Realität mit dem Bereich der Imagination verbindet und sie damit bereichert.

ven Bedeutung benennt, kennt das Psychodrama die kreative Spannung zwischen der sozialen Rolle und dem individuellen Bedürfnis, zwischen der Übernahme und der persönlichen Gestaltung der sozialen Rolle, dem *role-taking* und dem *role-making*. Während es der Gestalttherapie um die Überwindung des angepassten Rollenverhaltens, um das » Zu-sich-selbst-Kommen « in der Befreiung von Rollen geht, bleibt im Psychodrama die Erkenntnis, dass es kein Verhalten außerhalb sozialer Bezüge geben kann, dass Rollen zwar verhandelt, letztlich aber nie verlassen werden können.

In seinem Buch *Gestalt Therapy Verbatim* (1974 [1969]; dt. Titel *Gestalt-Therapie in Aktion* [2002 (1974)]) beschreibt Fritz Perls den therapeutischen Prozess als Durchgang durch *fünf Schichten bzw. Phasen oder Ebenen der Neurose* (1974 [1969], S. 62f.):

- Die *Klischee-Phase* ist gekennzeichnet durch konventionelle Kommunikation.
- In der *Rollenspiel-Phase* richtet sich das Verhalten nach Rollenerwartungen (in der Therapie z. B. auch der »gute Klient«).
- In der *Impasse-Phase* gelten die alten Rollen und Konventionen nicht mehr. Der authentische Selbstausdruck ist aber so stark mit Vermeidungen besetzt, dass es zur Blockade kommt. Es geht weder vorwärts noch rückwärts.
- In der *Implosionsphase* führt der Verlust gewohnter Sicherheit zur Panik und Todesangst. Es kommt zum inneren Zusammenbruch.
- Danach kommt es in der *Explosionsphase* zum authentischen Ausdruck von Gefühlen und Impulsen.

Dieses Rollenverständnis der Gestalttherapie ist also geprägt von der Vorstellung der Rolle als sozialer Anpassung und der Aufgabe von Authentizität. Hier steht das *role-taking*, die Übernahme der vorgegebenen Rolle in Erfüllung der sozialen Erwartungen, im Vordergrund. Die für das Psychodrama so wesentliche kreative, spontane Entwicklung von neuem Rollenverhalten im Sinne des *role-making* tritt demgegenüber scheinbar in den Hintergrund, tritt aber unter dem Begriff der »schöpferischen Anpassung« als wesentliche Funktion des *Selbst* an die zentrale Stelle im Hauptwerk der Gestalttherapie. »Wir sprechen von der schöpferischen Anpassung als von der wesentlichen Funktion des Selbst (oder besser: das Selbst *ist* das System kreativer Anpassungen)« (Perls et al., 1985 [1979], S. 31 [Herv. i. O.]). An anderer Stelle nennt Fritz Perls das *Selbst* »die Kontaktgrenze in Aktion« (ebd., S. 17). So können letztlich auch Vermeidungen und neurotische Symptome als Formen der kreativen Anpassung verstanden werden, worauf insbesondere M. Polster hinweist (vgl. E. Polster & M. Polster, 2002 [1999], S. 104).

Methodische Umsetzung

Auf der methodischen Ebene kann das sehr schön verdeutlicht werden. Die gestalttherapeutischen Methoden der Gewahrseinsförderung, der Verstärkung von Impulsen und der Förderung der Expression passen eher zum oben dargestellten Konzept der Auflösung von Vermeidungsmechanismen zur Wiederherstellung der organismischen Selbstregulation. Es geht dabei um die Lösung aus sozialen Zwängen, um die Befreiung vom Anpassungsdruck, um die Selbstwerdung. Diese kann aber nicht ohne Bezug auf die relevanten anderen, auf die prägenden sozialen Beziehungen erfolgen. Insofern ist es interessant, dass in der Gestalttherapie die Arbeit an äußeren und inneren Beziehungskonflikten (z. B. an der klassischen Polarität von *topdog* und *underdog*[4]) schon immer einen breiten Raum eingenommen hat. Nicht nur in der Bearbeitung von inneren und äußeren Konflikten wurde und wird mithilfe der »leeren Stühle«, also dem »Monodrama«, soziale Beziehungsdynamik reinszeniert und bearbeitet. Besonders eindrücklich geschieht das in der gestalttherapeutischen Arbeit mit Träumen, die als »inneres Drama« verstanden und bearbeitet werden. Statt diese auf der Matrix einer Theorie unbewusster Triebe zu deuten, werden sie reinszeniert. Der Traum wird als aktueller Ausdruck und Projektion der Psyche verstanden. In der Identifikation mit den verschiedenen Traumanteilen werden die projizierten Selbstanteile reintegriert. In der dialogischen Bearbeitung von Polaritäten können die Anteile dann in eine kreative Beziehung zueinander gebracht werden.

Fallvignette – Traumarbeit

Ich möchte dieses Vorgehen an einer konkreten Traumarbeit darstellen, um die Nähe gestalttherapeutischer Traumarbeit zum Psychodrama exemplarisch darzustellen (vgl. Boeckh, 2006, S. 101f.).

Der Traum vom schwarzen Mann

Der Träumer erzählt: »Ich liege in einem Bett. Es ist erstaunlicherweise ein Gitterbett, wie es kleine Kinder haben. Zur Türe – gegenüber vom Bett – kommt

---

4 Der *topdog* ist die verinnerlichte »elterliche« Kontrollinstanz, die mit dem scheinangepassten *underdog*, dem Anstrengungen vermeidenden, den Genuss liebenden inneren »Kind«-Anteil, in einem beständigen fruchtlosen Clinch liegt.

ein riesiger schwarzer Mann herein. Ich erlebe ihn als sehr bedrohlich und wache schweißgebadet auf.« Der Therapeut (T) bittet den Klienten (K), sich noch einmal alles ganz konkret vorzustellen und vor allem sein Gefühl genau zu beschreiben. Er fragt ihn nach seinen körperlichen Empfindungen und nach dem Impuls, den er in diesem Moment gespürt habe.

K: Ich bin wie gelähmt. Ich versuche zu schreien, bringe aber keinen Laut heraus. Ich bin voller Angst und möchte mich am liebsten verkriechen.

T: Identifiziere dich mit dem Raum.

K: Ich bin klein und ganz einfach.

T: Jetzt sei die Türe.

K: Ich bin halb offen, ich kann nicht zugehen, der schwarze Mann ist stärker.

T: Jetzt identifiziere dich mit dem Bett.

K: Ich bin eigentlich für ein Kind gemacht und nicht für einen Erwachsenen. Aber ich schütze auch mit meinem Gitter.

T: Versuche jetzt, dich mit dem schwarzen Mann zu identifizieren.

K: Das kann ich nicht. So bin ich nicht.

T: Sag mir, wie du nicht bist.

K: Ich bin nicht so stark und bedrohlich. Ich bin nicht so schwarz und so mächtig.

T: Kannst du einmal versuchen, diese Figur zu spielen, die du nicht bist?

K: Ich versuche es *(steigt auf einen Stuhl und hebt bedrohlich die Arme)*.

T: Kann der schwarze Mann auch etwas äußern?

K: *(versucht ein tiefes Röhren)*

T: Geht das noch lauter?

K: *(röhrt lauter)*

T: Noch lauter?

K: *(röhrt jetzt wirklich laut)*

T: O.k., geh jetzt in dein Traum-Ich zurück.

K: Komisch – das Bett hat jetzt keine Gitter mehr.

T: Wie ist der schwarze Mann?

K: Der ist jetzt klein, schwach und grau.

T: Kannst du ihm etwas sagen?

K: Du tust mir leid.

T: Was antwortet der schwarze Mann?

K: Jetzt kann ich ja gehen, wo du selbst stark genug bist.

T: Wie fühlst du dich jetzt?

K: Fantastisch und ein bisschen traurig wegen des Mannes.

Ich denke, hier wird in eindrücklicher Weise deutlich, wie die auf die Traumfigur des schwarzen Mannes projizierten, abgespaltenen bedrohlichen Selbstanteile durch Identifikation reintegriert werden können und wie dies zum Wachstum des Klienten und zu seiner Selbstintegration führt, wodurch ein neues Zusammenspiel innerer Anteile möglich wird.

Funktionale und strukturelle Selbsttheorie von Gestalttherapie und Psychodrama

Während die Gestalttherapie das *Selbst* in seiner kreativen Anpassungsfunktion im Wesentlichen als *funktionalen* Prozess beschreibt und dabei die Es-, Ich- und Persönlichkeitsfunktion differenziert, stellt sich Karoline Hochreiter (2004, S. 140) zufolge Moreno das *Selbst strukturell* als ein Cluster von Rollen vor, das sich in verschiedenen Entwicklungsphasen ausbildet und integriert.

Was uns in der oben dargestellten Traumarbeit als Zusammenspiel von Selbstanteilen erscheint, weist auf ein eher *strukturelles* Selbstkonzept[5] hin, bei dem das *Selbst* als ein mehr oder weniger integriertes Zusammenspiel verschiedener Persönlichkeitsanteile erscheint, die innerlich mit- und gegeneinander agieren oder in äußeren Kontaktsituationen unterschiedlich in Aktion gebracht werden. Diese Selbstanteile können nach Kohut (vgl. 1979) als Ergebnis von Introjektionen äußerer Selbstobjekte verstanden werden bzw. als das Resultat früher(er) wichtiger Beziehungserfahrungen, bei denen nicht nur die eigene Rolle geprägt, sondern auch die der anderen verinnerlicht und übernommen wird (vgl. Boeckh, 2011). Bezogen auf das Psychodrama schreiben Falko von Ameln, Ruth Gerstmann und Josef Kramer in ihrem Standardwerk *Psychodrama* (2004): »So wird die Bühne zum metaphorischen Abbild der eigenen Persönlichkeit, die äußere Handlung im Psychodrama zum Abbild des ›inneren Dramas‹ der Protagonistin« (ebd., S. 228). Und weiter unten – nach einem Hinweis auf das dem Psychodrama verwandte Konzept des »Inneren Teams« von Schulz von Thun (2008): »Auch das Psychodrama geht von einem pluralistischen Selbstkonzept aus. Schon Moreno wies darauf hin, dass das Selbst ›... ein Rollensystem mit über- und untergeordneten, dominanten und weniger dominanten Rollen ...‹ (Zeintlinger-Hochreiter, 1996, S. 131) ist« (von Ameln et al., 2004,

5 In ihrem methodischen Vorgehen in der Bearbeitung von Träumen oder von inneren Konflikten geht die Gestalttherapie meines Erachtens implizit von einem solchen *strukturellen* Selbstkonzept aus.

S. 228). Schließlich folgern sie methodisch: »Das Psychodrama kann diese inneren Anteile in Form von Hilfs-Ichen auf die Bühne bringen, ihnen eine Stimme verleihen und sie in Interaktion treten lassen, um einen Klärungsprozess einzuleiten« (ebd.).

Die Interaktion, die diesen Klärungsprozess voranbringt, erfordert dann aber eben die in der Gestalttherapie beschriebenen Selbst*funktionen* der kreativen Anpassung, welche die *strukturellen* Anteile des *Selbst* zusammenbringen.

Unterschiedliche Settings von Gestalttherapie und Psychodrama

Entsprechend der unterschiedlichen Gewichtung von individueller Entwicklung und sozialem Beziehungsgeschehen sind beide Verfahren in ihren ursprünglichen Settings recht unterschiedlich. Während die Einzeltherapie in der Gruppe bzw. die Einzeltherapie das gängige Setting in der Gestalttherapie darstellt, ist das klassische Psychodrama nur schwer im einzeltherapeutischen Rahmen vorstellbar und durchführbar; wobei es natürlich inzwischen auch Adaptionen an das einzeltherapeutische Setting gibt.

In der Gestalttherapie ist die Gruppe nicht direkt am Prozess beteiligt. Sie ist der Resonanzboden des einzeltherapeutischen Prozesses und wird am Schluss über einen *sharing*-Prozess integriert. Im Psychodrama ist im Gegensatz dazu die Gruppe der Hauptakteur. Schon die Auswahl des im Protagonistenspiel zu bearbeitenden Anliegens entwickelt sich im *warming-up*-Prozess der Gruppe. Die Gruppenmitglieder werden als Hilfs-Ichs in den Spielprozess einbezogen und von der Protagonistin/dem Protagonisten in ihre Rollen eingewiesen und spielen so Selbstanteile oder Bezugspersonen der Protagonistin/des Protagonisten. Im Rollenfeedback und im *sharing*-Prozess steht wiederum die Gruppe im Vordergrund. So ist der gesamte Psychodrama-Prozess, auch wenn er auf das Anliegen und die Person der Protagonistin/des Protagonisten bezogen ist, im Wesentlichen ein Gruppenprozess.

Lewis Yablonsky, ein Schüler und späterer Mitarbeiter Morenos, macht in seinem Buch *Psychodrama. Die Lösung emotionaler Probleme durch das Rollenspiel* (1998 [1976]) auf diese zentralen Unterschiede zwischen dem Setting und Vorgehen in der Gestalttherapie und im Psychodrama aufmerksam (vgl. ebd., S. 141ff.). Das Hier und Jetzt der Gestalttherapie sei stärker auf die augenblickliche Situation der KlientInnen bezogen, während im Psychodrama durch die »Surplus«-Realität der Spielhandlung auch Vergangenheit und Zukunft ins Hier und Jetzt einbezogen werden könnten (vgl. ebd., S. 143).

Demgegenüber kann man natürlich einwenden, dass die Gestalttherapie von Anfang an gerade mittels der »Arbeit mit dem leeren Stuhl« Vergangenheit und Zukunft ins Hier und Jetzt holte. Der entscheidende Unterschied besteht aber für Yablonsky darin, dass der Stuhl in der Gestalttherapie leer bleibt, das heißt, dass der Stuhl ausschließlich mit den Fantasien der KlientInnen besetzt wird. So könnten reale Gefühle weniger leicht entstehen, als in der Begegnung mit einem Hilfs-Ich, das die Rolle der Bezugsperson übernimmt. GestalttherapeutInnen könnten dem entgegenhalten, dass durch das Besetzen der Stühle mit realen Personen möglicherweise Verfälschungen einträten, die durch persönliche Anteile der Hilfs-Ichs entstünden. Der »leere Stuhl« erleichtert methodisch die Rücknahme von Projektionen, weil er von Beginn an klarmacht, dass es sich um Projektionen handelt. Die Intensität des Erlebens, die im Psychodrama durch das gemeinsame Spiel realer Akteure entsteht, kann dadurch allerdings nicht erreicht werden.

Ich kenne viele GestalttherapeutInnen, die sich aus diesem Grund der Arbeit mit Hilfs-Ichs bedienen. Auf die Vielzahl der mit Gestalttherapie kompatiblen Psychodramatechniken einzugehen (z. B. den Rollentausch und das Doppeln – um nur zwei davon zu nennen), würde den Rahmen dieses Beitrags sprengen.

Schlussfolgerungen

Die Diskussion der Vor- und Nachteile der verschiedenen Theorien, Therapie-Settings und Vorgehensweisen von Gestalttherapie und Psychodrama kann sicherlich zu einer gegenseitigen Bereicherung beider Verfahren beitragen. Hervorzuheben bleiben der unterschiedliche Fokus auf das Individuum oder auf die sozialen Beziehungen sowie auf die individuelle Selbstentfaltung oder auf die kreative soziale Integration. Dies kann und darf nicht in einen Widerspruch zueinander geraten, weil die individuelle Entfaltung ohne soziale Integration nicht möglich ist und eine soziale Integration auf Kosten der individuellen Entwicklung kein wünschenswertes Ziel darstellt. Sowohl die Gestalttherapie als auch das Psychodrama sind dem humanistischen Menschenbild der individuellen Entfaltung in sozialer Bezogenheit verpflichtet, das beide Ziele miteinander verbindet.

Literatur

Altmeyer, M. (2000). Narzißmus, Intersubjektivität und Anerkennung. *Psyche, 54*(2), 143–171.

Ameln, F. von, Gerstmann, R. & Kramer, J. (2004). *Psychodrama.* Berlin, Heidelberg: Springer.

Amendt, G. (2013). Vorwort zur deutschen Ausgabe. In J. Hamel & T.L. Nicholls (Hrsg.), *Familiäre Gewalt im Fokus. Fakten – Behandlungsmodelle – Prävention. Ein Handbuch* (S. 11–12). Frankfurt/M.: Ikarus.

Antonovsky, A. (1997). *Salutogenese. Zur Entmystifizierung der Gesundheit.* Tübingen: dgvt.

Balzer, N. & Ricken, N. (2010). Anerkennung als pädagogisches Problem. Markierungen im erziehungswissenschaftlichen Diskurs. In A. Schäfer & C. Thompson (Hrsg.), *Anerkennung* (S. 35–87). Paderborn: Schöningh.

Bauer, J. (2005). *Warum ich fühle, was du fühlst. Intuitive Kommunikation und das Geheimnis der Spiegelneurone.* Hamburg: Hoffmann & Campe.

Bauer, J. (2006). *Prinzip Menschlichkeit. Warum wir von Natur aus kooperieren.* Hamburg: Hoffmann & Campe.

Beisser, A.R. (1970). The Paradoxical Theory of Change. In J. Fagan & I.L. Shepherd (Hrsg.), *Gestalt Therapy Now. Theory, Technique, Applications* (S. 77–88). New York: Harper & Row.

Beisser, A.R. (1997). Die paradoxe Theorie der Veränderung. In ders., *Wozu brauche ich Flügel? Ein Gestalttherapeut betrachtet sein Leben als Gelähmter* (S. 144–148). Wuppertal: Peter Hammer.

Benjamin, J. (1990). *Die Fesseln der Liebe. Psychoanalyse, Feminismus und das Problem der Macht.* Basel: Stroemfeld/Roter Stern.

Benjamin, J. (1993). *Phantasie und Geschlecht. Studien über Idealisierung Anerkennung und Differenz.* Basel: Stroemfeld/Nexus.

Berne, E. (2006 [1961]). *Die Transaktions-Analyse in der Psychotherapie. Eine systematische Individual- und Sozial-Psychiatrie.* Paderborn: Junfermann.

Bettighofer, S. (2000). *Übertragung und Gegenübertragung im therapeutischen Prozess.* Stuttgart: Kohlhammer.

Blankertz, S. (2003). *Gestalt begreifen. Ein Arbeitsbuch zur Theorie der Gestalttherapie.* Köln: Peter Hammer.

Blankertz, S. (2010). *Verteidigung der Aggression. Gestalttherapie als Praxis der Befreiung.* Wuppertal: Peter Hammer.

Blankertz, S. (2013). Der Waffengang. *Gestalttherapie, 27*(1), 69–83.

Blankertz, S. & Doubrawa, E. (2005). *Lexikon der Gestalttherapie.* Köln: Peter Hammer.

Boeckh, A. (1983). *Bauern und Staat in Mexiko.* Dissertation. Universität Bielefeld.

Boeckh, A. (2006). *Die Gestalttherapie. Eine praktische Orientierungshilfe!* Stuttgart: Kreuz.

Boeckh, A. (2008). *Methodenintegrative Supervision. Ein Leitfaden für Ausbildung und Praxis.* Stuttgart: Klett-Cotta.

Boeckh, A. (2011). Die dialogische Struktur des Selbst. *Gestalttherapie, 25*(1), 74–92.

Boeckh, A. (2012). Gestalttherapie – Ethik und soziale Verantwortung. *Gestalttherapie, 26*(2), 13–23.

Boeckh, A. (2013). Zur notwendigen Relativierung des positiven Aggressionsbegriffs der Gestalttherapie. *Gestalttherapie, 27*(1), 90–98.

Boeckh, A. (2014a). Die Gestalttherapie und ihre dialektische Entwicklung im Verhältnis zu anderen Humanistischen Therapiemethoden. In W. Eberwein & M. Thielen (Hrsg.), *Humanistische Psychotherapie. Theorien, Methoden, Wirksamkeit* (S. 95–112). Gießen: Psychosozial-Verlag.

Boeckh, A. (2014b). Gestalttherapie und Psychodrama. *Zeitschrift für Psychodrama und Soziometrie, 13*(2), 261–274.

Boeckh, A. (2015a). *Negative Gefühle – Ihre soziale Funktion und ihre Rolle in der Therapie.* Unveröffentlichter Vortrag.

Boeckh, A. (2015b). Gestalttherapie, Aggression und Selbstverwirklichung. *Gestalttherapie, 29*(1), 25–34.

Boeckh, A. (2015c). *Gestalttherapie. Eine praxisbezogene Einführung.* Gießen: Psychosozial-Verlag.

Boeckh, A. (2016). Gestalttherapeutische Supervision und Coaching. Ein Beitrag zur Humanisierung der Arbeitswelt. *Gestalttherapie, 30*(2), 35–57.

Boeckh, A. (2018). Spaltungen in der Gesellschaft und in der Theorie der Gestalttherapie. *Gestalttherapie, 32*(2), 49–70.

Bohleber, W. (Hrsg.). (2011). Wie wir wurden was wir sind. Subjektwerdung im Schnittpunkt von neuer Entwicklungsforschung und Psychoanalyse. *Psyche, Sonderheft, 65*(9/10).

Borst, E. (2003). *Anerkennung der Anderen und das Problem des Unterschieds. Perspektiven einer kritischen Theorie der Bildung.* Baltmannsweiler: Schneider Verlag Hohengehren.

Bowlby, E. J. M. (1959). Über das Wesen der Mutter-Kind-Bindung. *Psyche, 13*(7), 415–456.

Buber, M. (1979 [1922]). *Ich und Du.* 10. Aufl. Heidelberg: Lambert Schneider.

Buber, M. (1993). *Auf die Stimme hören. Ein Lesebuch.* München: Kösel.

Burow, O.-A. (1988). *Grundlagen der Gestaltpädagogik.* Dortmund: Modernes Lernen.

Butollo, W. (2003). Integrative Therapie der Angst. In F.-M. Staemmler & R. Merten (Hrsg.), *Angst als Ressource und Störung* (S. 80–109). Paderborn: Junfermann.

Cooley, C. H. (1902). *Human Nature and the Social Order.* New York: Charles Scribner's Sons.

Damasio, A. R. (2000). *Ich fühle, also bin ich. Die Entschlüsselung des Bewusstseins.* München: List.

Damasio, A. R. (2017). *Im Anfang war das Gefühl. Der biologische Ursprung menschlicher Kultur.* München: Siedler.

Di Cesare, D. (2009). *Gadamer – Ein philosophisches Porträt*. Tübingen: Mohr Siebeck.

Doubrawa, E. & Staemmler, F.-M. (2003 [1999]). *Heilende Beziehung. Dialogische Gestalttherapie*. Wuppertal: Peter Hammer.

Dreitzel, H.P. (1998). *Emotionales Gewahrsein. Psychologische und gesellschaftliche Perspektiven in der Gestalttherapie*. München: dtv.

DVG (Deutsche Vereinigung für Gestalttherapie) (Hrsg.). (2012). *Gestalttherapie – Forum für Gestaltperspektiven. Anarchie – Poesie – Therapie. Paul Goodman-Tagung, 26*(1).

DVG (Deutsche Vereinigung für Gestalttherapie) (Hrsg.). (2013a). *Gestalttherapie – Forum für Gestaltperspektiven. Depression-Aggression, 27*(1).

DVG (Deutsche Vereinigung für Gestalttherapie) (Hrsg.). (2013b). *Gestalttherapie – Forum für Gestaltperspektiven. Anerkennung – Sehen und Gesehen werden, 27*(2).

Eigen, M. (2012). On Winnicott's clinical innovations in the analysis of adults. *International Journal of Psychoanalysis, 93*(6), 1449–1459.

Elias, N. (1939). *Über den Prozeß der Zivilisation. Soziogenetische und psychogenetische Untersuchungen. Band 1: Wandlungen des Verhaltens in den weltlichen Oberschichten des Abendlandes*. Basel: Verlag Haus zum Falken.

Elias, N. (1939). *Über den Prozeß der Zivilisation. Soziogenetische und psychogenetische Untersuchungen. Band 2: Wandlungen der Gesellschaft: Entwurf zu einer Theorie der Zivilisation*. Basel: Verlag Haus zum Falken.

Ellis, A. & MacLaren, C. (2015). *Rational-Emotive Verhaltenstherapie*. Paderborn: Junfermann.

Ellison, R. (1987 [1952]). *Der unsichtbare Mann*. Reinbek/H.: Rowohlt.

Erikson, E.H. (1993 [1963]). Eight Ages of Men. In ders., *Childhood and Society* (S. 247–274). New York: Norton.

Fehrmann, E. (2013). Amoklauf gegen den Liviathan. *Gestalttherapie, 27*(1), 84–89.

Fengler, J. & Sanz, A. (Hrsg.). (2011). *Ausgebrannte Teams. Burnout-Prävention und Salutogenese*. Stuttgart: Klett-Cotta.

Fosshage, J.L. (1995). Countertransference as the analyst's experience oft he analysand: Influence of listening perspectives. *Psychoanalytic Psychology, 12*(3), 375–391.

Frank, M. (Hrsg.). (1991). *Selbstbewußtseinstheorien von Fichte bis Sartre*. Frankfurt/M.: Suhrkamp.

Frank, M. (1993). Wider den apriorischen Intersubjektivismus. Einwände aus Sartrescher Inspiration. In M. Brumlik & H. Brunkhorst (Hrsg.), *Gemeinschaft und Gerechtigkeit* (S. 273–289). Frankfurt/M.: Fischer.

Frank, M. (2002). *Selbstgefühl. Eine historisch-systematische Erkundung*. Frankfurt/M.: Suhrkamp.

Frankl, V.E. (2007 [1946]). *Ärztliche Seelsorge. Grundlagen der Logotherapie und Existenzanalyse*. München: dtv.

Freud, A. (2006). *Das Ich und die Abwehrmechanismen*. 19. Aufl. Frankfurt/M.: Fischer.

Freud, S. (1894a). Die Abwehr-Neuropsychosen. Versuch einer psychologischen Theorie der acquirierten Hysterie, vieler Phobien und Zwangsvorstellungen und gewisser hallucinatorischer Psychosen. *GW I*, 59–74.

Freud, S. (1909b). Analyse der Phobie eines fünfjährigen Knaben. *GW VII*, 243–380.

Freud, S. (1914b). Zur Einführung des Narzißmus. *GW X*, 137–171.

Freud, S. (1914g). Erinnern, Wiederholen und Durcharbeiten. Weitere Ratschläge zur Technik der Psychoanalyse II. *GW X*, 126–136.

Freud, S. (1919a [1918]). Wege der psychoanalytischen Therapie. *GW XII*, 183–194.

Freud, S. (1920g). *Jenseits des Lustprinzips. GW XIII*, 3–72.

Freud, S. (1923b). *Das Ich und das Es. GW XIII*, 237–289.

Fuchs, T. (2008). *Das Gehirn – ein Beziehungsorgan. Eine phänomenologisch-ökologische Konzeption*. Stuttgart: Kohlhammer.

Fuhr, R., Sreckovic, M. & Gremmler-Fuhr, M. (Hrsg.). (1999). *Handbuch der Gestalttherapie*. Göttingen: Hogrefe.

Gadamer, H.-G. (1993). Von der Wahrheit des Wortes. In ders., *Gesammelte Werke. Band 8: Ästhetik und Poetik I: Kunst als Aussage* (S. 37–57). Tübingen: Mohr Siebeck.

Gallese, V. (2003). Mirror Neurons, Embodied Simulation, and the Neural Basis of Social Identification. *Psychoanalytic Dialogues, 19*(5), 519–536.

Glasl, F. (2011). *Selbsthilfe in Konflikten. Konzepte, Übungen, Praktische Methoden*. 6. Aufl. Stuttgart: Verlag Freies Geistesleben.

Goldstein, K. (2014 [1934]). *Der Aufbau des Organismus*. Paderborn: Fink.

Greenberg, L.S. (2007). Prozess- und erlebnisorientierte Therapie: Ein emotionsfokussierender Ansatz. In N. Gegenfurtner & R. Fresser-Kuby (Hrsg.), *Emotionen im Fokus. Gestalttherapeuten im Dialog mit Leslie Greenberg* (S. 19–51). Bergisch Gladbach: EHP.

Greenberg, L.S. (2011). *Emotionsfokussierte Therapie*. München: Reinhard.

Greenberg, L.S., Rice, L.N. & Elliot, R. (2003). *Emotionale Veränderung fördern. Grundlagen einer prozeß- und erlebnisorientierten Therapie*. Paderborn: Junfermann.

Gremmler-Fuhr, M. (1999). Grundkonzepte und Modelle der Gestalttherapie. In R. Fuhr, M. Sreckovic & M. Gremmler-Fuhr (Hrsg.), *Handbuch der Gestalttherapie* (S. 345–392). Göttingen: Hogrefe.

Habermas, J. (1981a). *Theorie des kommunikativen Handelns. Band 1: Handlungsrationalität und gesellschaftliche Rationalisierung*. Frankfurt/M.: Suhrkamp.

Habermas, J. (1981b). *Theorie des kommunikativen Handelns. Band 2: Zur Kritik der funktionalistischen Vernunft*. Frankfurt/M.: Suhrkamp.

Hafenegger, B., Henkenborg, P. & Scherr, A. (Hrsg.). (2002). *Pädagogik der Anerkennung. Grundlagen, Konzepte, Praxisfelder*. Schwalbach/T: Wochenschau Verlag.

Hartmann-Kottek, L. (2012). *Gestalttherapie*. 3. Aufl. Berlin, Heidelberg: Springer.

Hegel, G.W.F. (1986 [1805/06]). *Jenenser Philosophie des Geistes. Werke in 20 Bänden. Bd. 2*. Frankfurt/M.: Suhrkamp.

Hegel, G.W.F. (1986 [1807]). *Phänomenologie des Geistes. Werke in 20 Bänden. Bd. 3*. Frankfurt/M.: Suhrkamp.

Heimann, P. (1950). On Counter-Transference. *International Journal of Psychoanalysis, 31*, 81–84.

Heitmeyer, P. & Imbusch, P. (Hrsg.). (2005). *Integrationspotenziale einer modernen Gesellschaft*. Wiesbaden: VS.

Hellinger, B. (1996). *Ordnungen der Liebe*. Heidelberg: Carl-Auer.

Hobbes, T. (1651). *Leviathan or the Matter, Forme and Power of a Common-wealth Ecclesiasticall and Civill*. London: Andrew Crooke.

Hochreiter, K. (2004). Rollentheorie nach J.L. Moreno. In J. Fürst, K. Ottomeyer & H. Pruckner (Hrsg.), *Psychodrama-Therapie. Ein Handbuch* (S. 128–146). Wien: Facultas.

Hofstadter, D.R. & Dennett, D.C. (2001). *Einsicht ins Ich. Fantasien und Reflexionen über Selbst und Seele*. Stuttgart: Klett-Cotta.

Hölderlin, J. C. F. (1959 [1802]). *Friedensfeier. Schriften der Hölderlin-Gesellschaft. Band 2*. Tübingen: Eigenverlag der Hölderlin-Gesellschaft.

Honneth, A. (2003 [1992]). *Kampf um Anerkennung – Zur moralischen Grammatik sozialer Konflikte*. Frankfurt/M.: Suhrkamp.

Horkheimer, M. (1991). *Zur Kritik der instrumentellen Vernunft. Gesammelte Schriften. Band 6*. Frankfurt/M.: Fischer.

Horkheimer, M. & Adorno, T.W. (1988). *Dialektik der Aufklärung. Philosophische Fragmente*. Frankfurt/M.: Fischer.

Husserl, E. G. A. (2009). *Ideen zu einer reinen Phänomenologie und phänomenologischen Philosophie*. Hamburg: Meiner.

Hüther, G. (2008). Destruktives Verhalten als gebahnte Bewältigungsstrategie zur Überwindung emotionaler Verunsicherung – Ein entwicklungsneurobiologisches Modell. In F.-M. Staemmler & R. Merten (Hrsg.), *Therapie der Aggression. Perspektiven für Individuum und Gesellschaft* (S. 13–28). Bergisch Gladbach: EHP.

Illouz, E. (2011). *Warum Liebe weh tut. Eine soziologische Erklärung*. Berlin: Suhrkamp.

James, W. (1909). *Psychologie*. Leipzig: Quelle & Meyer.

Kant, I. (1964). *Vorlesungen über die Metaphysik*. (Nachdruck der Erfurter Ausgabe von 1821). Darmstadt: wbg.

Kepner, J. I. (2005). *Körperprozesse. Ein gestalttherapeutischer Ansatz*. Bergisch Gladbach: EHP.

Kernberg, O. (2006 [1983]). *Borderline-Störungen und pathologischer Narzißmus*. Frankfurt/M.: Suhrkamp.

Kohlberg, L. (1964). Development of Moral Character and Moral Ideology. In M. L. Hoffman & L. W. Hoffman (Hrsg.), *Review of Child Development Research. Volume 1* (S. 383–431). New York: Russell Sage Found.

Kohlberg, L. (1981). *Essays on Moral Development. Volume 1: The Philosophy of Moral Development*. New York: Harper & Row.

Kohut, H.(1976). *Narzißmus*. Frankfurt/M.: Suhrkamp.

Kohut, H. (1979). *Die Heilung des Selbst*. Frankfurt/M.: Suhrkamp.

Krappmann, L. (1988 [1971]). *Soziologische Dimensionen der Identität. Strukturelle Bedingungen für die Teilnahme an Interaktionsprozessen*. 7. Aufl. Stuttgart: Klett.

Längle, A. (2013). *Lehrbuch zur Existenzanalyse. Grundlagen*. Wien: Facultas.

Le Bon, G. (2009 [1911]). *Psychologie der Massen*. Hamburg: Nikol.

Lewin, K. (1963). *Feldtheorie in den Sozialwissenschaften. Ausgewählte theoretische Schriften*. Bern: Hans Huber.

Levinas, E. (2005). *Humanismus des Anderen*. Hamburg: Meiner.

Locke, J. (1965 [1689]). *Two Treatises of Government*. New York: New American Library.

Locke, J. (1997 [1690]). *An Essay Concerning Human Understanding*. New York: Penguin Books.

Lowen, A. (1979). *Bioenergetik*. Reinbek/H.: Rowohlt.

Lück, H. E. (1996). *Die Feldtheorie und Kurt Lewin. Eine Einführung*. Weinheim: Beltz.

Ludwig-Körner, C. (1992). *Der Selbstbegriff in der Psychologie und Psychotherapie*. Wiesbaden: Springer.

Maslow, A. H. (2005). *Motivation und Persönlichkeit*. 10. Aufl. Reinbek/H.: Rowohlt.

Maturana, H. R. & Varela, F. J. (1987). *Der Baum der Erkenntnis. Wie wir die Welt durch unsere Wahrnehmung erschaffen – die biologischen Wurzeln des menschlichen Erkennens*. Bern: Scherz.

Mead, G. H. (1968). *Geist, Identität und Gesellschaft.* Frankfurt/M.: Suhrkamp.

Mead, G. H. (1969). *Sozialpsychologie.* Neuwied: Luchterhand.

Merton, R. K. (1938). *Social Theory and Social Structure.* Glencoe/IL: Free Press.

Metzinger, T. (2009). *Der Ego-Tunnel. Eine neue Philosophie des Selbst: Von der Hirnforschung zur Bewusstseinsethik.* Berlin: Berliner TB Verlags GmbH.

Meyer-Drawe, K. (1990). *Illusionen von Autonomie. Diesseits von Ohnmacht und Allmacht des Ich.* München: Kirchheim.

Miller, A. (1979). *Das Drama des begabten Kindes und die Suche nach dem wahren Selbst.* Frankfurt/M.: Suhrkamp.

Moreno, J. L. (1980 [1946]). *Psychodrama. Volume I.* Beacon: Beacon House.

Müller, B. (1999). Ein kategoriales Modell gestalttherapeutischer Diagnostik. In R. Fuhr, M. Sreckovic & M. Gremmler-Fuhr (Hrsg.), *Handbuch der Gestalttherapie* (S. 647–672). Göttingen: Hogrefe.

Nevis, E. C. (1988). *Organisationsberatung. Ein gestalttherapeutischer Ansatz.* Bergisch Gladbach: EHP.

Oaklender, V. (2013). *Gestalttherapie mit Kindern und Jugendlichen.* 16. Aufl. Stuttgart: Klett-Cotta.

Oberhoff, B. (2006 [2000]). *Übertragung und Gegenübertragung in der Supervision. Theorie und Praxis.* 5. Aufl. Münster: Daedalus.

Perls, F. S. (1974 [1969]). *Gestalt Therapy Verbatim.* Lafayette/CA: Real People Press.

Perls, F. S. (1976). *Grundlagen der Gestalt-Therapie. Einführung und Sitzungsprotokolle.* München: Pfeiffer.

Perls, F. S. (1978 [1942]). *Ego, Hunger and Aggression. The Beginning of Gestalt Therapy.* London: Random House.

Perls, F. S. (1982 [1969]). *Das Ich, der Hunger und die Aggression. Die Anfänge der Gestalttherapie.* 2. Aufl. Stuttgart: Klett-Cotta.

Perls, F. S. (2002 [1974]). *Gestalt-Therapie in Aktion.* 9. Aufl. Stuttgart: Klett-Cotta.

Perls, F. S., Hefferline, R. F. & Goodman, P. (1951). *Gestalt Therapy. Excitement and Growth in Human Personality.* New York: The Julian Press.

Perls, F. S., Hefferline, R. F. & Goodman, P. (1972 [1951]). *Gestalt Therapy; excitement and growth in the human personality.* London: Souvenir Press.

Perls, F. S., Hefferline, R. F. & Goodman, P. (1985 [1979]). *Gestalt-Therapie. Lebensfreude und Persönlichkeitsentfaltung.* 3. Aufl. Stuttgart: Klett-Cotta.

Philippson, P. (2009). *The Emergent Self. An Existential-Gestalt Approach.* London: Karnac.

Piaget, J. (1954). *Das moralische Urteil beim Kinde.* Zürich: Rascher & Cie.

Plessner, H. (2003). *Die Stufen des Organischen und der Mensch. Einleitung in die philosophische Anthropologie.* Frankfurt/M.: Suhrkamp.

Polster, E. (1987). *Jedes Menschen Leben ist einen Roman wert.* Bergisch Gladbach: EHP.

Polster, E. (2015). *Beyond Therapy. Igniting Life Focus Community Movements.* New Brunswick/NJ, London: Transaction Publishers.

Polster, E. & Polster, M. (2002 [1999]). *Das Herz der Gestalttherapie. Beiträge aus vier Jahrzehnten.* Wuppertal: Peter Hammer.

Prinz, W. (2013). *Selbst im Spiegel. Die soziale Konstruktion von Subjektivität.* Berlin: Suhrkamp.

Proudhon, P.-J. (1840). *Qu'est ce que la proprieté?* Paris: o. A.

Reich, W. (2006 [1933]). *Charakteranalyse*. Köln: Kiepenheuer & Witsch.

Ricœur, P. (2006). *Wege der Anerkennung. Erkennen, Wiedererkennen, Anerkanntsein*. Frankfurt/M.: Suhrkamp.

Rizzolatti, G. & Sinigaglia, C. (2008). *Empathie und Spiegelneurone. Die biologische Basis des Mitgefühls*. Frankfurt/M.: edition unseld.

Robine, J.-M. (1999). Gestalttherapie in den vereinigten Staaten und in Europa: Frankreich. In F. Fuhr, M. Sreckovic & M. Gremmler-Fuhr (Hrsg.), *Handbuch der Gestalttherapie* (S. 223–230). Göttingen: Hogrefe.

Rogers, C.R. (1973). *Therapeut und Klient. Grundlagen der Gesprächspsychotherapie*. Frankfurt/M.: Fischer.

Rosa, H. (2016). *Resonanz. Eine Soziologie der Weltbeziehung*. Frankfurt/M.: Suhrkamp.

Schäfer, A. & Thompson, C. (2010). *Anerkennung*. Paderborn: Schöningh.

Smith, A. (1776). *An Inquiry into the Nature and Causes oft he Wealth of Nations*. London: Strahan and Cadell.

Schmitz, H. (1999). *Adolf Hitler in der Geschichte*. Bonn: Bouvier.

Schmitz, H. (2011). *Der Leib*. Berlin, Boston/MA: De Gruyter.

Schmitz, H. (2012). *Kurze Einführung in die Neue Phänomenologie*. 3. Aufl. Freiburg/B.: Karl Alber.

Schulz von Thun, F. (2008). *Miteinander reden. Band 3: Das »Innere Team« und situationsgerechte Kommunikation. Kommunikation, Person, Situation*. Reinbek/H.: Rowohlt.

Sitzer, P. & Wiezorek, C. (2005). Anerkennung. In W. Heitmeyer & P. Imbusch (Hrsg.), *Integrationspotenziale einer modernen Gesellschaft* (S. 101–132). Wiesbaden: VS.

Spagnuolo Lobb, M. (2017). Die Psychotherapie in der postmodernen Gesellschaft. *Gestalttherapie, 31*(1), 3–25.

Stadler, C. & Kern, S. (2010). *Psychodrama. Eine Einführung*. Wiesbaden: VS.

Staemmler, F.-M. (1995). *Der »leere Stuhl«. Ein Beitrag zur Technik der Gestalttherapie*. München: Pfeiffer.

Staemmler, F.-M. (1999). Verstehen und Verändern – Dialogisch-prozessuale Diagnostik. In R. Fuhr, M. Sreckovic & M. Gremmler-Fuhr (Hrsg.), *Handbuch der Gestalttherapie* (S. 673–687). Göttingen: Hogrefe.

Staemmler, F.-M. (2015). *Das dialogische Selbst. Postmodernes Menschenbild und psychotherapeutische Praxis*. Stuttgart: Schattauer.

Staemmler, F.-M. (2017). *Relationalität in der Gestalttherapie. Kontakt und Verbundenheit*. Bergisch Gladbach: EHP.

Staemmler, F.-M. & Merten, R. (Hrsg.). (2008). *Therapie der Aggression. Perspektiven für Individuum und Gesellschaft*. Bergisch Gladbach: EHP.

Stern, D. (1985). *The Interpersonal World oft he Infant*. New York: Basic Books.

Stern, D. (1992). *Die Lebenserfahrung des Säuglings*. Stuttgart: Klett-Cotta.

Stojanow, K. (2006). *Bildung und Anerkennung. Soziale Voraussetzungen von Selbst-Entwicklung und Welt-Erschließung*. Wiesbaden: VS.

Stolorow, R.D., Brandchaft, B. & Atwood, G.E. (1996 [1987]). *Psychoanalytische Behandlung. Ein intersubjektiver Ansatz*. Frankfurt/M.: Fischer.

Stolorow, R.D., Atwood, G.E. & Orange, D.M. (2002). *Worlds of Experience. Interweaving Philosophical and Clinical Dimensions in Psychoanalysis*. New York: Basic Books.

Taylor, C. (1993). *Multikulturalismus und die Politik der Anerkennung*. Frankfurt/M.: Fischer.

Thielen, M. & Eberwein, W. (2019; i. D.). *Fühlen und Erleben in der Humanistischen Psychotherapie*. Gießen: Psychosozial-Verlag.

Thomas, W. I. & Thomas, D. S. (1928). *The Child in America. Behavior Problems and Programs.* New York: Alfred A. Knopf.

Todorov, T. (1996). *Abenteuer des Zusammenlebens. Versuch einer allgemeinen Anthropologie.* Berlin: Wagenbach.

Tönnies, F. (1887). *Gemeinschaft und Gesellschaft. Abhandlung des Communismus und des Socialismus als empirischer Culturformen.* Leipzig: Fues' Verlag.

Tönnies, F. (2005). *Gemeinschaft und Gesellschaft. Grundbegriffe der reinen Soziologie.* Darmstadt: wbg.

Tomasello, M. (2010). *Warum wir kooperieren*. Berlin: edition unseld.

Traverso, G. (2011). Existenzielle Gedanken über den Gestalt-Zyklus der Erfahrung. Funktionaler Zyklus versus Interpersonaler Zyklus. *Gestalttherapie, 25*(1), 95–104.

Tugendhat, E. (2012) Spiritualität, Religion und Mystik. *Gestalttherapie, 26*(2), 2–12.

Verweyst, M. (2000). *Das Begehren der Anerkennung. Subjekttheoretische Positionen bei Heidegger, Sartre, Freud und Lacan.* Frankfurt/M.: Campus.

Watzlawick, P. (1976). *Wie wirklich ist die Wirklichkeit? Wahn, Täuschung, Verstehen.* München: Piper.

Weischedel, W. (1975). *Die philosophische Hintertreppe. Die großen Philosophen in Alltag und Denken.* München: dtv.

Wheeler, G. (2006). *Jenseits des Individualismus. Für ein neues Verständnis von Selbst, Beziehung und Erfahrung.* Wuppertal: Hammer.

Wildt, A. (2009). »Anerkennung« in der Psychoanalyse. In H.-C. Schmidt am Busch & C. F. Zurn (Hrsg.), *Anerkennung. Deutsche Zeitschrift für Philosophie. Sonderband 21* (S. 181–200). Berlin: Akademie Verlag.

Winnicott, D. W. (1973). *Vom Spiel zur Kreativität.* Stuttgart: Klett-Cotta.

Winnicott, D. W. (1990). *Das Baby und seine Mutter.* Stuttgart: Klett-Cotta.

Wulf, R. & Boeckh, A. (2013). Anerkennung – Intersubjektivität – Selbstentwicklung und die Konsequenzen für die Theorie der Gestalttherapie. *Gestalttherapie, 27*(2), 14–39.

Yablonsky, L. (1998 [1976]). *Psychodrama. Die Lösung emotionaler Probleme durch das Rollenspiel.* Stuttgart: Klett-Cotta.

Yontef, G. (1999). *Awareness, Dialog, Prozess. Wege zu einer relationalen Gestalttherapie.* Bergisch Gladbach: EHP.

Zahavi, D. (2007). *Phänomenologie für Einsteiger.* Paderborn: Fink.

Zahavi, D. (2011). Intersubjectivity. In S. Luft & S. Overgaard (Hrsg.), *The Routledge Companion to Phenomenology* (S. 180–189). London: Routledge.

Zeintlinger-Hochreiter, K. (1996). *Kompendium der Psychodrama-Therapie. Analyse, Präzisierung und Reformulierung der psychodramatischen Therapie nach J. L. Moreno.* München: inScenario.

Zimbardo, P. G. (1992). *Psychologie.* 5. Aufl. Berlin, Heidelberg: Springer.

Drucknachweise

Die Liste folgt der Reihenfolge der Buchbeiträge und nennt – sofern publiziert – die Erstveröffentlichung bzw. weitere Veröffentlichungen der jeweiligen Beiträge sowie teilweise ihren Entstehungshintergrund. Alle in diesem Buch erneut abgedruckten Beiträge wurden – zum Teil erheblich – überarbeitet, präzisiert, ergänzt und aktualisiert.

Boeckh, A. (2011). Die dialogische Struktur des Selbst. *Gestalttherapie, 25*(1), 74–92.

Wulf, R. & Boeckh, A. (2013). Anerkennung – Intersubjektivität – Selbstentwicklung und die Konsequenzen für die Theorie der Gestalttherapie. *Gestalttherapie, 27*(2), 14–39. Der Beitrag verschriftlicht den Vortrag »Anerkennung und Selbst-Entwicklung – sozialphilosophische und therapeutische Überlegungen zu einer zentralen, (oft vernachlässigten) intersubjektiven Dimension in der Gestalttherapie«, den die Autorin und der Autor zusammen mit Deirdre Winter bei der DVG-Tagung im Mai 2013 in Bonn zum Thema »Anerkennung« gehalten haben.

Boeckh, A. (2012). Gestalttherapie – Ethik und soziale Verantwortung. *Gestalttherapie, 26*(2), 13–23.

Boeckh, A. (2019; i. D.). Die Rolle der Gefühle in der Gestalttherapie. In M. Thielen & W. Eberwein (Hrsg.), *Fühlen und Erleben in der Humanistischen Psychotherapie*. Gießen: Psychosozial-Verlag. Dieser Beitrag entstand für einen gleichnamigen Workshop im Rahmen der AGHPT-Tagung im September 2017 in Berlin zum Themenschwerpunkt »Fühlen und Erleben in schwierigen Zeiten – Emotionsfokussierung und Erlebensorientierung in der Humanistischen Psychotherapie«.

Boeckh, A. (2015a). Negative Gefühle – Ihre soziale Funktion und ihre Rolle in der Therapie. Unveröffentlichter Vortrag. Dieser Beitrag basiert auf einem Vortrag, den der Autor im Rahmen des »Ammerbucher TherapeutInnentreffs« (einer seit über 25 Jahren bestehenden Vereinigung von TherapeutInnen unterschiedlicher Schulen) im Herbst 2015 gehalten hat.

Boeckh, A. (2018a). Gestalttherapie bei Angststörungen. Noch unveröffentlicht. Dieser Artikel ist im Zusammenhang mit dem Beitrag der Humanistischen Psychotherapie in der Kohlhammer Buchreihe *Curriculum Psychotherapie* (Bd. 6) verfasst worden.

Boeckh, A. (2015b). Gestalttherapie, Aggression und Selbstverwirklichung. *Gestalttherapie, 29*(1), 25–34.

Boeckh, A. (2018b). Spaltungen in der Gesellschaft und in der Theorie der Gestalttherapie. *Gestalttherapie, 32*(2), 49–70. Dieser Beitrag bezieht sich auf die DVG-Tagung im Mai 2018 in Schwerin zum Thema »›Spaltung‹ ist auch keine Lösung! Wie kann die Gestalttherapie auf die gesellschaftlichen Herausforderungen reagieren?« und wurde dort vom Autor in seinem Tagungsvortrag »Stellung Nehmen – Ethik und sozial verantwortliches Handeln in gestalttherapeutischer Perspektive« in Teilen referiert.

Boeckh, A. (2016). Gestalttherapeutische Supervision und Coaching. Ein Beitrag zur Humanisierung der Arbeitswelt. *Gestalttherapie, 30*(2), 35–57. Teile dieses Beitrags waren Grundlage des Vortrags des Autors bei der DVG-Tagung im Mai 2016 in Pforzheim zum Thema »Gestalttherapie – Gesundheit und Lebensqualität in Zeiten des Wandels«.

Boeckh, A. (2014b). Gestalttherapie und Psychodrama. *Zeitschrift für Psychodrama und Soziometrie, 13*(2), 261–274.

Boeckh, A. (2014a). Die Gestalttherapie und ihre dialektische Entwicklung im Verhältnis zu anderen Humanistischen Therapiemethoden. In W. Eberwein & M. Thielen (Hrsg.), *Humanistische Psychotherapie. Theorien, Methoden, Wirksamkeit* (S. 95–112). Gießen: Psychosozial-Verlag.